Dr. Claude Santoy

SCHRIFTBILD UND KRANKHEIT

bei Kindern, Jugendlichen und Erwachsenen –
bei Kranken und bei Kriminellen

EDITION 2000
AURUM VERLAG

Der Titel der 1984 bei Sides-Maloine, Paris
erschienenen französischen Originalausgabe lautet:
GRAPHOLOGIE ET MALADIE. De l'enfant à adulte, du malade
au criminel.
Die Übersetzung ins Deutsche besorgte Angela Krause.

Mit über 250 Schriftbeispielen.

CIP-Titelaufnahme der Deutschen Bibliothek

Santoy, Claude
Schriftbild und Krankheit: bei Kindern, Jugendlichen
und Erwachsenen – bei Kranken und bei Kriminellen / Claude Santoy
[Die Übersetzung ins Deutsche besorgte Angela Krause.] –
Braunschweig: Aurum Verlag, 1990
(Edition 2000)
Einheitssacht. : Graphologie et maladie <dt.>
ISBN 3-591-08260-0

1990
ISBN 3-591-08260-0

Gesamtherstellung: Benziger AG, Graphisches Unternehmen,
Einsiedeln/Schweiz.
Printed in Switzerland.

INHALT

EINLEITUNG

Die Graphologie als Wissenschaft ist heute nirgends mehr in Frage gestellt; die Psychographie wird an den Universitäten gelehrt, mögen auch ihre Anwendungsmöglichkeiten im medizinischen Bereich (sei es bei der Psychoanalyse oder in der allgemeinen Pathologie) oder im sozialpsychologischen Bereich (gerade hinsichtlich einer der vorhandenen Qualifikation und Eignung angemessenen Plazierung im Beruf) noch nicht genügend erforscht sein.

Dieses Buch nun möchte dem Leser Möglichkeiten – graphologisch angelegte Möglichkeiten – zur Erkennung und vielleicht auch Heilung verschiedener Leiden aufzeigen. Natürlich ist es nicht möglich, alle organischen Schwächen vorauszusehen und entsprechend zu reagieren. Wie die Medizin und die Psychotherapie hat auch die Graphologie ihre Grenzen; doch ist der ihr verfügbare Rahmen zur Früherkennung von Krankheiten und körperlich-seelischen Vorbelastungen deshalb nicht zu unterschätzen.

Seit Beginn des 20. Jahrhunderts widmeten sich vermehrt Mediziner der diagnostischen Auswertung von Schriftproben, unter ihnen die Ärzte Paul Joire, René Resten und Paul Carton. Bedenkt man, wie sehr sich die Diagnose eines Arztes für Allgemeinmedizin oder sogar eines Spezialisten von der eines Psychiaters und eines Psychoanalytikers unterscheiden kann – ganz zu schweigen von ihrer empfohlenen Therapie –, sind der Rückgriff auf die wissenschaftliche Graphologie und ihre Hinzuziehung von offensichtlichem Interesse. Unzweifelhaft können graphologische Kenntnisse zur Klärung diagnostischer Unstimmigkeiten und damit zu einer gezielten Therapie beitragen.

Der Körper des Menschen ist vom Geist nicht zu trennen: Unser seelischer Zustand, unsere Gefühle, unser Wille hängen eng mit unserem physischen Wohlbefinden zusammen. Entsprechend wird sich ein seelisches Ungleichgewicht negativ auf unseren Körper auswirken; man denke nur an die bei Manisch-Depressiven so häufige Hypertension.

Eine kurze Einführung soll mit dem Thema, dem Anspruch der Graphologie und ihren Kriterien vertraut machen. Ihr folgen Ausführungen über die wichtigsten Merkmale solcher Leiden, die in der Schrift deutlich werden, ihre mögliche Therapierung durch einen Spezialisten und speziell über die Graphotherapie als vorbeugende Maßnahme oder Maßnahme in leichten Fällen. Unsere Studie, die sich auch auf persönliche Untersuchungen stützt, umfaßt alle Altersgruppen, also Kinder, Jugendliche, Erwachsene bis zu alten Menschen.

Im Grunde kann derjenige, dem dieses Gebiet der Graphologie noch neu ist, unvermittelt beginnen und sich einfach einen mit Füllfederhalter oder Kugelschreiber geschriebenen Brief auf weißem, unliniertem Papier vornehmen – vielleicht von einer Person, die ihn besonders interessiert. Dieses Schriftbeispiel legen Sie nun neben dieses Handbuch. Es gibt zwar keine exakt gleichen Handschriften, doch bestehen Ähnlichkeiten, typische Merkmale, die sich wiederholen und überall herauslesen lassen. Insofern können Sie analog zu den gegebenen Handschriftenproben im vorliegenden Buch vorgehen.

Es sind gerade diese Ähnlichkeiten, die die Entwicklung einer streng wissenschaftlichen Methode rechtfertigen. Gleichwohl gilt auch für diese Wissenschaft – wie letztlich für jede andere, besonders jedoch für die Medizin –, sie kann auf Intuition nicht verzichten. Einer der Wege, diese Intuition zu stärken, liegt im Analogieverfahren, der Übertragung erarbeiteter Merkmale und Kriterien auf noch nicht analysiertes Material, wie in diesem Fall auf Ihre selbstgewählte Schriftprobe.

Kapitel I, »Grundzüge der Graphologie«, macht Sie detailliert mit den Charakteristika der Handschrift und der dazugehörigen Fachterminologie bekannt – sicher für viele nicht neu; doch ob Arzt, Psychoanalytiker oder auch ambitionierter Amateur, ihnen allen wird die Graphotherapie mit dem großen Spektrum ihrer Anwendungsmöglichkeiten gute Dienste leisten.

Ganz bewußt wurden für dieses Buch keine Schriftproben berühmter Menschen gewählt; ihre Außergewöhnlichkeit sprengt ohnehin den Rahmen dessen, das wir »normal« nennen. Ein großer Künstler zum Beispiel kann ein Meisterwerk schaffen und gleichwohl psychisch krank sein. Doch sind deshalb nicht alle psychisch Kranken Genies. Mögliche Zusammenhänge sind sicher kein Indiz für Bedingungsverhältnisse. Um so vorsichtiger müssen wir uns an fundierte Kenntnisse heranarbeiten und entsprechend zunächst wertneutralen Schriftproben nachgehen. Hinzu kommt unsere Absicht, anhand des Schriftbildes vornehmlich Krankheiten aufzudecken und nicht so sehr spezielle Anlagen und Begabungen.

Vor der Anwendung Ihrer im Laufe der Lektüre erworbenen Kenntnisse helfen Ihnen verschiedene Tests am Ende des Buches bei der Überprüfung. Sollten Sie dann in der Praxis gleichwohl auf Skepsis oder gar Abwehr stoßen, bitten Sie Bekannte oder Freunde um den Brief einer Ihnen unbekannten Person, ob nun neurotisch oder gesund, und erstellen Sie eine Analyse wie in unserem Test. Das Resultat wird vermutlich für sich sprechen.

I
GRUNDZÜGE DER GRAPHOLOGIE

Die Vergegenwärtigung allgemeiner Grundlagen und Kriterien der Graphologie ist für den interessierten Laien wie immer wieder auch für den professionell mit der Graphologie Beschäftigten unerläßlich. Für unsere Arbeit hier ist es das unentbehrliche Instrumentarium (Sie werden es später im Glossar wieder antreffen) für den systematischen Aufbau graphologischer Erkenntnisse.

Die Ansicht eines Graphologen über die Bedeutung einer Schrift unterscheidet sich oft grundsätzlich von derjenigen eines Amateurs. Eine sogenannte »schöne« Handschrift ist für den Graphologen als schöne Schrift bedeutungslos. Nehmen wir zum Beispiel eine äußerst regelmäßige Linienführung, eine Schrift, gleichmäßig in Form und Größe: Meistens handelt es sich dabei um eine monotone Schrift, wie man sie bei chronisch neurotisch Kranken findet. Ein bestimmtes Maß an Unregelmäßigkeit sollte in der Schrift eines Erwachsenen vorhanden sein; es bleibt Sache des Graphologen, seine Beurteilung entsprechend abzuwägen.

Ein Zeichen, für sich allein genommen, oder die Form eines einzelnen Buchstabens ist ohne Bedeutung; charakteristisch ist etwas nur in der Wiederholung und in der Akzentuierung durch andere, jedoch gleichbedeutende Merkmale. Vorteilhafte oder unvorteilhafte Eigenschaften in der Schriftprobe eines Kandidaten müssen sich also mehrfach belegen und bestätigen lassen. Gleichwohl kann die Bewertung der Zeichen je nach Zusammenhang variieren, wie wir später sehen werden.

Nehmen Sie ein Lineal, einen Winkelmesser und eine Lupe; anderes Werkzeug als dies benötigen Sie nicht. Die Schriften nun, die Sie gerne analysieren möchten, sollten auf weißem Papier geschrieben sein, entweder mit Kugelschreiber oder Füllfederhalter, niemals jedoch mit Filz- oder Bleistift (ausgenommen für den erfahrenen Graphologen). Zudem sollten Ihnen Alter, Beruf und Geschlecht der betreffenden Person bekannt sein.

1 Schriftlage

Die Schriftlage gibt Auskunft über Ehrgeiz, Konzentrationsfähigkeit, Gefühle und Hemmungen einer Person.

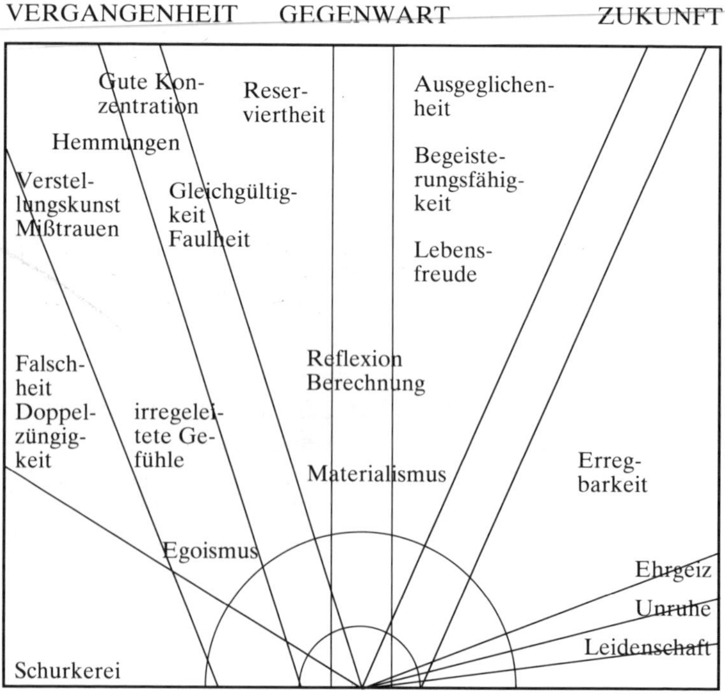

Bedeutung

Legen Sie die Schriftprobe vor sich hin und den Winkelmesser darauf. Notieren Sie die potentielle Bedeutung Ihrer zu analysierenden Schriftprobe. Ohne den Anspruch auf Endgültigkeit können Sie Ihrer Deutung bereits jetzt Grundsätzliches einbeziehen. So ist eine linksläufige Schrift oder eine Schrift mit linksläufigen Elementen niemals positiv zu bewerten, selbst dann nicht, wenn es sich um einen Linkshänder handelt. Dem entgegen enthält die rechtsgeneigte oder steile Schrift ein positives Element, sofern sie nicht völlig auf der Linie liegt. In diesem Fall nähert sie sich den exzessiven Merkmalen, besonders denen der unkontrollierten Leidenschaft. Außerdem kann die Schriftlage auch wechseln, sei es nun innerhalb eines Wortes oder eines Satzes oder auch innerhalb mehrerer Schriftproben. Die Buchstaben neigen sich mal nach links, mal nach rechts: die Person ist labil.

2 Schriftgröße

Generell und auf praktikable Kurzformen gebracht, läßt sich zur Frage der Schriftgrößen folgendes sagen.

große Schrift:	Großbuchstabe 1 cm oder größer, Kleinbuchstaben 4 mm;
kleine Schrift:	Großbuchstaben 5 mm oder weniger, Kleinbuchstaben 2 mm und weniger;
übertrieben große oder kleine Schrift	entsprechend oben genannten Werten eine Über- oder Unterschreitung.
Die Zonen und ihre Bedeutung	
Zonen: **Oberzone**	intellektuelle Bestrebungen, erhöhter Ehrgeiz, Verträumtheit, Neigung zum Mystizismus, Eitelkeit;
Mittelzone:	tatsächliches, materielles Leben;
Unterzone	physische Kraft, sexuelle Neigungen, Pragmatismus.

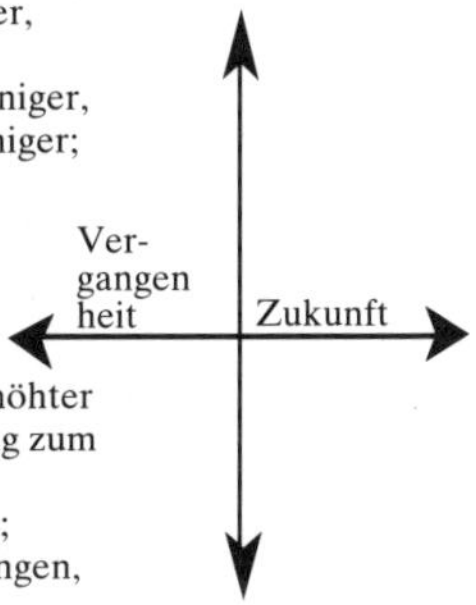

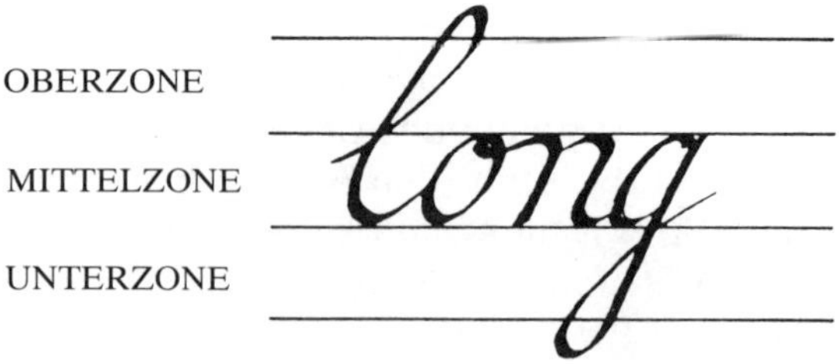

Bedeutung

Große Schrift: Stolz, Eitelkeit, Überschwang, Würde, Offenheit, Treue, Vitalität, Ungestüm, Jähzorn, Wut, Aggressivität, Leichtgläubigkeit, mitunter weiblich;

kleine Schrift: Kultur, Verfeinerung, Intelligenz, Genauigkeit, Diplomatie, Lebendigkeit, Männlichkeit, geistige Lebendigkeit, Müdigkeit, Schüchternheit, Geiz, Depression, Mangel an Lebenskraft;

übertrieben große oder kleine Schrift: pathologische Tendenzen (häufig bei berühmten Menschen und bei Künstlern; in diesem Fall kann die Bedeutung positiv sein – einer der Gründe, auf Schriftproben von Berühmtheiten bewußt zu verzichten, sie bleiben Ausnahmefälle);

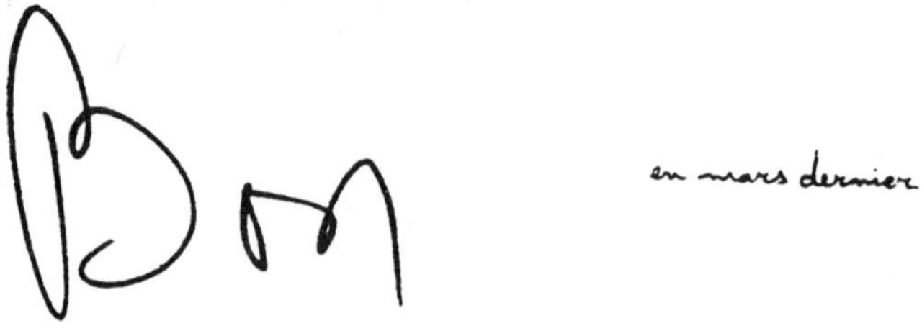

in der Schriftgröße wechselnde Schrift: Leichtgläubigkeit (wenn ein Buchstabe mitten in einem Wort größer ist als die anderen), Scharfsinn oder Spottsucht (wenn die Buchstaben eines Wortes kleiner werden oder wenn der Schlußstrich eines Wortes eine feine Spitze bildet), Labilität (unterschiedliche Größen in verschiedenen Schriften derselben Person);

große Oberlänge: erhöhter Ehrgeiz, Intelligenz, Verträumtheit, Mystizismus, Stolz, Eitelkeit, Frustrationen, Wahnvorstellungen;

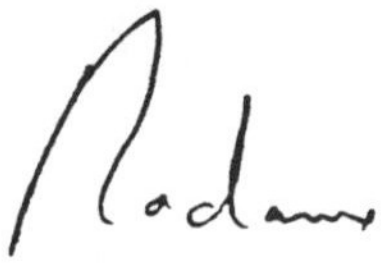

lange Unterlängen: materielle und sexuelle Wünsche, Pragmatismus, Drang nach körperlicher Betätigung, Vitalität, starke Libido;

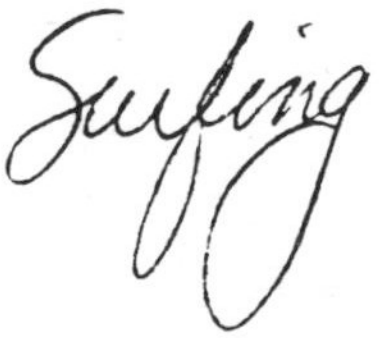

verlängerte Ober- und Unterlängen: intellektueller und materieller Ehrgeiz (zuweilen Frustrationen in beiderlei Hinsicht);

unterschiedliche Ober- und Unterlängen: Labilität in intellektueller und materieller Hinsicht;

extreme Ober- und Unterlängen: übertriebenes intellektuelles und sexuelles Streben, Frustrationen, pathologische Tendenzen.*

* Denken Sie daran, ein einzelnes Zeichen (Neigung, Raumeinteilung) bedeutet nichts, die Gesamtheit des Erscheinungsbildes ist entscheidend. Notieren Sie deshalb alles, das Ihnen bei Ihrer Schriftprobe auffällt; erst dann werden Sie angemessen schlußfolgern können. Je mehr Schriftproben Sie vergleichen, um so sicherer werden Sie in Ihrem Urteil.

3 Schriftform

Den mehr als zwanzig Hauptcharakteristika der Schriftform lassen sich im einzelnen folgende Bedeutungen zuordnen.

runde Schrift: Weiblichkeit, Freundlichkeit, Sanftheit, Gefühl, gute Laune, Geselligkeit (manchmal), Feinschmekker, Sinnlichkeit, Entgegenkommen, Großzügigkeit, Anpassungsfähigkeit, Feigheit, Trägheit, Gleichgültigkeit, Egoismus, Schwäche; eventuelle Labilität und Neurose bei extremer Rundung; Beeinflußbarkeit.

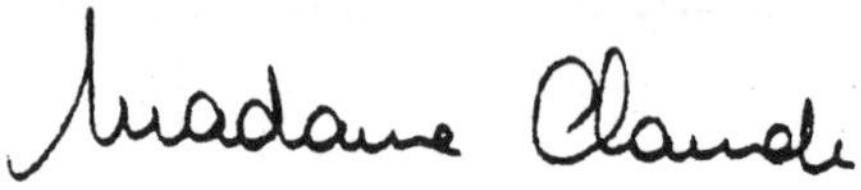

winklige Schrift: Ehrgeiz, Willenskraft, Entschlossenheit, Beharrlichkeit, Härte, Treue, Männlichkeit, Aggressivität, Jähzorn, Mut, Kälte, Egoismus, Grausamkeit, Gewalttätigkeit, Gemeinheit, Individualismus, reduzierte Gefühle, Habsucht.

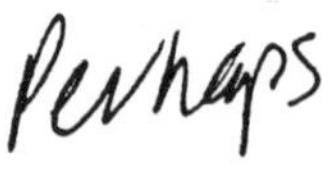

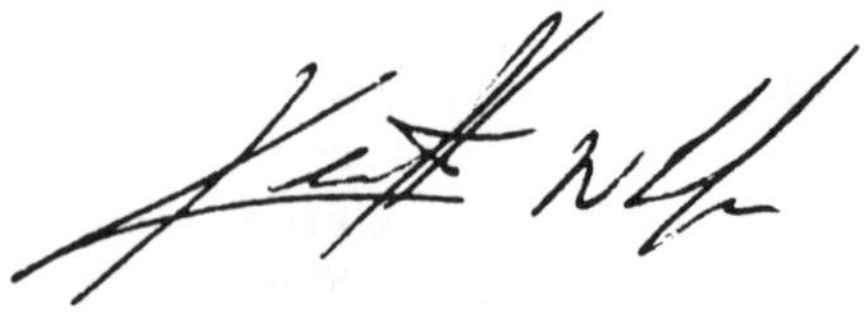

zugespitzte Schrift (Wort oder Strich laufen in einer Spitze aus): Sarkasmus, kritischer Geist, Spottsucht, Wut, Zerstörungstendenzen;

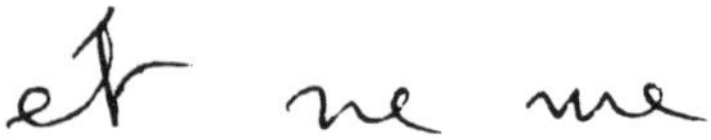

Verdickung: bisexuelle Tendenzen, plötzliche Abwehrreaktionen;

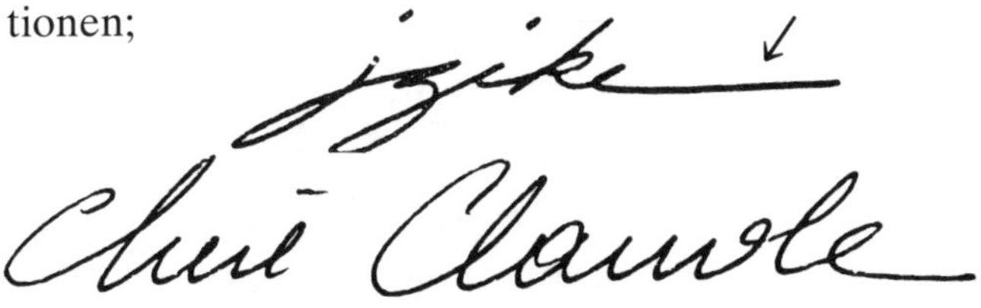

Arkade: beim Kind normal, beim Erwachsenen Tendenz zu Manipulationen; Trägheit, Egoismus, Anmaßung, Verführungskunst;

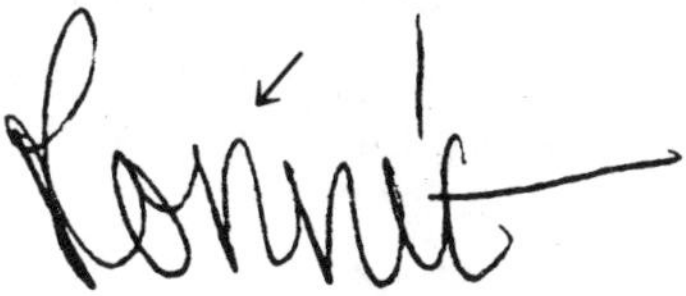

Girlande: »m« und »n« wie »u«, Bindungen ebenso; Großzügigkeit, eigennützige Freundlichkeit, Heuchelei, geistige Wendigkeit, Anpassungsfähigkeit und Beeinflußbarkeit, Ungezwungenheit, Empfindlichkeit;

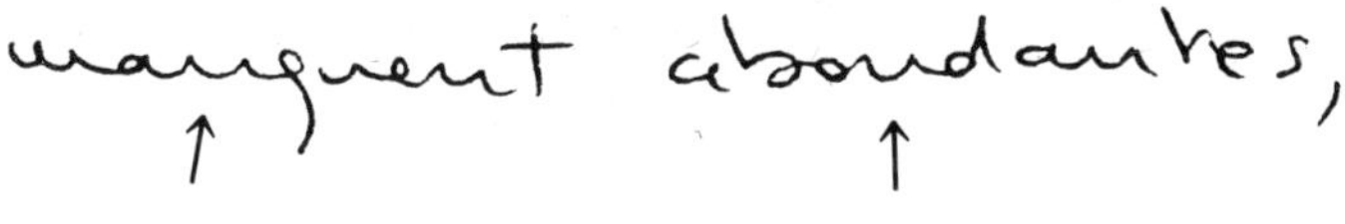

Schleifen: Freude, Verführungskunst, Schwatzhaftigkeit, reduzierte Glaubwürdigkeit;

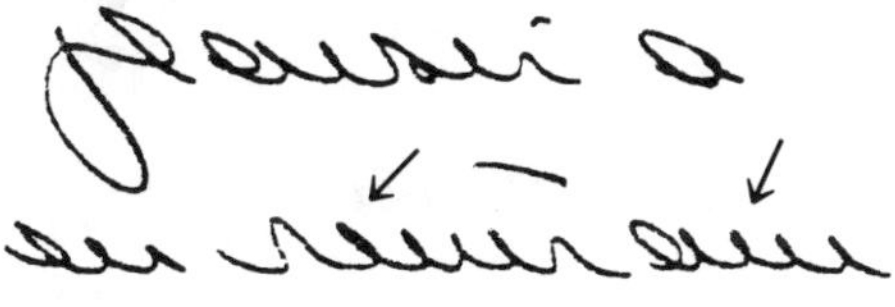

ovalisierte Schrift: unechter Charakter; ambivalente oder homosexuelle Tendenzen;

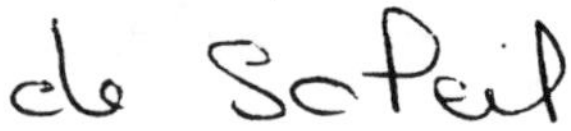

runde und winklige Schrift: Ausgeglichenheit, Bildung positives Merkmal;

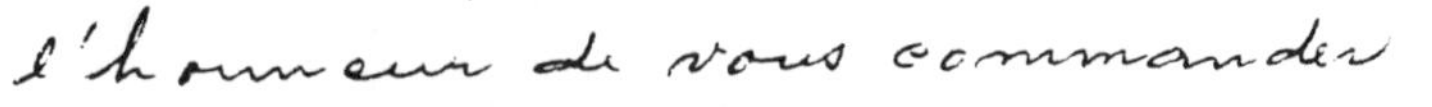

eingerollte Schrift: Egoismus, Hemmungen, Lüge, Verstellungskunst, Narzißmus, Autoerotismus; manchmal gute Konzentrationsgabe und Ausdauer; im ganzen ein negatives Merkmal;

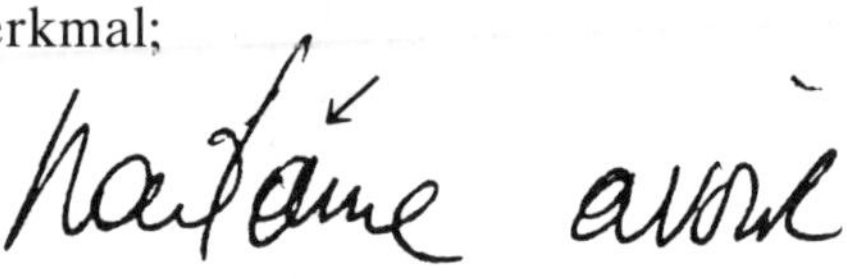

verstrickte Zeilen: Bedürfnis nach Bewegung, Sportlichkeit; Mangel an Kultur bis hin zur Geistesverwirrung; Neurose; Phobie; Mystizismus;

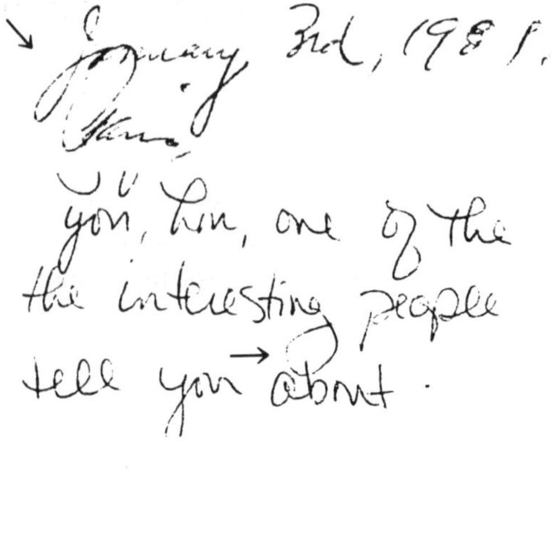

Verdrehungen: Körperliches oder seelisches Leiden, Zeichen angegriffener Gesundheit, schwach entwickelte Libido, Senilität; Verdrehungen in den Unterlängen: stark ausgeprägte homosexuelle Neigungen;

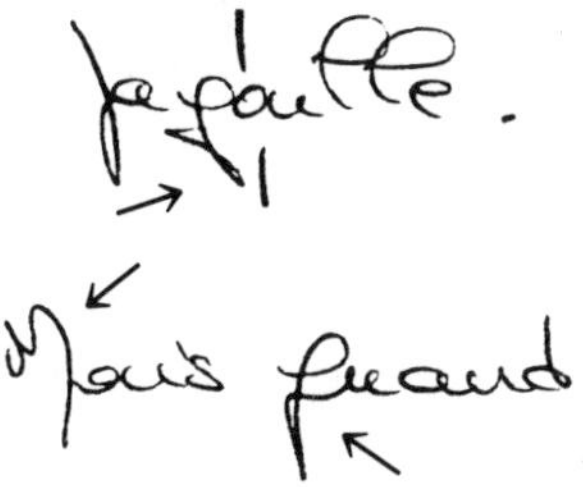

Hakenbildung: Habsucht, Egoismus, Lüge, Heuchelei.

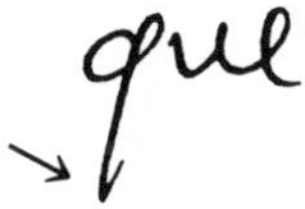

hinaufgeschleuderter Strich (beim Endbuchstaben): Begeisterungsfähigkeit, Wut, Jähzorn;

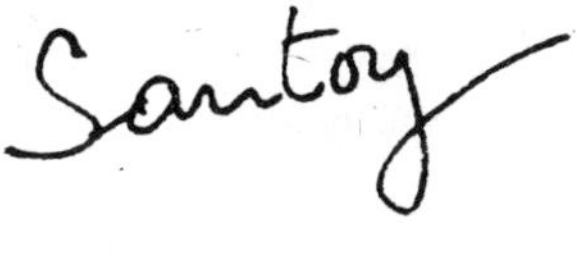

hängende, unbeendete Buchstaben (die Buchstaben berühren die Grundlinie nicht, wie das »r« in unserem Beispiel): Diplomatie, Verstellungskunst, Lüge, Schüchternheit, Empfindlichkeit;

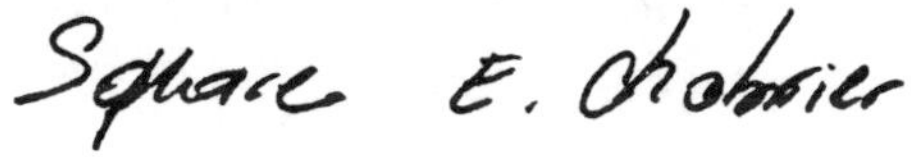

abgebrochene Endbuchstaben: Egoismus, Mangel an Großzügigkeit;

la façon

néanmoins j'en prend.

Fadenschrift: Ehrgeiz, Aktivität, Intelligenz, Lebhaftigkeit, pragmatischer Geist, Ungeduld, (wenn der Druck durchschnittlich oder stark ist); Heuchelei, Lüge und Falschheit (bei schwachem Druck);

comme j'ai compris.

verbundene Buchstaben: analytischer Geist, visuelles Gedächtnis, Intelligenz, Bildung;

votre catalogue

unverbundene Buchstaben: Intuition, Gefühle, Einbildungskraft, Nervosität, Ungeduld;

elle me rappelle trop

Gruppierung (verbunden und unverbunden): Intelligenz, Bildung, Leistungsfähigkeit, sehr gute Mischung aus intellektuellen und praktischen Fähigkeiten;

genre erwidere

Stabstrich: Realismus, Materialismus, Gefühlsverdrängung, Härte, Gemeinheit, Egoismus, Ehrgeiz; Stabstrich mit stärkerem und unregelmäßigem Druck bedeutet manchmal gefährliche sexuelle Besessenheit;

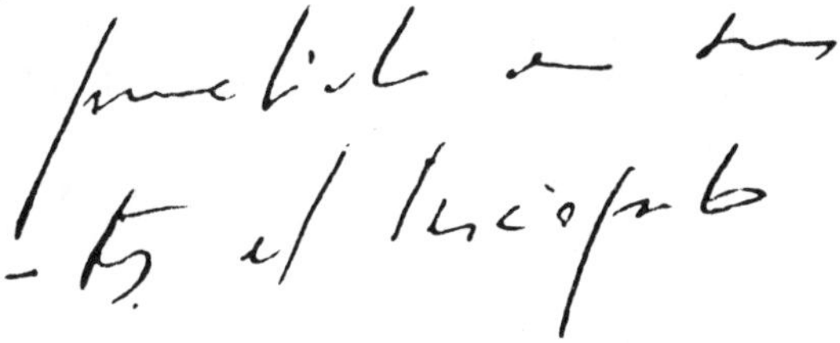

Schnörkel: Dummheit, Unehrlichkeit.

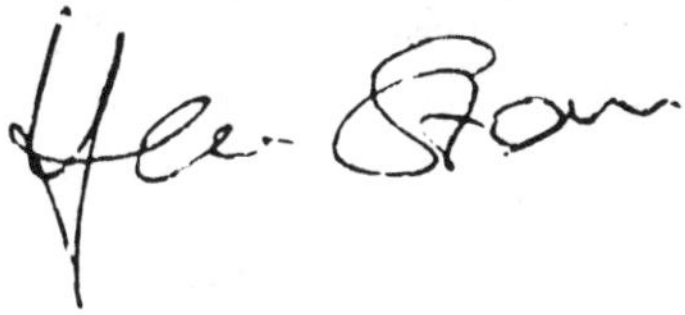

4 Raumeinteilung

Analysieren wir nun die Raumeinteilung unserer selbstgewählten Schriftprobe, den Rand, die Zeilen, den Zeilenabstand, die Worte und die Wortzwischenräume.

Der linke Rand

Groß und regelmäßig, weist er auf einen klaren Geist und eine bestimmte Großzügigkeit hin, wenn weitere Zeichen dies bestätigen.

Nach unten schmaler werdend, deutet der linke Rand auf Vorsicht und Angst, Müdigkeit und Depressionen.

Ein nach unten breiter werdender linker Rand bezeichnet

das Streben nach Unabhängigkeit, zudem Unvorsichtigkeit und Impulsivität, auch eine leichte Beeinflußbarkeit.

Der Verzicht auf einen linken Rand deutet auf Mangel an Bildung und Urteilskraft, auf fehlende Reife, Egoismus, Schutzbedürfnis und Geiz.

Ein unregelmäßiger linker Rand verweist auf Labilität und reduzierte Glaubwürdigkeit.

Ein übertrieben breiter linker Rand oder, wie oben, ein gänzlich fehlender Rand (die Buchstaben stehen direkt am Rand des Blattes): Wir haben hier, wie bei allen Zeichen, die die Norm sprengen und sie weit über- oder unterschreiten, einen pathologischen Fall vor uns. Nach Betrachtung der übrigen Merkmale (Form, Größe, Neigung und Druck unter anderen) werden wir wissen, ob es sich um eine Neurose, Psychose, Schizophrenie oder um eine andere Krankheit handelt.

Der rechte Rand

Ein breiter rechter Rand indiziert Angst vor sozialem Kontakt, Angst vor der Zukunft, Schüchternheit, Realitätsscheu und -abwehr, Hypersensibilität, Pessimismus, Hemmungen und Ödipuskomplex.

Ein schmaler rechter Rand bezeugt gute Anpassungsfähigkeit und gesundes Urteilsvermögen, vor allem Ausgeglichenheit.

Ein nach unten schmaler werdender Rand deutet auf den Wunsch, anfängliche Schwierigkeiten zu überwinden, die Suche nach sozialer Anpassung, Zweifel an der Realisierbarkeit von Vorhaben, manchmal Sorglosigkeit.

Ein nach unten breiter werdender rechter Rand: der anfängliche Schwung läßt schnell nach und macht dem Zweifel Platz, dem Mißtrauen und der Angst.

Sehr schmale oder nicht vorhandene rechte Ränder: die betreffende Person besitzt einen aufdringlichen Charakter, ist allzu gesellig und von schnellem (vielleicht übereiltem)

Entschluß; es fehlt ihr an Takt, Maß und Voraussicht, sie zeigt sich egoistisch, verschwenderisch, schwätzerisch und ohne Hemmungen.

Ein unregelmäßiger rechter Rand deutet auf Instabilität.

Der obere Rand

Ein breiter oberer Rand: Höflichkeit; Respekt gegenüber der Person, an die man sich wendet.

Ein zu breiter oberer Rand: übertriebene Bescheidenheit und Demut, Minderwertigkeitskomplex.

Ein nicht vorhandener oberer Rand: Mangel an Bildung; Egoismus, Geiz.

Der untere Rand

Ein breiter unterer Rand: Organisationssinn, Bedürfnis nach Harmonie, Respekt vor dem anderen.*

Ein sehr breiter unterer Rand: sexuelle Hemmungen.

Ein nicht vorhandener unterer Rand: Mangel an Voraussicht; Egoismus, Sinnlichkeit, Materialismus, Sparsamkeit.

Die Zeilen

Nehmen Sie Ihr Lineal und legen Sie es unter eine der Zeilen Ihrer Schriftprobe. Meistens ist die Zeile nicht ganz gerade. Weist sie einige kleinere Unregelmäßigkeiten auf, kann sie gleichwohl als gerade betrachtet werden (1. Beispiel S. 26). Sind diese Unregelmäßigkeiten jedoch zu ausgeprägt, gleicht die Zeilenführung einer Wellenlinie. Allerdings ist eine allzu gerade Linie auch nicht positiv zu bewerten, denn sie vermittelt eine Starre, hinter der sich der Hang zu zwanghafter Phobie verbergen kann. In diesem Fall liegt es nun am Talent des Graphologen, sein Urteil abzuwägen.

* Schrift, umgeben von einem weißen regelmäßigen Rand, läßt auf Organisationssinn und künstlerische Ambitionen schließen. Nur wenn dieser Rand rundherum übertrieben groß ist, haben wir es mit einer potentiellen oder realen Neurose zu tun.

Eine im ganzen gerade Linie: Ausgeglichenheit, Bildung, Intelligenz, Vertrauenswürdigkeit (bei einigen betont geradestehenden Worten), Pünktlichkeit.

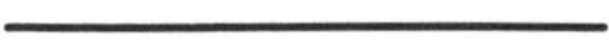

Eine allzu gerade Linie: Neigung zu Neurosen, Phobien, Komplexen.

Eine Wellenlinie: Labilität, Unausgeglichenheit, Feigheit, psychische Krankheiten, Verlogenheit.

Ansteigende Zeilen: Optimismus, Ehrgeiz.

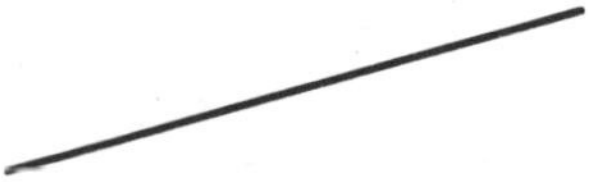

Stark ansteigende Zeilen: Neurose.

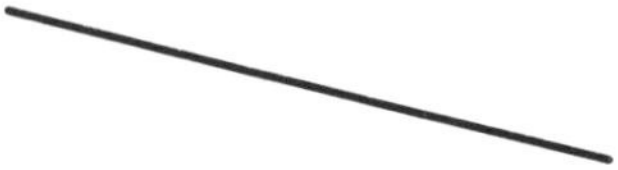

Abfallende Linie: Pessimismus, Enttäuschung, Depression, Melancholie, Krankheit, Leiden.

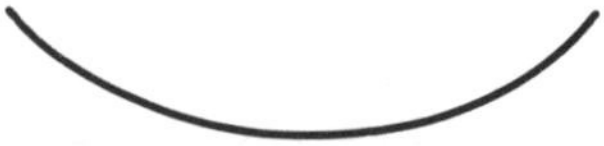

Eine gehöhlte Linie: wechselnde Begeisterung.

Eine gewölbte Linie: der anfängliche Schwung läßt nach.

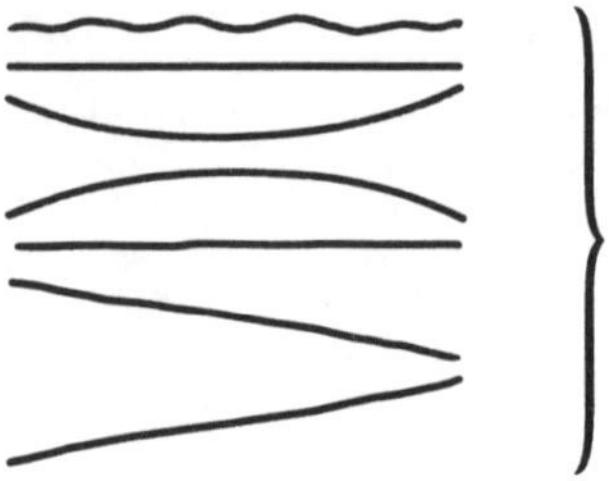

Unterschiedliche Zeilenführung innerhalb ein und desselben Briefes: starke Labilität, latente Psychose.

Der Zeilenabstand

Regelmäßiger und gemäßigter Zeilenabstand: Bildung, Ausgeglichenheit.

Sehr großer Zeilenabstand: klarer Geist, großes Unabhängigkeitsbedürfnis.

Übertrieben großer oder kleiner Zeilenabstand: intellektuelle und gefühlsmäßige Einsamkeit, Kontaktschwierigkeiten, Verschwendungssucht, psychotische Tendenzen, Autismus.

Ineinander verstrickte Zeilen: Bedürfnis nach körperlicher Aktivität, Geistesverwirrung (wie bereits erwähnt).

Unregelmäßige Zeilen: Neurose.

Am Ende des ersten Kapitels werden Sie in den praktischen Übungen verschiedene Beispiele zur Veranschaulichung finden.

Die Wortzwischenräume

Gleichmäßiger und gemäßigter Wortzwischenraum (in der Größe von ein bis zwei Buchstaben): Ausgeglichenheit, klarer ordnungsliebender Verstand, Pünktlichkeit und Loyalität bei der Arbeit.

Sehr großer Wortzwischenraum: intellektuelle und gefühlsmäßige Einsamkeit, Unabhängigkeitsbedürfnis, Neigung zu Luxus, Großzügigkeit.

Übertrieben großer oder kleiner Wortzwischenraum: Vereinsamung, psychotische Neigungen, Autismus.

Nicht vorhandener Wortzwischenraum: Geistesverwirrung, Phobien, Zwangspsychose.

Ineinander verstrickte Wörter: Schizophrenie.

Unregelmäßiger Wortzwischenraum: Gefühlsstörungen, Depressionen.

Plazierung der Adresse

Nehmen Sie den Ihrer Schriftprobe zugehörigen Briefumschlag und falten Sie ihn zweimal, so daß sich vier rechteckige

Felder ergeben. Durch die vorfindliche Plazierung der Adresse erhalten Sie nun Aufschluß über die folgenden Eigenschaften, die Sie entsprechend den anderen in der Probe gefundenen Charakteristika bewerten. Übrigens sollte die Schrift, in der die Adresse geschrieben wurde, derjenigen der Probe entsprechen. Ist dies nicht der Fall, ist dies ein Zeichen für Unehrlichkeit.

Für die Plazierung der Adresse auf dem Briefumschlag gilt wie für die Plazierung des Brieftextes auf dem Briefbogen: ein flächendeckender Text bis hin zur Briefmarke oder bis zum Papierrand ist ein Zeichen für einen aufdringlichen Charakter.

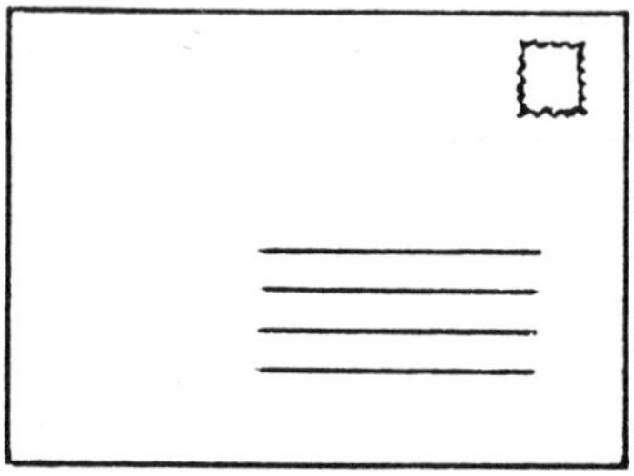

Beispiel eines ausgewogen beschrifteten Briefumschlags (Vgl. die gegenüberliegende Seite).

Auch hier verfahren Sie mit Ihrer gewählten Schriftprobe wieder analog zu den gegebenen Beispielen; allerdings sollten Sie außerdem die oft national begrenzten Gewohnheiten, eine Adresse zu plazieren, berücksichtigen.

Entscheidend für das Gesamtbild eines Briefes war die Art der Plazierung auf dem Briefbogen, die jeweilige Akzentuierung von oberer, mittlerer oder unterer Zone; genauso verhält es sich hier. Der Betonung des oberen Feldes liegen intellektuelle Tendenzen zugrunde, derjenigen der Mitte Realitätsbewußtsein, der des unteren Feldes Bezüge zum Materialismus. Dabei bleiben nach wie vor die individuelle Auswertung und Einschätzung von Ihrem persönlichen Urteilsvermögen und Ihrer psychologischen Kombinatorik abhängig.

SCHEMATISIERTE BEISPIELE
FÜR DIE PLAZIERUNG DER ADRESSE

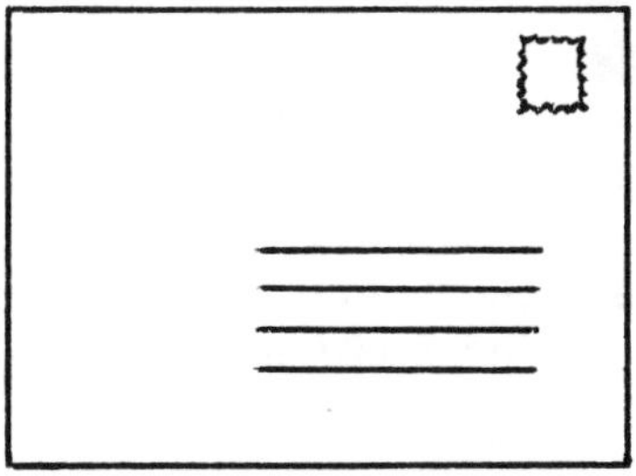

Schema 1: Ausgeglichenheit und Bildung, Optimismus.

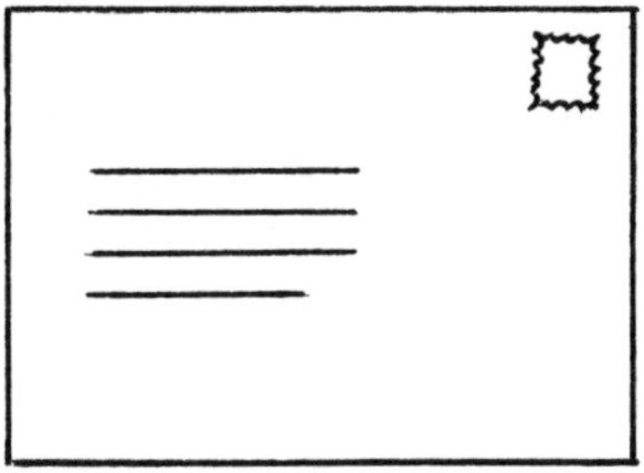

Schema 2: intellektuelle Hemmungen, Passivität, Pessimismus.

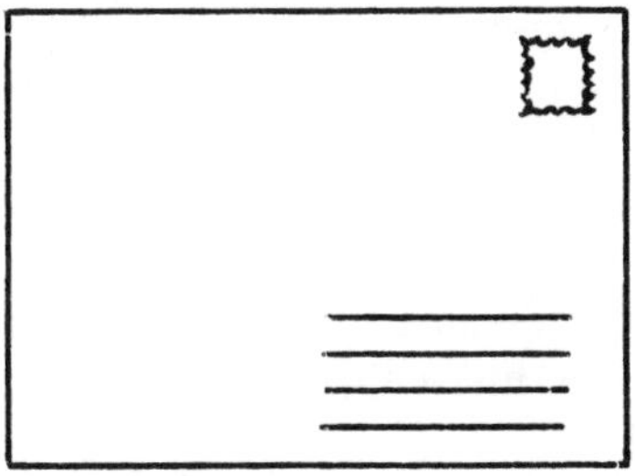

Schema 3: Hang zum Materiellen; Pragmatismus, Ehrgeiz, Strebertum.

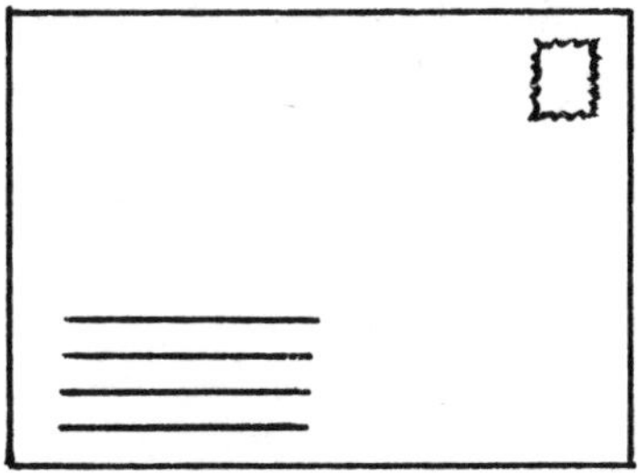

Schema 4: konventionsabhängig; affektive und sexuelle Hemmungen, Frustrationen, Pessimismus.

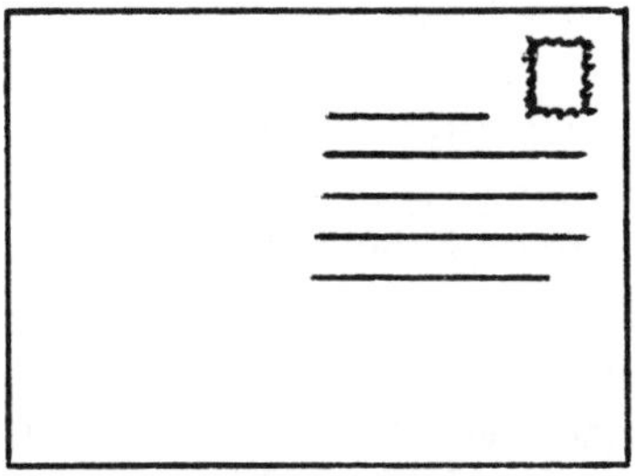

Schema 5: Impulsivität, jugendlicher Überschwang, Mangel an Bildung, Heftigkeit.

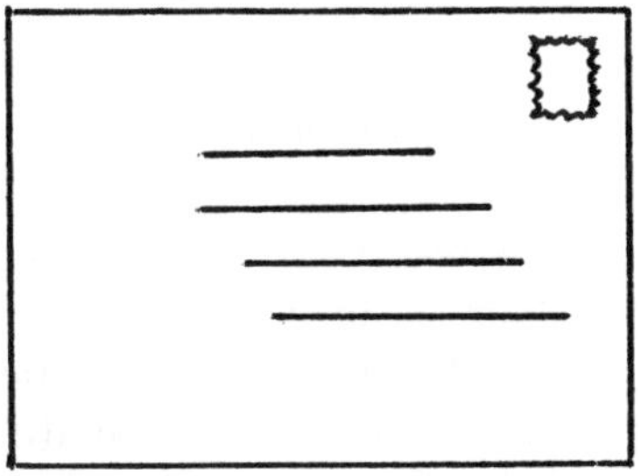

Schema 6: (treppenförmige Plazierung): Zögern, Vorsicht und Mißtrauen.

Die Plazierung der Unterschrift

Das Schriftbild der Adresse sollte, so hieß es, nicht allzusehr von demjenigen des Briefes selbst abweichen; desgleichen die Unterschrift. Eine Ausnahme ist sicher dann gegeben, wenn Menschen häufig ihre Unterschrift leisten müssen und dies, auch um Zeit zu gewinnen, routiniert tun.

Ideal ist eine ziemlich gut lesbare Unterschrift, ohne Schnörkel. Nach Ansicht von Bankiers ist es übrigens gerade diese Art der Unterschrift, die am schwierigsten zu fälschen ist.

Lesbar, hingegen in Druck, Neigung und Größe vom Brieftext verschieden, ist eine ziemlich gut lesbare Unterschrift eines jener Zeichen von Lüge, auf die wir noch zurückkommen werden. Zu berücksichtigen sind außerdem auch hier wieder die nationalen Usancen; Frankreich, Deutschland, die Schweiz und England kennen folgende Unterscheidungen und Wertigkeiten.

- eine nach rechts gestellte Unterschrift, bei normalem Abstand: psychische Ausgeglichenheit, Optimismus, Ehrgeiz;
- eine auf Mitte gestellte Unterschrift: Zögern, Unentschlossenheit, Vorsicht, Depressionen;
- eine nach links gestellte Unterschrift: Hemmungen, Verdrängungen, Pessimismus, Neurose;
- eine Unterschrift in direkter Nähe zum Brieftext: Bedürfnis nach Kontakten, Anhänglichkeit, Sicherheitsbedürfnis;
- eine weit vom Brieftext entfernte Unterschrift: Isolierung, Unabhängigkeit, Neurose;
- eine bei nach unten abfallenden Zeilen des Brieftextes ansteigende Unterschrift: psychische Schwierigkeiten, Widersprüche zwischen Anspruch und Möglichkeiten, extreme Sensibilität, Egozentrik, Labilität in verschiedenen Bereichen, anomale Gefühlswelt;

– eine bei ansteigenden Zeilen des Brieftextes abfallende Unterschrift: Gefühle der Ohnmacht, Frustrationen, Masochismus, physische Müdigkeit, psychische Unruhe, Neigung zur Melancholie, Krankheit.

Bewegt sich der Zeilenlauf des Brieftextes weitgehend auf einer geraden Linie, gelten für die ansteigende oder abfallende Unterschrift die gleichen Bedeutungen, wie oben erwähnt, nur in abgeschwächter Form.

Eine sich selbst durch einen Strich kreuzende Unterschrift, ob nach links oder rechts gestellt, kann in Übereinstimmung mit anderen Merkmalen auf selbstmörderische Tendenzen hinweisen.

Ein Punkt nach der Unterschrift deutet auf Vorsicht und Mißtrauen hin.

Es versteht sich von selbst, daß die Unterschrift alleine, ohne Text, uns über den Charakter eines Menschen nicht genügend Aufschluß geben kann. Dennoch gibt sie uns Hinweise. So deuten besonders große Großbuchstaben auf Stolz und intellektuellen Ehrgeiz hin; zu eng spationierte Buchstaben verweisen auf Geiz, und überlange Unterlängen sind ein Zeichen für Materialismus. Eine bei den Buchstaben der Unterschrift weitläufige Spationierung macht neurotische Tendenzen durchsichtig. Im allgemeinen lassen sich die Charakteristika der Schriftprobe selbst auch auf die Unterschrift übertragen. Sinnvoll wäre gleichwohl die Hinzuziehung unserer anderen ausführlicheren Werke zu diesem Thema. Untersuchungen der Unterschrift allein und als solcher allerdings würden einen Band mit respektablem Umfang füllen, sofern man sich diesem Thema wirklich eingehend widmen möchte. Thema des vorliegenden Buches ist jedoch das Erkennen von Krankheiten aus der Handschrift und mit ihm die mögliche Heilung durch die Graphotherapie; insofern ist eine Einführung in die allgemeine Graphologie in diesem Zusammenhang nur bedingt möglich und auch nötig.

5 Druck

Die Bewertung des Druckes einer Handschrift spielt eine wichtige Rolle bei der Bestimmung der körperlichen und seelischen Gesundheit eines Menschen. Dies ist einer der Gründe für die Schwierigkeit der Begutachtung einer Schriftprobe, die mit dem Filzstift geschrieben wurde oder als Fotokopie vorliegt. Ein unterschiedlicher Druck zeitigt ein unterschiedliches Schriftbild.

mittelstarker Druck: Ehrgeiz, gute soziale Anpassung, zufriedenstellende Gesundheit;

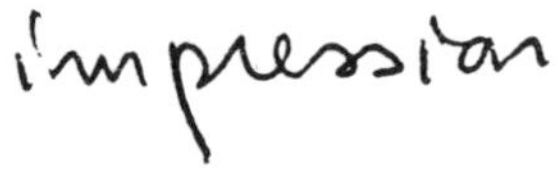

starker Druck: Dynamik, Begeisterungsfähigkeit, Energie, Willen, robuste Gesundheit, pragmatischer Charakter, Materialismus, Ehrgeiz, Selbstvertrauen, Egoismus, Männlichkeit;

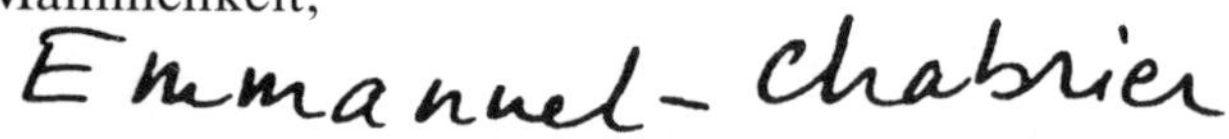

sehr starker Druck: Wut, Gewalt, schlecht kontrollierte Sinnlichkeit, Gemeinheit, Härte;

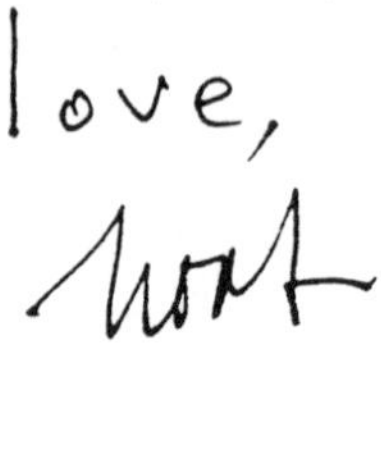

normalstarker Druck: Ausgeglichenheit, gute Gesundheit;

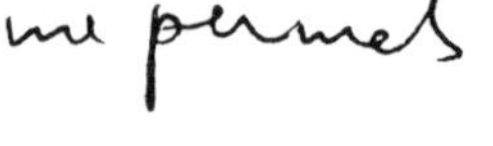

teigiges Schriftbild entsprechend gleichförmigem Druck: Mangel an Charakter, Falschheit, Perversionen, angegriffene Gesundheit;

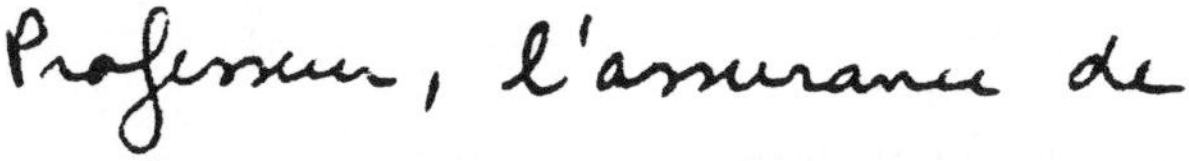

weiche Schriftzüge entsprechend laschem Druck: Trägheit, Gleichgültigkeit, Eßlust, Sinnlichkeit, Feigheit;

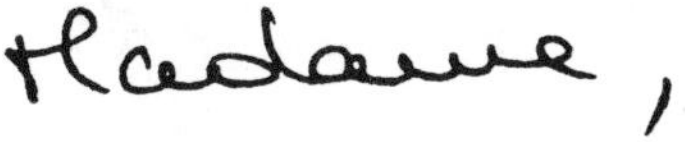

schwacher Druck: Bildung, Intelligenz, Feinheit des Geistes, Sensibilität, Weiblichkeit (manchmal), künstlerischer Sinn, Beeinflußbarkeit, Mangel an Mut, reduzierter Ehrgeiz, Depressionen, Neurose;

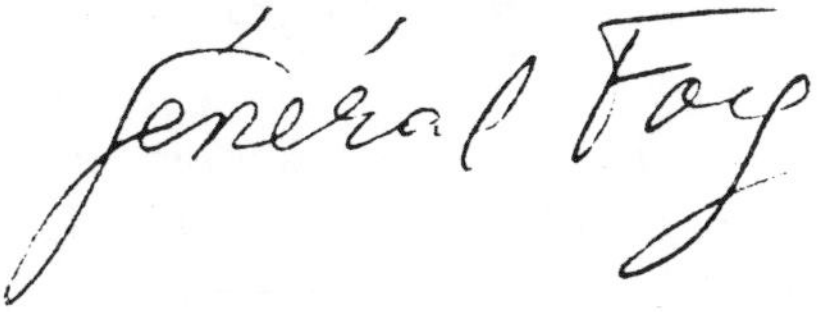

Verdickungen durch unterschiedliche Druckgebung

1 dicke, horizontale Striche in einem unter schwachem Druck entstandenen Schriftbild: Neigung, Freunde vor den Kopf zu stoßen; latente oder offene Bisexualität, sexuelle Besessenheit;

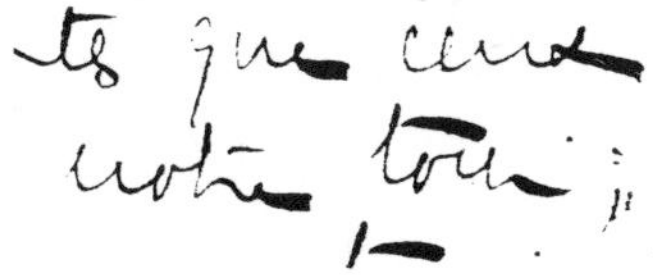

2 sich vertikal verdickende Striche: Materialismus, maskulin, starke Libido, Bedürfnis nach körperlicher und sexueller Betätigung, Grausamkeit;

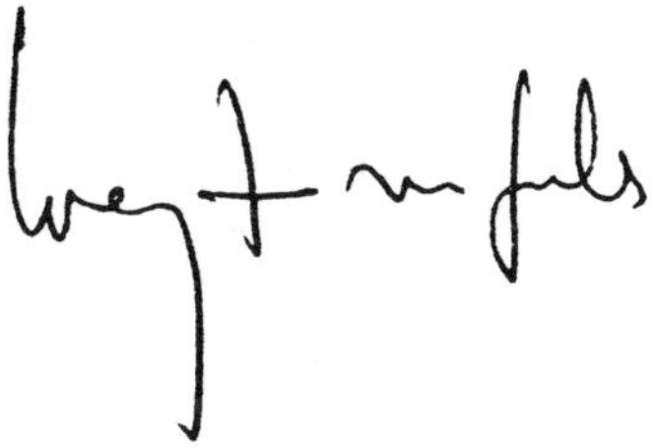

3 verdickter Strich innerhalb der Linienführung eines Buchstabens: Neurosen, Besessenheit, Nymphomanie;

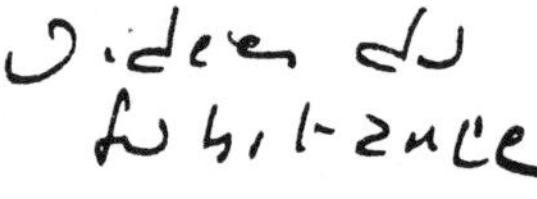

zugespitzte Buchstabenform: Feinsinnigkeit, Spottsucht, Heuchelei, Lüge, unmotivierte Gemeinheit, Neid, Zerstörungsdrang;

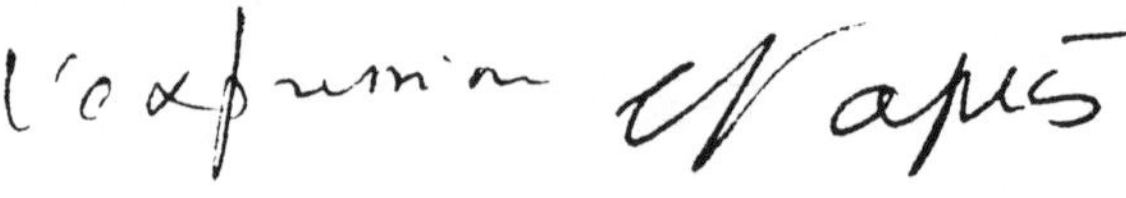

zerhackte Buchstaben: erhöhter Blutdruck, Herzinsuffizienz, Beeinträchtigung des Nervensystems, Atemschwierigkeiten, Müdigkeit;

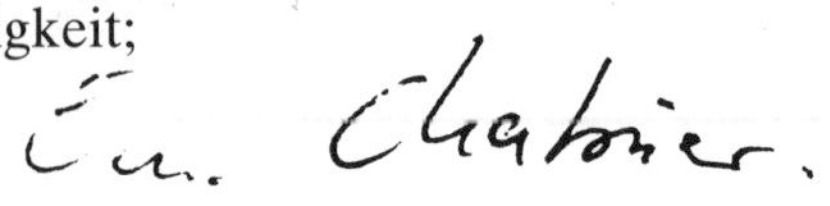

deutliche Brüche aufweisende Linienführung der Buchstaben: körperliche Krankheiten (halbseitige Lähmung) oder seelische Krankheiten (Neurosen, Psychosen);

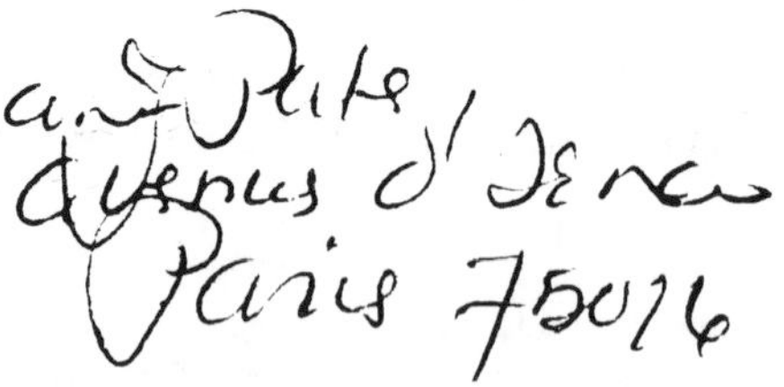

unregelmäßiges Schriftbild: schwere Labilität, körperliche und seelische Erschöpfung, Beeinträchtigung der Gehirntätigkeit, Neurosen, Schizophrenie, Amoralität, kriminelle Neigungen;

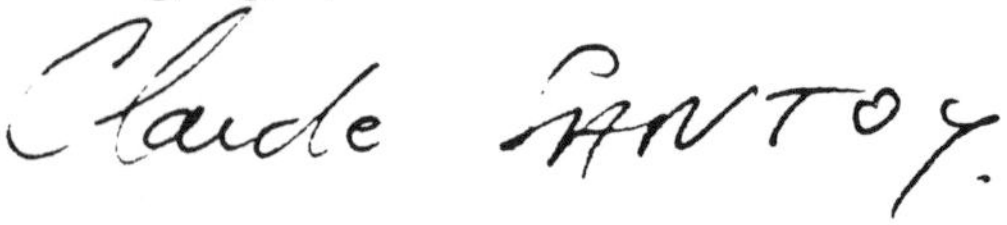

Ein kräftiger und regelmäßiger Druck ist ein Zeichen für körperliche Gesundheit, soweit keine anderen negativen Merkmale gegeben sind wie Verdrehungen oder linksläufige Schriftzüge zum Beispiel.

Ein dünner Strich resultiert nicht zwangsläufig aus einem schwachen Druck. Halten Sie ein Blatt Papier mit einem solchen Strich gegen das Licht; die Rückseite zeigt Ihnen ein Relief. Nur ein starker Druck ruft dieses Relief hervor. Insofern ist es nach wie vor schwierig – ich sagte es bereits –, eine Filz-, Blei- oder Rotstiftschriftprobe zu analysieren.

6 Oberzeichen, Verzierungen

Der Verzicht auf Oberzeichen deutet auf Unabhängigkeit, Nachlässigkeit, Trägheit, Menschenverachtung hin.

weit oben plazierte Punkte: Einbildungskraft, Idealismus, utopisches Denken; 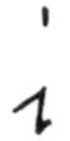

weit unten plazierte Punkte: Materialismus; 

hinter dem Buchstaben plazierte Punkte: Hast, Ehrgeiz, Ungeduld; 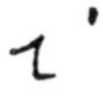

vor dem Buchstaben plazierte Punkte: Hemmungen Angst, Pessimismus; 

Punkte in Form von Akzenten: Eitelkeit, Heuchelei, Lüge, Neurose; 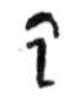

kreisförmige Punkte: Mangel an Kultur, Mythomanie; 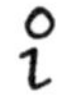

zusätzliche, überflüssige Punkte: Angst, Furcht, Mißtrauen, Lüge; körperliche und seelische Krankheiten (Herz, Psychosen), besonders dann, wenn die Punkte sich mitten im Satz oder der Linienführung befinden; als »Schlußpunkt« der Unterschrift oder der Adresse weisen sie nur, wie bereits erwähnt, auf Mißtrauen hin (und übertriebenes Mißtrauen fördert oft die Lüge);

mit dem folgenden Buchstaben verbundene Punkte: analytischer Verstand, rasche Auffassungsgabe.

Haken, Schnörkel und Einrollungen haben grundsätzlich negative Bedeutung, ganz gleich, wo sie sich befinden.

Haken: Habsucht, Egoismus, Gemeinheit, Schläue, materielle Interessen, Wut;

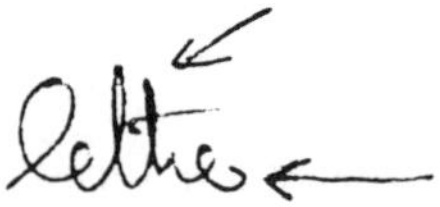

Schnörkel: Stolz, Mangel an Bildung, Falschheit, Schläue;

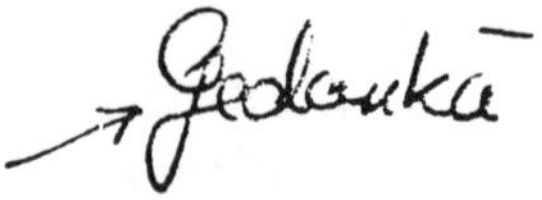

Einrollungen: Narzißmus, Autoerotismus, Verstellungskunst, Hemmungen, Lüge;

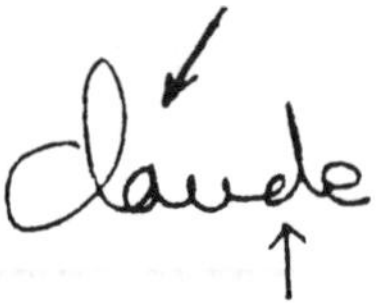

Je nach anderen Charakteristika in Ihrer Schriftprobe treffen Sie die Auswahl für die oben angegebenen Eigenschaften und ihre Zuordnung.

Natürlich unterliegen die Begriffe »Qualität«, »Mangel«, »positiv« und »negativ« der subjektiven Beurteilung. Wenn wir sie gleichwohl in unseren praktischen Übungen verwenden, so mit Vorbehalt und nur, um Bezüge durchsichtig zu machen. Aufgabe des Lesers ist es nun, seine Analyse so differenziert zu halten, daß er eine Präzisierung mehrfach absichern kann. Nehmen wir zum Beispiel die Lüge: Bei einem Menschen, der aus Höflichkeit ab und zu Unwahrheiten formuliert, werden wir wahrscheinlich in seiner Schrift kein einziges Merkmal für Verstellung entdecken. Ein unverkennbar in der Schrift zum Ausdruck kommender charakterlicher Mangel oder Vorzug indiziert ja immer schon eine über das Normale hinausgehende Eigenart. Entsprechend finden sich für die ausgeprägte Lüge mehr als zwanzig Indizien. Und mehr als vier wiederum sind nötig – in Wiederholungen –, um mit einiger Berechtigung auf »Lüge« schließen zu können. Ein einzelnes Zeichen ist zu aussageschwach; der Graphologe muß sich immer die Interaktion aller Charakteristika vergegenwärtigen. Außerdem sagt ein Zeichen je nach seiner Umgebung nicht immer das gleiche. Der hängende, unausgeführte Buchstabe zum Beispiel markiert, isoliert betrachtet, höchstens eine Form leichter Erregbarkeit, manchmal auch Schüchternheit. Im Gegensatz dazu gehört dasselbe Indiz nur in Gemeinschaft mit anderen Zeichen der Lüge zum Bereich jener negativen Merkmale für die Lüge.

7 Glossar

Arkaden
»n« und »m« oben abgerundet: kindliches Gemüt, Neigung zur Manipulation anderer, Hemmungen.

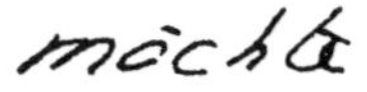

Disharmonie
Langsame, ungeordnete Schriftzüge; mangelnde Bildung und Intelligenz, Krankheit.

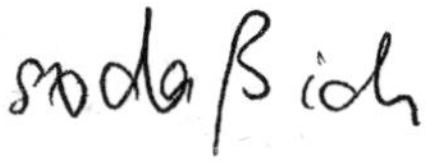

Einrollungen
Vollständig geschlossene oder eingerollte Form der Vokale: analytischer Geist, introvertiert; Verstellungskunst, Lüge, Narzismus, Autoerotismus, Neurosen.

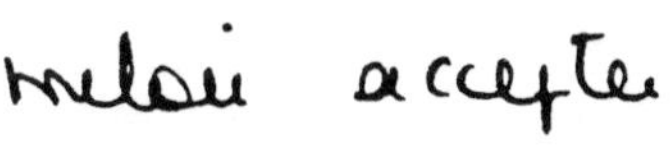

Fadenbindung, Fadenform
Die Schrift erinnert an einen Faden, sei es mitten in einem Wort oder an seinem Ende. Bei starkem Druck, aber gegebener Lesbarkeit: Aktivität, Diplomatie. Bei schwachem Druck: Heuchelei, Lüge aus Angst, Arglist.

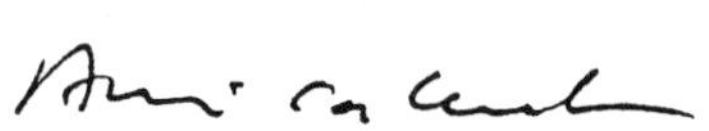

gehemmte Schrift
regressive Schriftzüge, linksläufig, disharmonische Buchstabenform; plötzliche Unterbrechungen, unvollständige Buchstaben, weicher Druck, überflüssige Punkte, wiederholt Verbesserungen; Verdrängung, Komplexe, Lüge, Neurose.

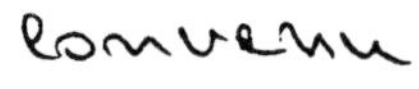

Girlanden
»n« und »m« erinnern an ein »u«. Freundlichkeit, Großzügigkeit, feminin, Schwäche, möglicherweise leicht beeinflußbar, Empfindlichkeit, leicht erregbar.

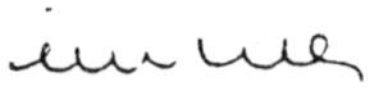

Harmonie
zügige, proportionierte Schrift: Intelligenz

hinaufgeschleuderter Strich
Striche, die höher sind als die Buchstaben selbst oder den Endbuchstaben in der Linienführung ansteigender Worte betonen: Begeisterungsfähigkeit, Spontanität, Ungeduld, Wut.

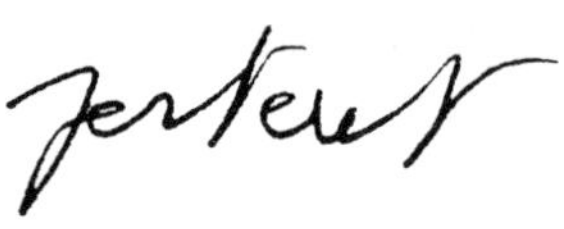

hängende, unausgeführte Buchstaben
Endbuchstaben, die die Grundlinie nicht berühren: Hemmungen, Schwäche, Lüge, Empfindlichkeit.

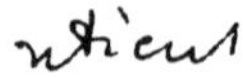

konkave (gehöhlte) Zeilen
Senkung der Grundzeile wie bei einer offenen Schüssel in der Mitte: bewußter, depressiver Zustand, Übersensibilität, Pessimismus, Mangel an Kraft, zurückgenommene Begeisterung.

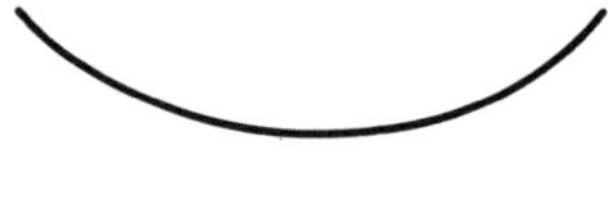

konvexe (gewölbte) Zeilen
Energie und Begeisterung, die vor der eigentlichen Realisierung des Projektes wieder nachlassen.

Linksläufigkeit
Nach links geneigte Schrift: Hemmungen, Verdrängung, gute Konzentration, Verstellungskunst, Lügen aus Angst, Komplexe, Neurosen, Arglist (Linksläufigkeit hat im allgemeinen negative Bedeutung; eine Ausnahme bilden natürlich die Buchstaben, die als Buchstabe ohnehin – Vokale in der Ansatzlinie oder die Unterlängen bei Konsonanten – nach links geneigt sind.)

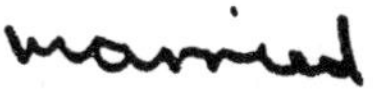

Mittelzone
Die mittlere der in drei Zonen einzuteilenden Schrift (vgl. dazu S. 15f.).

Monotonie
auffallend regelmäßige, monoton gestaltete Schriftzüge: Neurosen, Psychosen.

Oberzone
Die obere der in drei Zonen einzuteilenden Schrift (vgl. dazu S. 15f.).

ovalisierte Buchstaben
oval geformte Buchstaben (Vokale und Konsonanten): Ambivalenz, Mangel an Seriosität.

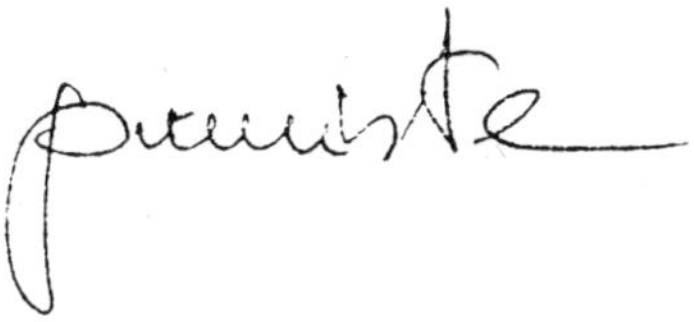

Rechtsläufigkeit
Nach rechts geneigte Schrift: gute Anpassungsfähigkeit, Ehrgeiz, Leidenschaft.

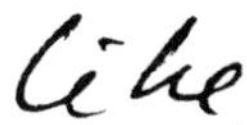

Schnörkel, unnötige Verzierungen
Nicht zur Form des Buchstabens gehörende Linienzusätze: Mangel an Bildung und Intelligenz; Arglist, Egoismus, Eifersucht, Empfindichkeit, Dummheit.

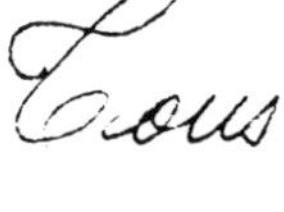

Stabstrich
Auf einen Strich reduzierte Buchstaben: Bildung, Intelligenz, Aktivität, Realismus, Verdrängung, Härte, Egoismus.

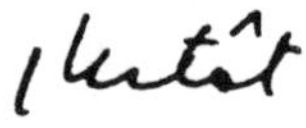

teigiger Strich
deckende, fast plastische Linienführung, in sich zusammengelaufene Vokale: Sinnlichkeit, Amoralität, Vulgarität, Perversionen, Kraftlosigkeit, Krankheit, Senilität, Falschheit.

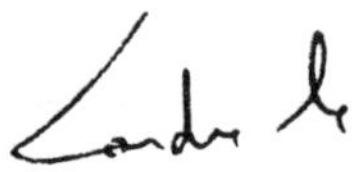

unausgeführter Buchstabe oder Strich
bei schneller Schrift: positiv; bei langsamer Schrift: negativ. Zuweilen auch ein Zeichen für Empfindlichkeit oder Lüge.

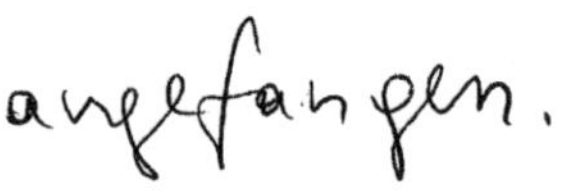

uneinheitliche Buchstabenform
Ineinander verstrickte Buchstaben, Worte und auch Zeilen; irritierende Schreibweise durch die Identität zum Beispiel zwischen »a«, »e« und »o«, »g«, »q« und »y«: Geistesverwirrung, vermessene, unerfüllbare Wünsche, Mystizismus, Verstellungskunst, Lüge, Labilität, psychische Unausgeglichenheit, Senilität.

Unterzone
Die untere der in drei Zonen einzuteilenden Schrift (vgl. dazu S. 15 f.).

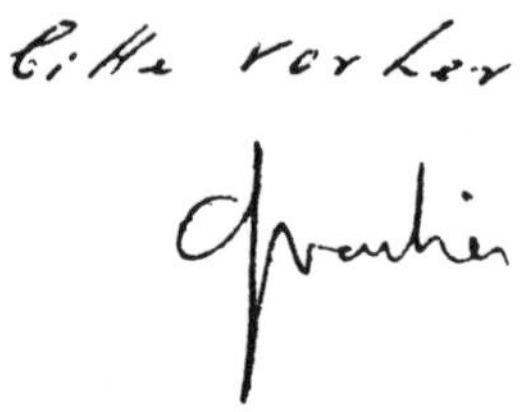

unverbundener Strich
Isolierte Buchstaben: Intuition, deduktiver Verstand, auditives Gedächtnis.

Überhöhung
Ausgeprägte Ober- oder Unterlängen: Intellektuelle und sexuelle Frustrationen, Stolz, Labilität.

verbundener Strich
durchgängig miteinander verbundene Buchstaben: analytischer Verstand, visuelles Gedächtnis, Bildung.

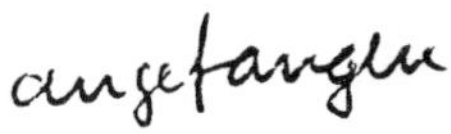

Verdickung aufgrund unregelmäßigen Drucks
Schwerer, dicker Schriftzug inmitten einer druckschwachen oder unter normalen Druck erfolgten Schrift: Hemmungen, sexuelle Besessenheit, Neurosen. Verlaufen diese Kennzeichen horizontal, deuten sie auf starke, ambivalente Tendenzen. (Bisexualität)

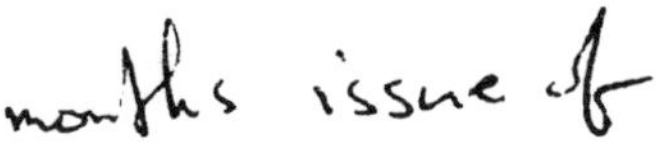

Verdrehung
Buchstaben mit Knickungen: ein Zeichen für moralische und physische Leiden, doch müssen auch die Stellung der Buchstaben und die anderen Merkmale berücksichtigt werden (deshalb mit der Lupe untersuchen).

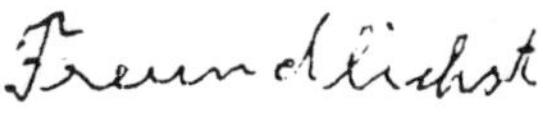

Wellenlinie
Schwankend in der Zeilenführung; bei leicht schwankender Zeilenführung: positiv, bei stark schwankender Zeilenführung: negativ.

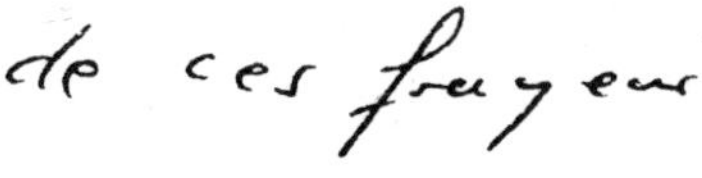

winklige Buchstaben
Winklige, hakenförmige Striche: Aggressivität, Ehrgeiz, Gemeinheit, Gewalt, Schläue, Habsucht, Materialismus, Egoismus.

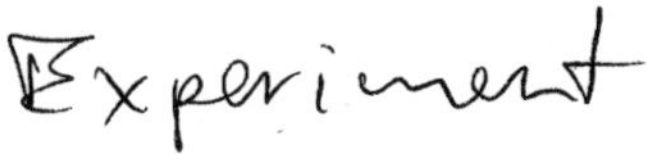

zerhackter Strich
unterbrochene Linienführung: Krankheit, Hypertension, Schwäche, Angst, Neurosen, Psychosen, Hirnverletzung.

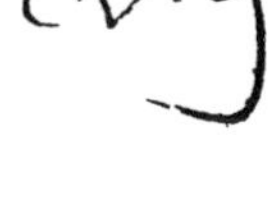

zugespitzter Strich / zugespitzte Wörter
Schriftzug oder Wort mit sich verdünnender Strichführung; der Schriftzug endet in einer Spitze, oder die letzten Buchstaben eines Wortes sind deutlich kleiner als die ersten: spöttischer kritischer Geist, Reizbarkeit, Wut, Gewalt, Erregtheit, Falschheit, Gemeinheit, manchmal auch schöngeistiger Akzent.

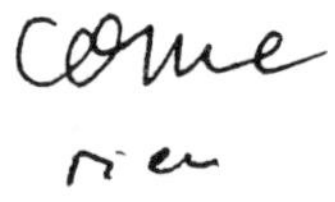

8 Graphologische Beispiele für positive Eigenschaften

Aufrichtigkeit und Treue

Ziemlich gerade verlaufende Grundlinie, gute Raumeinteilung bei steiler oder nach rechts geneigter Schrift, regelmäßiger Druck und leicht geformte Schriftzüge ohne Einrollungen, Haken und ungewöhnliche Merkmale; der Text ist lesbar.

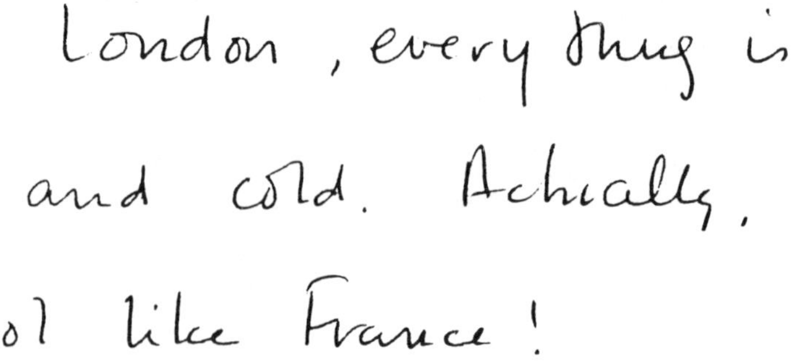

Großzügigkeit
Mittelgroße oder doch ziemlich große Schrift mit abgerundeten Buchstaben; breiter linker Rand, Endbuchstaben nach rechts hin abgerundet; Wörter und Zeilen in ausgewogenem, nicht übertriebenem Abstand.

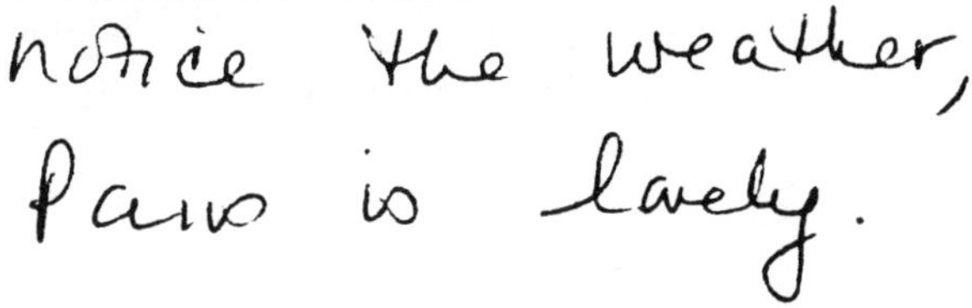

Intelligenz
Schnelle, durchdacht vereinfachte Schrift; schwacher bis mittelmäßiger, verhältnismäßig gleichbleibender Druck; eher kleine Schrift.

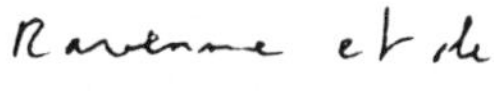

Spontaneität
Nach oben hin geöffnete Vokale, mittelgroße bis große Schrift, verhältnismäßig gestreckt, regelmäßiger Druck, gerade oder leicht ansteigende Zeilen, Zeichen für Fröhlichkeit (Anfangsbuchstaben mit gerundeter Linienführung); rechtsläufige, gebundene Schrift.

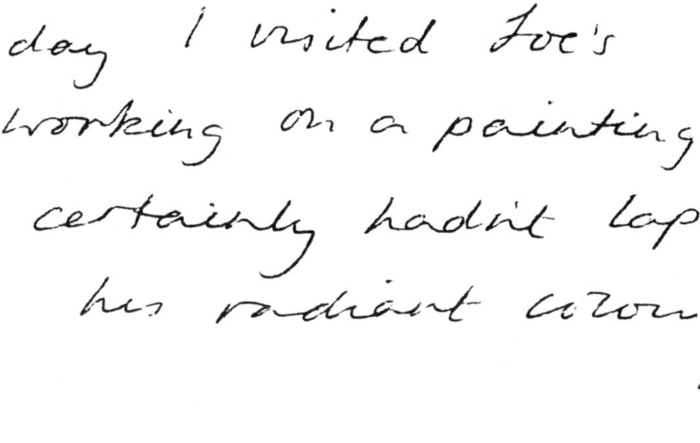

Freundlichkeit
(Toleranz, Anpassungsfähigkeit, Geselligkeit)
Girlanden, gebundene Schrift ohne übertriebene Zwischenräume, runde Formen, keine Zuspitzungen oder scharfe Winkel; mittelmäßiger, schwacher oder weicher Druck; verhältnismäßig ausgeprägte Mittelzone; fadenförmige Züge, sofern es sich um eine harmonische, unter starkem Druck entstandene Schrift handelt.

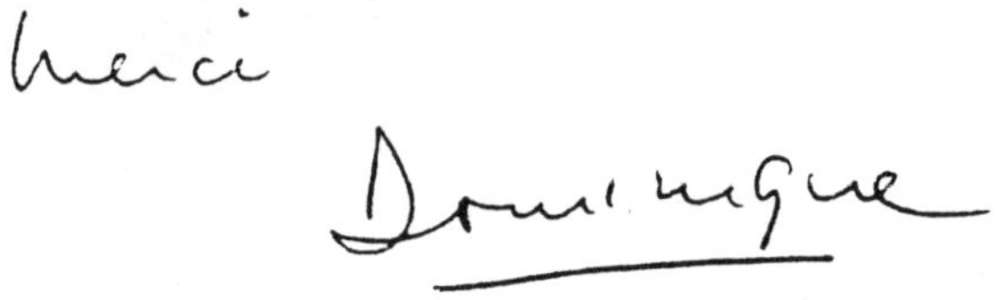

Offener Geist
Gute Raumeinteilung, auch die Zwischenräume zwischen Zeilen und Worten sind regelmäßig. (Keine negativen oder auf Krankheiten hinweisende Merkmale.)

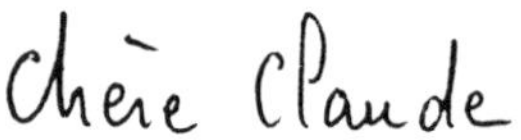

Willensstärke
Fester Druck, Mischung aus runden und winkligen Schriftzügen; die »t«-Querstriche befinden sich wenig oberhalb der Mitte der Oberzone, sind horizontal, nicht zu lang und nicht spitz, von gleichmäßiger Form aufgrund

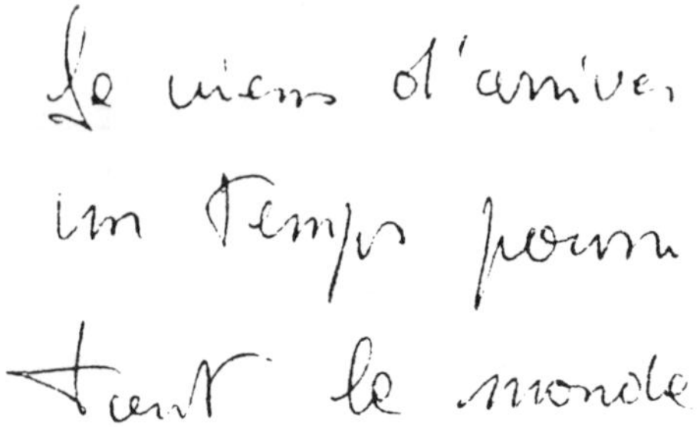

gleichmäßigen Drucks; rechtsläufige, das heißt nach rechts geneigte Schrift, verhältnismäßig gerade verlaufende Grundlinie. Eine Ausnahme bildet eine stark nach rechts geneigte Schrift, bei der die »t«Striche entfallen können. Doch auch dann besitzt der Schreibende einen starken Willen, besonders, wenn die Schrift klein ist, und es gibt Hinweise für Ausdauer (»t« mit einer Schlinge).

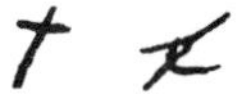

Beharrlichkeit und Ausdauer
Das den starken Willen noch vertiefende Charakteristikum der Beharrlichkeit und der Ausdauer manifestiert sich in zweifachen Querstrichen beim »t« oder der Schlinge.

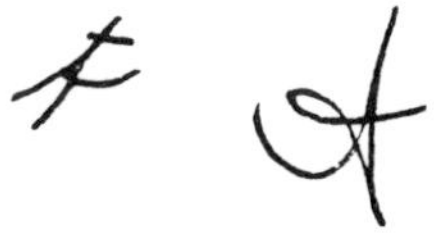

Leidenschaftlichkeit
Stark geneigte Schriftzüge, rechtsläufig und starr, Fadenschrift.

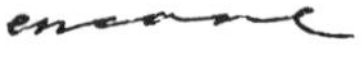

Einbildungskraft
Auftauchen eines oder zweier Großbuchstaben anstelle eines Kleinbuchstabens mitten im laufenden Text (nicht gehäuft, denn dann haben wir es mit einer schweren Neurose zu tun); Akzente und i-Punkte hoch angesetzt, aber schlicht in der Form.

Starke Libido (Lebenslust, Wille, Sexualität)
Ausgewogener, regelmäßiger Druck, rechtsläufige Schrift, verhältnismäßig lange Unterlängen, Schleifen (mit Kreuzung der Schleife auf der Grundlinie), ohne Bruch oder Drehung in der Linienführung dieser Schleife. Die Schleife besitzt eine klassische Form: Eine spitze Schleife deutet auf Grausamkeit und sexuell-sadistische Züge. Verdreht macht sie homosexuelle Tendenzen und nach links geöffnet Frustrationen im selben Bereich durchsichtig. Strichförmige Abstriche weisen auf eine bestimmte Härte und Bosheit des Charakters hin. Zeigen sie sich kraftlos hängend oder spitz auslaufend, ist eine regressive Libido indiziert.

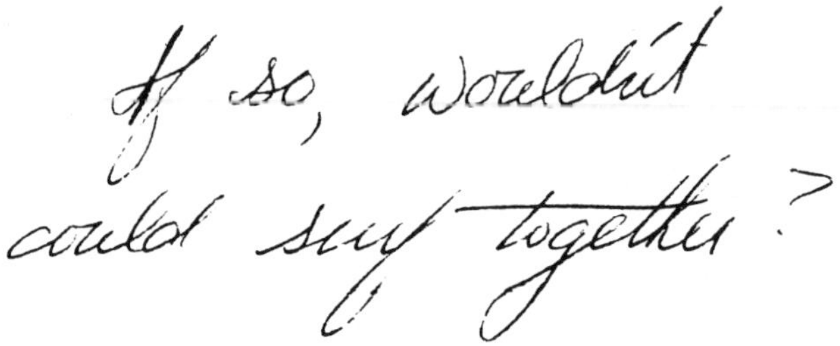

Unterlängen mit eindeutig geringerem als dem durchschnittlichen Druck finden sich oft bei Bisexuellen und weiblichen Männern.

Schwache Libido
Verkümmerte, sehr kurze, offene Unterlängen.

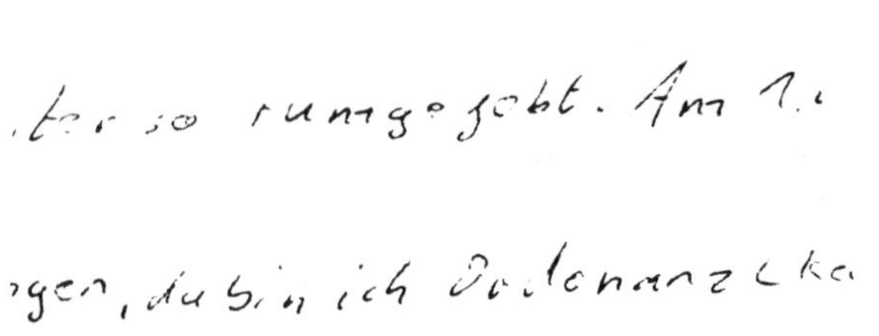

Normale Libido
Gerade verlaufende Grundlinien, rechtsläufige, runde und mit Girlanden versehene Schrift; starker Druck, Einrollungen, unlesbare Unterschrift mit Punkt, regelmäßige Abstände, klarer Gesamteindruck.

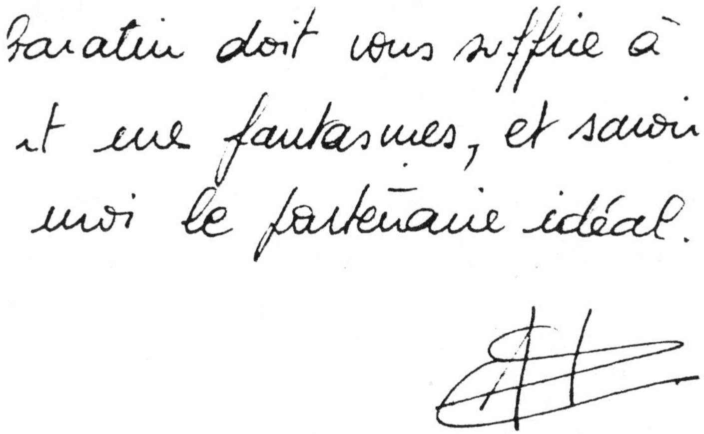

27jähriger Student an einer Technischen Hochschule; ausgeglichen, intelligent, seelisch und körperlich gesund; ehrgeizig, starke Libido (die gerade verlaufende Grundlinie kompensiert die bescheidenen »t«-Striche), willensstark; Verstellungskünstler, hedonistisch, etwas narzißtisch, verhältnismäßig großzügig, Freude am Leben, Sinn für Humor).

9 Graphologische Beispiele für negative Eigenschaften

Lüge, Falschheit, Unehrlichkeit, Schläue, Arglist, Heuchelei, Mangel an Aufrichtigkeit – sind sie in nur schwacher Form vorhanden, manifestieren sie sich in der Schrift überhaupt nicht. Erst wenn sich diese Eigenschaften deutlicher und unverwechselbarer als beim »normalen« Menschen ausprägen, weisen sie sich in der Schrift durch folgende Merkmale aus:

- Linksneigung, uneinheitliche Schriftlage
- linksläufige Schriftzüge
- hängende, unausgeführte Buchstaben;
- ein und dieselbe Schreibweise für zwei Buchstaben;
- Arkaden;
- Deckzüge (ein Buchstabe wird noch einmal nachgefahren);
- Schnörkel;
- unregelmäßige Größe der Buchstaben;
- Zuspitzungen (Wort oder Strich);
- weicher und unregelmäßiger Druck;
- ineinander verstrickte Zeilen;
- Retuschen;
- Haken;
- Unstimmigkeiten, unterschiedliche Form der Buchstaben innerhalb desselben Textes oder verschiedener Schriftproben;
- Wellenlinien;
- letzter Abstrich bei großem »M« oder »N« länger als die übrigen Längen;
- regelmäßig unterhalb der Grundlinie stehende Großbuchstaben;
- überflüssige Punkte nach der Unterschrift oder zwischen den Wörtern;
- Verlangsamung der Schrift mitten im Text;
- deutlich von der Schriftprobe selbst sich unterscheidende Unterschrift und Adresse;
- uneinheitliche Zwischenräume;
- generelle Unregelmäßigkeiten (Mangel an Harmonie);
- Vokale, deren Form im Uhrzeigersinn gezogen erscheint;
- nach unten hin geöffnete Vokale, zum Beispiel beim »a« und »o«.

Lassen sich ein, zwei oder drei dieser Merkmale feststellen, ist eine Möglichkeit, im Sinne oben thematisierter Eigenschaften zu urteilen, gleichwohl noch nicht gegeben. Haken bedeuten beispielsweise vorrangig »Habsucht«. Mindestens vier der aufgelisteten Indizien müssen sich regelmäßig wiederholen, um das Prädikat der Unehrlichkeit abzusichern. Sind es fünf, schwindelt die betreffende Person ganz offensichtlich; sind es sechs, ist es durchaus angebracht, an ihrer Aufrichtigkeit zu zweifeln, denn sie lügt; bei sieben bis zehn dürften Mythomanie und Doppelzüngigkeit übermächtig sein, auch steht psychische Gestörtheit außer Zweifel. Häufen sich die Anzeichen weit darüber hinaus, mündet die psychische Labilität in den Wahn und wird in einer Weise gefährlich, die näher in Kapitel III, 2. 3 behandelt wird. Am gefährlichsten ist dabei jene Art der Kriminalität, die in verdeckter und deshalb schwer erkennbarer Form vorliegt. Offensichtliche, exzessive Merkmale machen eine Analyse unproblematisch, nur die Konzentration negativer Merkmale in abgeschwächter, versteckter Form erschwert sie. So bei einem Mörder oder einem sehr intelligenten und kultivierten Schizophrenen.

BEISPIELE

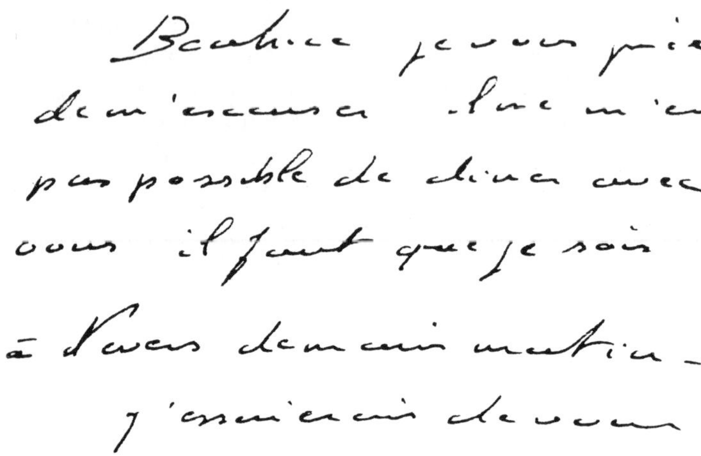
Beatrice je vous prie
de m'excuser. Il ne m'est
pas possible de dîner avec
vous il faut que je sois
à Nevers demain matin –
j'essaierai de vous

***Merkmale*:** Wellenlinien, dieselbe Schreibweise für unterschiedliche Buchstaben, unbeendete Buchstaben, Wörter in Fadenform, Deckzüge, Retuschen, Haken, unregelmäßige Abstände. (Acht negative Merkmale entsprechend unserer Auflistung.)

Der Schreiber des Briefes: *24jähriger Mann, Ausbildung ungewiß, möchte Filme drehen; große Sensibilität und Einbildungskraft; es gelingt ihm jedoch nicht, seine Träume zu verwirklichen. Es fehlt ihm an Wille und Ausdauer. Seine Schrift deckt Falschheit und Mythomanie auf. Er steht dem Leben nicht positiv gegenüber und wünscht sich möglicherweise, homosexuellen Neigungen nachzugehen.*

*

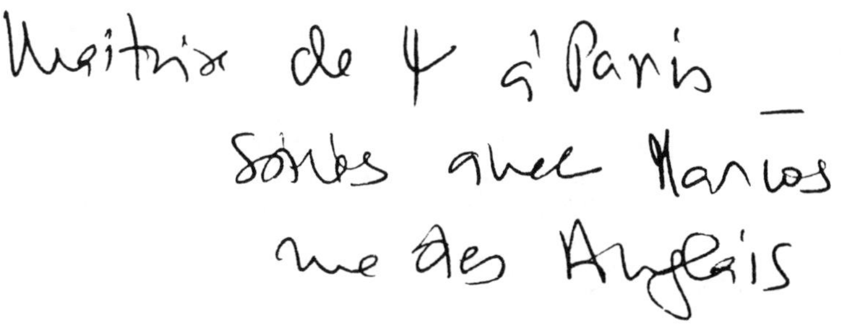

***Merkmale*:** Wellenlinien, ungleichmäßiger Druck, Deckzüge, dieselbe, Schreibweise für unterschiedliche Buchstaben, unbeendete Buchstaben, linksläufige Einrollungen, Haken, linksläufiger Strich, Verdrehungen, unverbundene Schrift, Dominanz der Mittelzone.

Der Schreiber des Briefes: *36jährige Frau, Psychoanalytikerin, neurotisch, mythoman, labil, zyklothyme Persönlichkeit, leidet unter Angstzuständen und Wahnvorstellungen. Sehr intelligent und gebildet.*

*

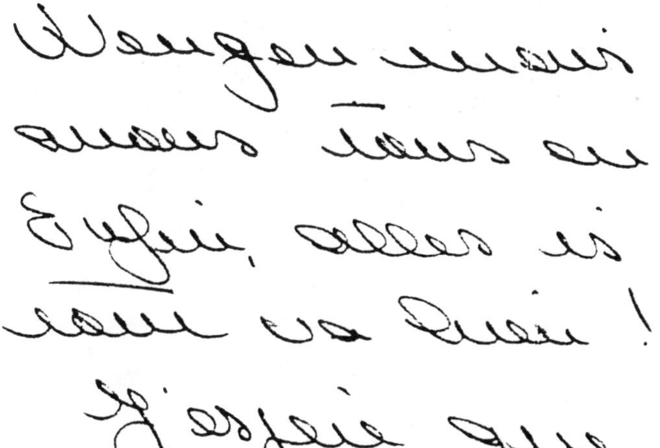

***Merkmale*:** Linksläufigkeit, Einrollungen, Haken, Retuschen, Deckzüge, Schleifzug, Schnörkel; starrer, monotoner Gesamteindruck; Dominanz der Mittelzone, regelmäßiger Druck.

Der Schreiber des Briefes: *54jährige Frau, verheiratet, ohne Beruf, ohne ersichtliche Betätigung, auffallend elegant. Erkennbar sind sechs negative Merkmale, die den Mangel an Ehrlichkeit ausdrücken. Die Frau leidet auch an sexuellen und psychischen Problemen; regressive Libido (auffallende Schleifen: sexuelle Frustration aufgrund sexueller Wunschträume). Schlechtes Verhältnis zu Mann und Kindern.*

*

Oberflächlichkeit (Mangel an Bildung und Wille, Trägheit): Ungeordnete Zeilen und Linienführung, willkürliche Oberzeichen, weiche Girlanden, Ungenauigkeiten, unterschiedliche, schwache »t«-Striche.

Einsamkeit (Kontaktschwierigkeiten): Große Abstände zwischen den Wörtern.

Habsucht und Geiz: Kleine, enge, winklige Schrift; Verzicht auf linken Rand, geringe Zwischenräume, Haken, Einrollungen, starre, uniforme Strichführung; mehr niedrig plazierte, doch genaue Oberzeichen; Wörter und Buchstaben hören abrupt auf, sind ohne Auslauf und weisen Haken oder linksläufige Schleifen auf. Liegt Verschwendungssucht vor, kann man einer Schrift begegnen, die sich

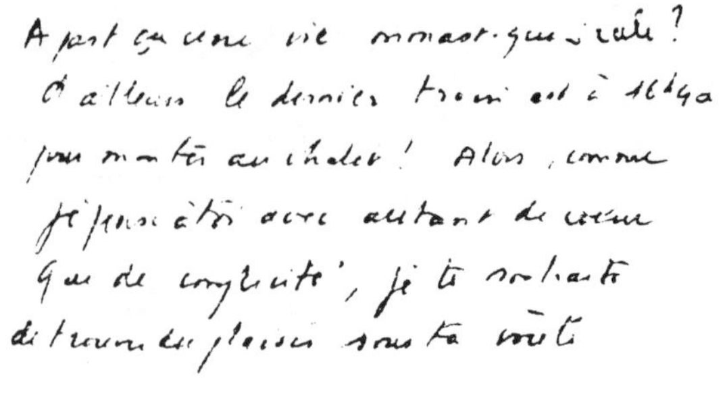

weitläufig und vereinnahmend über das ganze Blatt Papier verteilt.

Exzessiver Egoismus (entsprechend auch Egozentrik): Linksneigung, übermäßig große Anfangsbuchstaben, schmaler Rand, Haken, Schleifen, winklige, linksläufige Schriftzüge. (Mit der Lupe betrachten.)

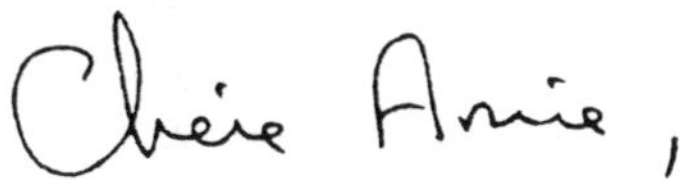

Bosheit (Gefühlskälte): winklige Buchstaben, zugespitzter Strich, vertikaler Stabstrich.

Labilität: Wellenlinien, wiederholte Ungleichmäßigkeit.

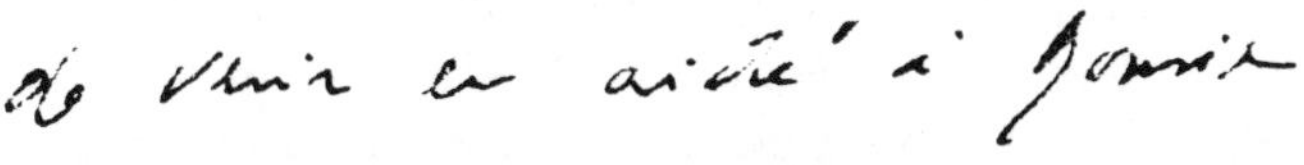

übermäßige Empfindlichkeit (Humorlosigkeit): schwacher oder weicher Druck, linksläufige Schriftzüge, unvollständige Buchstaben, Retuschen, Ungenauigkeiten.

Eifersucht: unverwechselbare, spezifische Merkmale lassen sich nicht ausmachen; hingegen ist anzunehmen, daß ein egoistischer, leidenschaftlicher und empfindlicher Mensch auch eifersüchtig ist.

Diese kurze Zusammenfassung der in der Schrift erkennbaren wichtigsten Charakteristika ist keinesfalls erschöpfend. Doch angesichts der Aufgabe dieses Buches, in der Schrift Krankheiten aufzuspüren und ihnen vielleicht entsprechend begegnen zu können, müssen allgemeine Informationen genügen. Sie sollen helfen, die folgenden Kapitel zu verstehen, und graphologische Akzentsetzungen erleichtern. Zu sehen ist dies u.a. auch an der Wiederholung der für positive oder negative Qualitäten verwendeten Adjektive. Dieses Vokabular ist eingeschränkt, doch um so einfacher ist es, sich dieses Vokabular anzueignen und mit ihm umgehen zu lernen. Das »wissenschaftliche« Resultat wird Sie erstaunen. Natürlich ist einige Übung notwendig, bis Sie sich selbst auf Ihre Urteilsfähigkeit verlassen können; dazu gehört ein unermüdliches Studium von Schriftproben (zu Ihrer Absicherung finden Sie vieles in Fachbüchern analysiert). Die intensive Praxis ihrer Vergleiche wird Ihnen ungeahnte Mittel zur Persönlichkeitsanalyse Ihrer Mitmenschen an die Hand geben – genauere vielleicht als die, über die ein Psychologe oder ein Röntgenstrahl verfügt. Die zwischen negativen und positiven Qualitäten so schwer auszumachenden Grenzen werden sich Ihnen deutlicher zeigen; entsprechend genauer wird Ihre Formulierung ausfallen.

Wir beginnen nun mit den offensichtlichen, unverkennbaren Merkmalen und ihrer Bedeutung; eine umfassende Analyse wird erst am Ende des Kapitels folgen.

Vergessen Sie bitte nicht, immer die Häufigkeit, die Intensität und die Häufung von Merkmalen innerhalb einer Schriftprobe in Betracht zu ziehen, bevor Sie Ihre Einschätzung der charakterlichen Schwächen und Stärken der Versuchspersonen formulieren. Erforderlich sind zudem eine feine Beobachtungsgabe und auch Geschicklichkeit. Wie der Psychoanalytiker auch werden Sie sehen, daß zum Beispiel die vielen kleinen negativen Zeichen, die auf eine versteckte Gewalttätigkeit eines Kriminellen hinweist, eher übersehen werden als die einfachen Striche eines Unbeherrschten, der nur einmal in seinem Leben und dann im Affekt tötet.

10 Übungsbeispiele

Vergleichen Sie die Schriften Ihrer Freunde mit unseren Schriftproben und suchen Sie nach analogen Merkmalen; dies stärkt Ihre Intuition. (Denken Sie jedoch daran, daß sich mit Filzstift geschriebene Briefe oder Briefe auf kariertem oder liniertem Papier für die Analyse nicht eignen.)

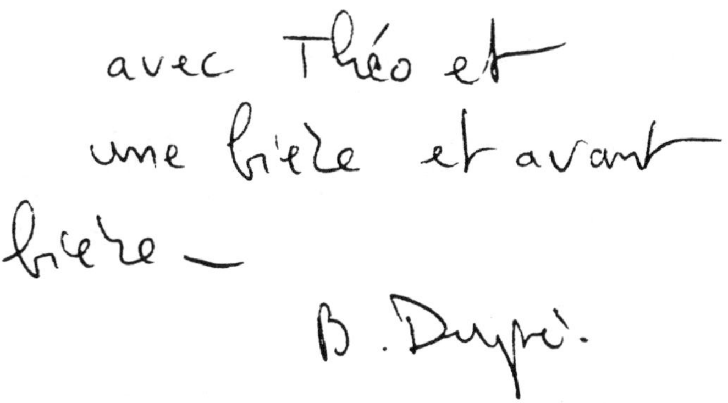

***Merkmale*:** Gute Raumeinteilung, verhältnismäßig starker Druck; Buchstaben und Grundlinie regelmäßig, ohne starr zu sein; Gruppierungen; zugespitzte, hängende, unausgeführte und verdickte Buchstaben; Oberzeichen an den folgenden Buchstaben angehängt; nicht vorhandene oder nur leicht linksläufige Neigung; geöffnete Vokale; Unterschrift und Adresse passend zur Schrift; Anbindung der Großbuchstaben an die Folgebuchstaben.

Der Schreiber des Briefes: *40jähriger Architekt; in seinem Denken analytisch und deduktiv; ehrgeizig, mittlere Intelligenz, Trägheit, Bulimie, Hedonismus; Egoismus; ausgeprägtes Bedürfnis nach Zuneigung; Aggressivität, Wut; Empfindlichkeit.*

*

Ein weiteres Beispiel mit der gleichen Kurzform der Analyse:

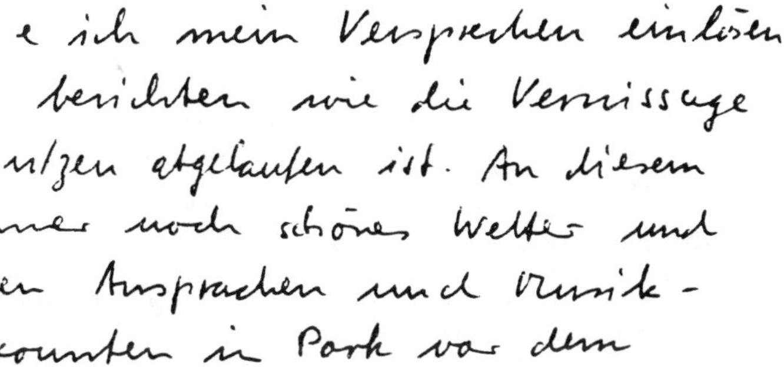

Merkmale: Gerade verlaufende Grundlinie, Abstände und Formgebung der Buchstaben regelmäßig, doch ohne Pedanterie; mittelstarker Druck, gleichmäßige Proportionen, rechtsläufig, leserlich.

Der Schreiber des Briefes: *50jährige Frau, ohne Beruf, verheiratet, zwei Kinder; gute Gesundheit, ausgeglichen, intellektuelle und handwerkliche Fähigkeiten; großzügig und herzlich, aber sparsam, wenn es nötig ist; die Frau besitzt eine fröhliche Natur; Ehrgeiz, besondere Erwartungen über die Gegebenheiten hinaus hat sie nicht.*

*

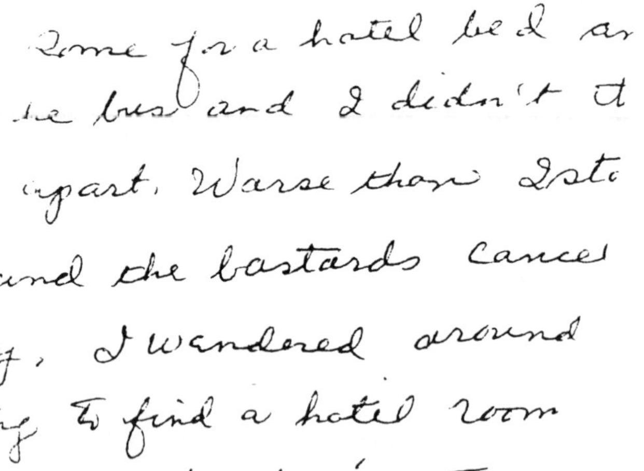
ome for a hotel bed as
he bus and I didn't st
part. Worse than I sto
and the bastards cancel
y. I wandered around
ng to find a hotel room
I ran out of cigarettes.

Merkmale: Relativ gerade verlaufende Grundlinie, schnelle Schrift unter regelmäßigem Druck und mit gleichmäßigen Formen; rechtsläufig, leicht ansteigend, rund, mittlere Größe.

Der Schreiber des Briefes: *Verheiratete 54jährige Frau ohne Beruf; begeisterte Schachspielerin mit internationaler Qualifikation; intelligent, gebildet, optimistisch und ausgeglichen; hängt sehr an der Familie und den Freunden; loyal, liebevoll, sinnlich; gute Gesundheit und starke Libido; ein positives Schriftbild.*

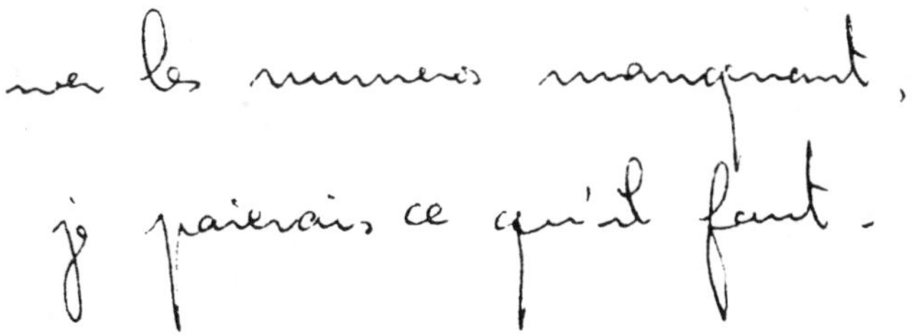

***Merkmale*:** Gerade verlaufende Grundlinie, starrer Gesamteindruck, »t«-Striche schwach, ebenso der Druck; ausgeprägte Unterlängen und Oberlängen; Girlanden, Einrollungen, Haken, Deckzüge.

Der Schreiber des Briefes: *50jähriger Mann; Minderwertigkeitskomplex, intellektuelle und sexuelle Frustrationen, Hemmungen, Heuchelei, Willensschwäche, leichte Beeinflußbarkeit; diplomatische Fähigkeiten, nicht sonderlich charakterstark, ehrlich, pünktlich; von zufriedenstellender körperlicher und geistiger Gesundheit.*

*

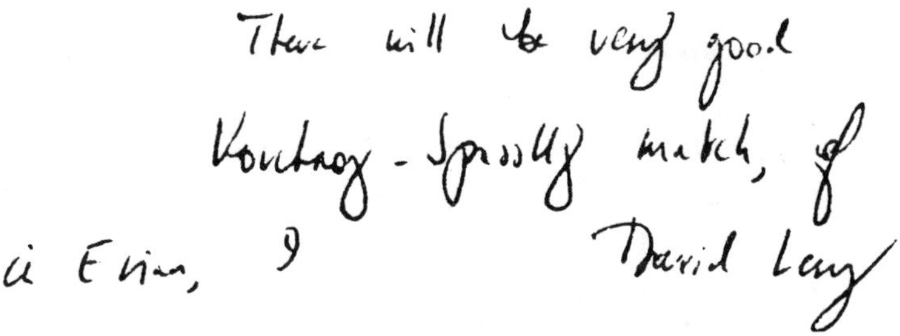

***Merkmale*:** Relativ gerade verlaufende Grundlinie, mittelstarker bis starker Druck, vereinfachte, kräftige Formgebung der Buchstaben; gute Aufteilung und Lesbarkeit, Mischung aus Winkeln und Rundungen, gerade bis rechtsläufige Schrift, einige zugespitzte und linksläufige Züge.

Der Schreiber des Briefes: *38jähriger Mann; gehört zu den besten professionellen Schachspielern Großbritanniens, verfaßt Sachbücher; intelligent, gebildet, analytischer Geist; Sinn für Humor, sinnlich, egoistisch, leidet an Bulimie; robuste Gesundheit.*

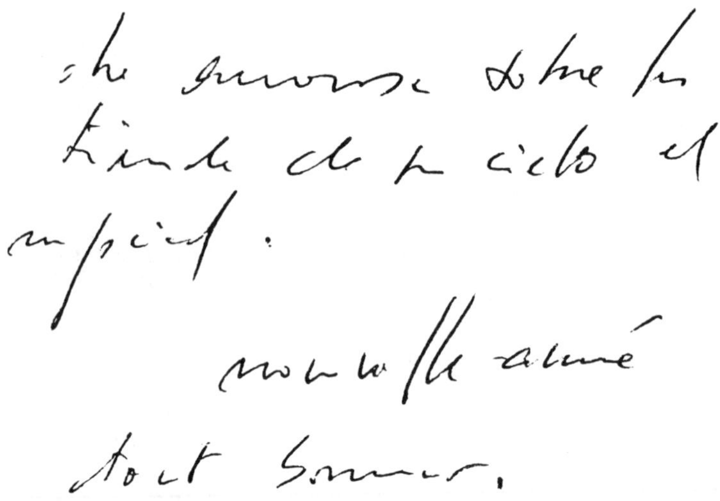

Merkmale**:** rechtsläufige, ansteigende, kraftvolle Schrift; »t«-Schleifen, fließende Grundlinie, doch nicht wellenförmig; Gruppierungen, vereinfachte Schrift, rund und winklig; Stabstrich, klare Züge und ausgewogener Druck.

Der Schreiber des Briefes: *48jähriger Physikprofessor aus Madrid; intelligenter, kultivierter und konzentriert arbeitender Mann; ehrgeizig, umsichtig pragmatisch und ausdauernd; gleichwohl leidet er unter sexuellen Frustrationen und einem labilen Gefühlsleben; stolz, grausam, egoistisch, boshaft, verschwenderisch; gute Gesundheit.*

Diese wenigen Beispiele sind lediglich Teilanalysen, die Ihnen zeigen, daß auch eine kurze Schriftprobe präzise Aussagen über den Charakter der jeweiligen Person zuläßt – für Sie eine gute Übung in der Anwendung allgemeiner Grundsätze. Legen Sie außerdem immer Lupe, Lineal und einige Schriftproben Ihrer Freunde neben dieses Handbuch; der direkte Vergleich durch Nachmessen wird Sie sicherer machen und auch Ihre Einfühlungsgabe verbessern. Ganz abgesehen davon ist es sicher reizvoller, mit Schriftproben von Menschen zu arbeiten, die nicht anonym, sondern bekannt sind.

Im folgenden finden Sie ausführliche Analysen, aufgebaut nach zwei unterschiedlichen und vereinfachten Systemen, die Sie wahlweise benutzen können.

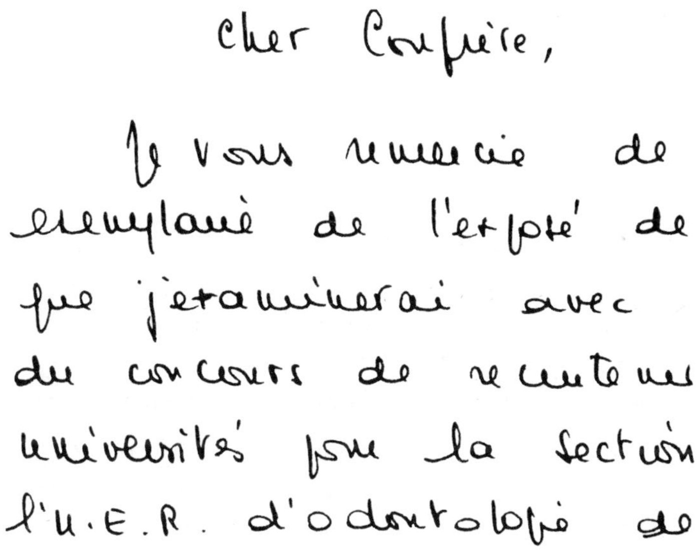
Cher Confrère,

Je vous remercie de
exemplaire de l'exposé de
que j'examinerai avec
du concours de recrutement
universités pour la section
l'U.E.R. d'odontologie de

***Merkmale*:** Gute Raumeinteilung bezüglich Rand und Zeilenabstand; Unterschrift in der Mitte, unterstrichen und ansteigend; gerade Schrift, leicht linksläufig, rund, Einrollungen und Girlanden, Gruppierungen; gerade verlaufende Grundlinie, Dominanz der Mittelzone, starker Druck, breiter Wortabstand; klarer Gesamteindruck.

***Raumeinteilung*:** Bildung, Ordnung, geistige Klarheit, Respekt vor dem anderen; der übertriebene Wortabstand steht hier für gefühlsmäßige Isolierung, da auch die Mittelzone dominiert. (Wären die Oberlängen überhöht, hätte diese Isolierung die intellektuelle Seite berührt.) Die ansteigende Unterschrift in der Mitte indiziert die Widersprüche zwischen Wunschdenken und Realisierungsmöglichkeiten.
Schriftlage: Realismus, gute Konzentration, in Denken und Handeln vorsichtig, zuweilen fehlende Begeisterung.
***Grundlinie*:** Treue, Glaubwürdigkeit, Geselligkeit, Pünktlichkeit, Ehrlichkeit.
***Girlanden*:** Weiblichkeit, Freundlichkeit, Geselligkeit, Großzügigkeit.
***Einrollungen*:** Ausdauer, Hartnäckigkeit, Egoismus, Narzißmus.

Mittelzone: Materialismus, Pragmatismus, Gefühl, Freude am Genuß, Sinnlichkeit. (Begrenzte intellektuelle und sexuelle Zielvorstellungen im Gegensatz zum äußeren Erscheinungsbild und zu beruflichen Ambitionen.)
starker Druck: Gute Gesundheit und psychische Ausgeglichenheit.
deutliche »t«-Striche: Wille und Libido sind weder ausgeprägt noch zu schwach.
Allgemeine Bemerkung: ordnungsliebend und intelligent.

Der Schreiber des Briefes: *45jährige Ärztin, Professor der Biologie, ledig.*

*

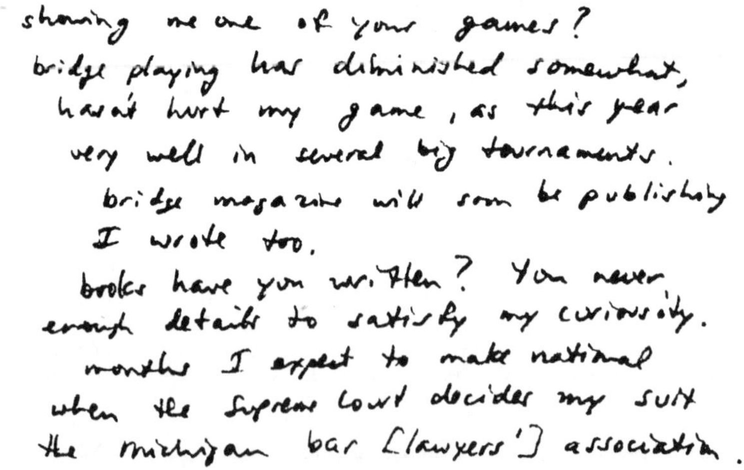
showing me one of your games?
bridge playing has diminished somewhat,
hasn't hurt my game, as this year
very well in several big tournaments.
bridge magazine will soon be publishing
I wrote too.
books have you written? You never
enough details to satisfy my curiosity.
months I expect to make national
when the Supreme Court decides my suit
the Michigan bar [lawyers'] association.

Merkmale: Wellenlinie, Druck und Formgebung regelmäßig; teigige, doch klare Schrift ohne Übertreibungen und Schnörkel; Gruppierungen, willkürlich gesetzte »t«-Striche, fehlende Endstriche, normal breiter Rand, kleine und rechtsläufige Schrift, schnell und gut proportioniert.

Der Schreiber des Briefes: *45jähriger Rechtsanwalt.*
Gesundheit: *zufriedenstellend.*
Berufliche Fähigkeiten: *intelligent, kultiviert, ordnungsliebend, realistisch, analytischer und deduktiver Verstand, gesellig, diplomatisch, treu, ehrlich,*

pünktlich, ehrgeizig, sparsam; anpassungsfähig und lebhaft; kontrolliert seine Gefühle und Gemütsbewegungen; sein Verhalten ist durch Logik und Vernunft geprägt; stark ausgeprägter Wille, ausdauernd bei der Arbeit.
Soziales Leben: *ohne Probleme.*
Privatleben: *eine bestimmte Labilität der Gefühle ist vorhanden, wird jedoch durch Vernunft überwunden; der Schreiber verfügt über eine ausgezeichnete Libido (bedenken Sie, daß Libido in der Graphologie Lebensfreude, den Willen und die Sexualität umfaßt); er hängt sehr an der Familie und den Freunden; gefühlvoll sinnlich; Ausschweifungsphantasien (unklare und teigige Striche); Neigung zu Geiz; Egoismus, Schlemmerei.*

*

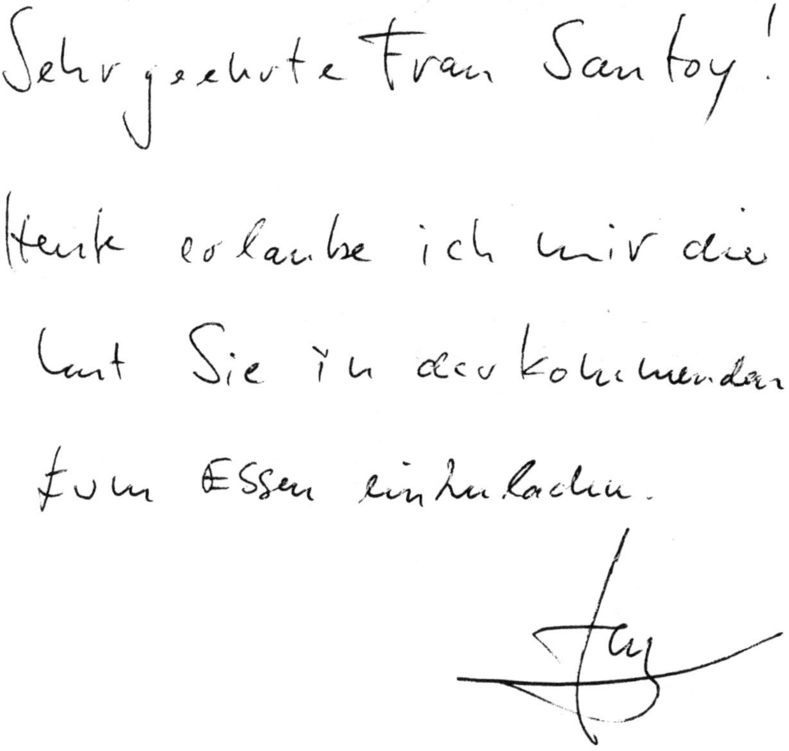

***Merkmale*:** Kleine, schnelle, runde und winklige Schrift; mittlerer Druck; überhöhte Oberlängen, schwache oder nach links geöffnete Unterlängen; weiter Zeilenabstand, hoch plazierte Oberzeichen. Hinaufgeschleuderte Endstriche, teilweise zugespitzt. Unterschiedliche Neigung und eine allzu wellenförmige Grundlinie. Unverbundene Schrift. Unterschrift vom laufenden Brieftext verschieden, unleserlich und winklig.
Merkmale und entsprechende Bedeutung im Detail:

kleine, schnelle, runde und winklige Schrift	*Intelligenz, Bildung, Männlichkeit, geistige Lebendigkeit;*
mittelstarker Druck	*gute Gesundheit*
überhöhte Oberlängen	*Stolz; idealistische, hohe Ziele*
schwache, nach links offene Unterlängen	*wenig zufriedenstellende Sexualität:*
weiter Zeilenabstand	*Unnabhängikeit, Organisationstalent:*
hoch plazierte Oberzeichen	*geistige Kreativität, Einbildungskraft:*
einige hinaufgeschleuderte und zugespitzte Endstriche	*Wut, Zerstörungstrieb*
unterschiedliche Neigung und Wellenlinien	*leichte psychische Instabilität*
eine vom Text verschiedene, unleserliche und winklige Unterschrift	*Aggressivität, Lüge, Rachsucht;*
unverbundene Schrift	*Intuition.*

Bevor wir nun ein Porträt des Briefschreibers erstellen, vergewissern wir uns jeweils noch einmal der positiven und der negativen Charakterzüge.
positiv: *Intelligenz, Bildung, geistige Lebendigkeit, analytischer Verstand, Intuition, Einbildungskraft, hohe Ziele, Kreativität, Männlichkeit, Initiative, Ehrlichkeit, Unabhängigkeit, Willenskraft, Aktivität;*
negativ: *Instabilität, Jähzorn, Zerstörungswille, verdrängte Aggressivität, schwach ausgeprägte Libido, Rachsucht, Ungeduld, zur Lüge fähig.*

Offensichtlich überwiegen die positiven Merkmale. Wir können also sagen, insgesamt ergibt sich aus der Schrift ein positives Bild.

Porträt: *Der Schreiber ist intelligent, dynamisch, ehrgeizig und besitzt eine bestimmte künstlerische Kreativität; sie ist vornehmlich intellektueller Art. Der Schreiber ist gesellig und diplomatisch. Er besitzt viel Intuition. Sein Gedächtnis ist eher auditiv als visuell. Er hat Organisationssinn und kann Entscheidungen treffen, trotz seiner Instabilität. Da er sehr ungeduldig ist, kann er wütend werden. Seine Gesundheit ist gut und seine Willenskraft ausreichend. Er hat alles, um im Leben Erfolg zu haben. Lediglich seine Libido ist etwas schwach, ebenso seine Glaubwürdigkeit. Diese Mängel werden jedoch verschwinden, sobald sich beruflicher Erfolg einstellt.*

*

Ma chère Claude,

le temps est jauni. Hiver oblige que, pour votre part, vous avez à l'en moins heureux qu'à l'ordinaire ainsi que vous savez, de vous soustraire aux préoccupations pour sacrifier à des plaisirs et plus sains : ceux de la [illegible] part, ascétisme complet choisi.

Amitiés

Yves

***Merkmale*:** Ansteigende, kleine, vereinfachte und schnelle Schrift; Gruppierungen, Wellenlinie, steile Schriftzüge (manchmal leicht linksläufig mit ein oder zwei rechtsläufigen Wörtern); mittlerer Druck mit gebrochenen verdünnten Strichen und großer Verstärkung in den Unterlängen; Überhöhungen; Deckzüge und hängende, unausgeführte Buchstaben; Zuspitzungen, fehlende Endbuchstaben, reduzierter Rand; klarer Gesamteindruck.

Der Schreiber des Briefes: *Diplomat in hoher Position, 40 Jahre alt.*
Gesundheit: *körperlich und geistig labil (dieser Mann starb 1989 mit 41 Jahren an Herzschlag – ein gebrochener und verdünnter Strich deutet auf Schwächen des kardiovaskulären Systems).*
Berufliche Fähigkeiten: *in ausgezeichneter Weise vorhanden; überragende Intelligenz und Bildung, analytischer und deduktiver Verstand, Ausdauer, Hartnäckigkeit, Organisationstalent, Treue, Härte, Diplomatie, intellektueller und materieller Ehrgeiz, Pragmatismus, Kontaktfähigkeit, Heuchelei, Einbildungskraft, Kreativität, anpassungsfähigkeit; originell, kritisch, humorvoll, optimistisch.*
Charakter: *starke Libido, sinnlich, ausgeprägte Sexualität, Widersprüche zwischen Phantasie und Realität (unerreichbare Ziele und intellektuelle und sexuelle Unzufriedenheit); der Schreiber geht zwei Schritte vor und einen Schritt zurück. Hemmungen, kühle und mißtrauische Haltung, Egoismus, Bosheit, Lüge aus Angst oder Amüsement. Widersprüchlichkeiten zwischen starker Libido und einer bestimmten Willensschwäche. Hedonismus und Idealismus (auch hier Widersprüche), autoritär.*

*

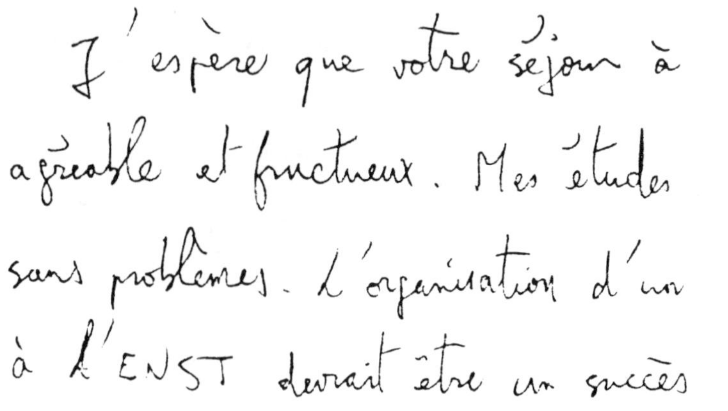
J'espère que votre séjour à
agréable et fructueux. Mes études
sans problèmes. L'organisation d'un
à l'ENST devrait être un succès

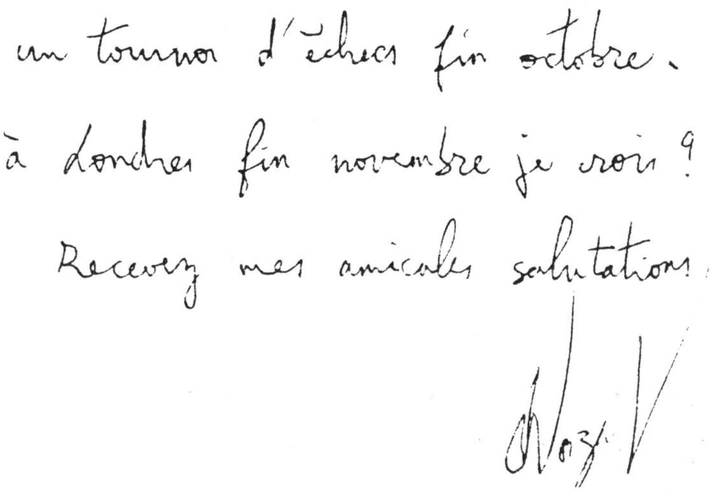
un tournoi d'échecs fin octobre.
à Londres fin novembre je crois?
Recevez mes amicales salutations.

Merkmale: Wellenförmige Linienführung, leicht fallend, steil bis rechtsläufig; mittelstarker bis schwacher Druck. Überhöhte Oberlängen, unregelmäßige Formen, winklig; hängende, unausgeführte Buchstaben. Die Unterschrift unterscheidet sich von der Schriftprobe selbst, ist hingegen lesbar; Deckzüge, Haken, hoch plazierte Oberzeichen, schalenförmige Akzente, energische »t«-Striche, klare Raumeinteilung.

Der Schreiber des Briefes: *ein 25jähriger Ingenieur.*
Gesundheit: *im allgemeinen in guter körperlicher und geistiger Verfassung.*
Positive Eigenschaften: *außergewöhnliche Intelligenz, gute Bildung und Auffassungsgabe, großer Ehrgeiz, analytischer Verstand; zuverlässig bei der Arbeit, guter Organisator; Einbildungskraft und Humor, Gewandtheit, Kreativität, Kunstinteresse; Ausdauer; diplomatisch.*
Negative Eigenschaften: *labile Gefühlswelt; bei Bedarf fähig zu Heuchelei, ja sogar zur Lüge. Zeitweise übertriebener Stolz und übertriebene Eitelkeit. Die Libido ist diesen Schwankungen ebenso unterworfen; dies erzeugt einen Wechsel zwischen positiver Stimmungslage und zeitweiligen, vorübergehenden Depressionen. Widersprüche zwischen Egoismus, Verschwendungssucht und der Großzügigkeit des Schreibers. Intellektuelle Verunsicherungen in Form von Zweifeln und Frustrationen.*

*

Folgender Eigenschafts- und Fähigkeits-Raster findet in der Praxis bei einigen modernen Graphologen in bezug auf psycho-graphometrische Tests Anwendung:

***Glaubwürdigkeit*:**	Selbstkontrolle, psychische Ausgeglichenheit;
	Verantwortungsbewußtsein;
	Reife;
	Zuverlässigkeit;
	Ehrlichkeit;
***Arbeitsethos*:**	Tüchtigkeit;
	Anpassungsfähigkeit;
	Ehrgeiz;
	Fleiß;
	Pünktlichkeit;
	Arbeitseinsatz;
	Kontaktfähigkeit, Diplomatie, Einfühlsamkeit;
***Charakter*:**	analytischer Verstand, Urteilsvermögen;
	Libido;
	Wille;
	Lüge;
	Arglist;
***Gesundheit*:**	psychische Gesundheit;
	physische Gesundheit.

Dieser Katalog präsentiert sich oft auch in mathematischen Schemata mit Anmerkungen und grafischen Darstellungen. Gleichwohl, was immer auch Szondi – ich schätze seine Werke sehr – und auch andere Fachexperten behaupten mögen, die Anwendung grafisch-mathematischer Gleichungen scheint in der Praxis keine wirklich verwertbaren Ergebnisse zu zeitigen. Zudem sind Beurteilungen, ob nun verschwommen oder überschwenglich, kaum geeignet, den Charakter eines Bewerbers oder Probanden auch nur annähernd genau zu umreißen.
Was sich hingegen grundsätzlich für die Beurteilung eines Arbeitgebers, eines Rechtsanwalts oder auch Arztes als

nützlich erwiesen hat, ist die sorgfältige Formulierung sehr knapper, mit Adjektiven angereicherter Sätze, klar gegliedert und auf die erforderliche Analyse bezogen, das heißt auf gesundheitliche, berufliche und ganz persönliche Eigenschaften – wie in unseren Beispielen auch. Ihre Beurteilung stimmen Sie nun nach den Adjektiven und Substantiven aus der Gesamtheit Ihrer Beobachtungen ab, je nach Interaktion der vorhandenen Merkmale oder ihrer Dominanz.

Zusammenfassend sei wiederholt: Ein Kandidat sollte keinen mit Filz-, Blei- oder Farbstift und auch nicht mit roter Tinte geschriebenen Text vorlegen. Die Schriftprobe selbst sollte nicht aus einem auswendig gelernten Text, aus Gedichten oder der Wiederholung eines einzigen Satzes bestehen; sie sollte zudem immer die Unterschrift tragen. Farbiges Briefpapier ist nicht akzeptabel, und der Briefumschlag sollte mitgereicht werden. Erforderlich ist also ein auf weißem Papier und mit dem Kugelschreiber oder dem Füllfederhalter spontan geschriebener Brief auf unliniertem Papier; diese Voraussetzungen werden die Analyse erleichtern. Außerdem sollten Alter, Geschlecht und Beruf des Kandidaten bekannt sein. Sie werden vermutlich bei der Bitte um die Einhaltung dieser Bedingungen immer wieder auf Abwehr stoßen; gerade Skeptiker werden sie für überflüssig halten und Ihnen unter Umständen Unfähigkeit anlasten. Bleiben Sie hart und weigern Sie sich, Konzessionen zu machen und in derartigen Fällen eine Analyse zu erstellen. Graphologie ist kein Rätselraten!

Jeder Kranke, der einen Arzt aufsucht und eine Gesamtdiagnose erwartet, muß sich ausziehen und seine Beschwerden beschreiben und lokalisieren.

Ergänzend möchten wir am Schluß dieses Einführungskapitels dazu raten, die Analyse als solche möglichst nicht zu überfrachten und sich bei Charakterzügen aufzuhalten, die in abgeschwächter Form mehr oder weniger bei jedem

Menschen gegeben sind – es sei denn, es handelt sich um eine streng professionelle und in größerem Rahmen angelegte Analyse. Zu vermeiden ist selbstverständlich auch der Hinweis auf Schwächen sehr persönlicher Art, der Kandidat soll ja nicht gekränkt werden. Nehmen wir zum Beispiel eine nicht sehr intelligente Testperson; ist es nötig, ihr zu sagen, sie sei nicht sonderlich intelligent? Mit Sicherheit nicht. Entsprechend beschränkt man sich auf andere Charakteristika, klammert das Thema »Intelligenz« aus und spricht beispielsweise von verborgener (manueller) Fähigkeit und Kreativität.

Der Graphologie sind – wie der Psychoanalyse auch – Grenzen gesetzt. Es ist unmöglich, die Schrift eines Analphabeten oder eines Menschen, der selten schreibt, zu analysieren. Bei der Testperson sollte ein Minimum an Bildung vorliegen; die Graphotherapie hat zwangsläufig ganz andere Möglichkeiten, wenn das Testgebiet als solches sich ausweitet, und viel größere Erfolge, wenn Intelligenz und Kultur beim Kranken bereits in einem bestimmten Maß vorhanden sind. In diesem Fall ist der Kontakt zwischen Patient und Graphologe schneller hergestellt und die Kommunikation zwischen beiden durch eine Vielzahl von Anknüpfungspunkten erleichtert. Gerade in weniger komplizierten Fällen bleibt dem Graphotherapeuten so die sonst erforderliche Rückverfolgung bis in die Kindheit oder auch den pränatalen Zustand erspart. Dies gilt genauso für die Psychoanalyse. Diese Zusammenhänge werden in den Werken von Dr. Laing deutlich; er verstand es besser als jeder andere, die Art und Weise seiner Behandlung auf den jeweiligen Fall abzustimmen und entsprechend zu nuancieren.

Sie werden es im Laufe Ihrer graphologischen Untersuchungen selbst feststellen: Es gibt zwar ähnliche Schriften, doch keine gleicht der anderen – nicht einmal bei Zwillingen. Die Persönlichkeit eines jeden Menschen ist einzigartig und unaustauschbar.

Gemeinhin unterscheidet man zwischen Psychologe und Psychoanalytiker, desgleichen auch zwischen einem Schriftexperten bei Gericht und einem Graphologen. Doch gerade im Hinblick auf die von beiden Seiten begangenen Fehler ist diese Unterscheidung höchst fraglich, da sie eine Spezialisierung zementiert, die dennoch den umfassenderen Rahmen, aus dem sie kommt, nicht leugnen kann. In praxi tut sie dies allzu oft, leider. Deshalb wäre eine umfassendere Ausbildung in diesen Berufen äußerst wichtig und wünschenswert. Die Vereinigten Staaten sind uns darin weit voraus; dort haben die Erkenntnisse der Psychoanalyse ein völlig anderes Gewicht. Die entsprechende Berufsbezeichnung könnte »Psychographoanalytiker« lauten, ein zwar langes und kompliziertes, doch angemessenes Wort.

Bei diesen Überlegungen werden Sie sich nach der Möglichkeit der Graphotherapie in der Behandlung von Kindern und Jugendlichen fragen, denn sie entsprechen genau jenem Kriterium, das entwickelte Fähigkeiten und Bildung fordert, nicht; sie befinden sich allenfalls auf dem Weg dorthin. Und insofern muß man sie auch anders behandeln. Wenn, wie bereits in der Einführung gesagt, graphologische Details in ihrer Deutung nicht undifferenziert auf Erwachsene übertragbar sind, sind sie entsprechend bei Kindern und Jugendlichen noch viel vorsichtiger zu handhaben, das heißt, ein bei einem Erwachsenen gedeutetes graphologisches Merkmal kann bei einem Jugendlichen eine völlig andere Bedeutung haben – unter Berücksichtigung des Alters. Die Schrift eines Menschen stabilisiert sich oft erst im Alter von dreiundzwanzig Jahren oder noch später. Ein kindlicher Zug kann zum Beispiel bei einem Kind von acht Jahren normal, natürlich, sogar charmant sein; bei einem Erwachsenen wäre er hingegen debil. Das gleiche gilt hinsichtlich vieler Hemmungen, Lügen und Phantastereien. Wir werden auch sehen, wie schnell sich die anfangs in der Schule gelehrte und angelernte Schrift eines Kindes verändert und dann seine individuelle Note trägt. Hierin liegt übrigens auch der Grund, weshalb Sie Schriften von Nation und Sprache unabhängig analysieren können; wichtig ist dabei nur, die spezifischen Usancen der einzelnen Länder zu kennen und zu berücksichtigen.

Bei Kindern und Jugendlichen ist der Inhalt des Geschriebenen von größerer Bedeutung als beim Erwachsenen. Dieser psychologische Sachverhalt hilft oft, Dysgraphie aufzudecken, die der Dyslexie in der Sprache entspricht – eine übrigens von der Graphotherapie leicht zu heilende Störung.

II
DAS KIND UND DER JUGENDLICHE

1 Das Kind und sein Schriftbild

Es empfiehlt sich in der Tat, beim Kind von Schriftbild und nicht von Schrift zu sprechen, denn die Schrift ist im Kindesalter weder voll ausgeprägt noch stabil. Aus diesem Grunde sollte die Interpretation von Zeichnungen viel größeres Gewicht haben.

Früher gaben sich Analytiker mit der Einteilung der kindlichen Psyche in die vier Temperamente *Phlegmatiker, Sanguiniker, Choleriker* und *Melancholiker* zufrieden – entsprechend der Praxis einiger Psychoanalytiker. Kraepelin, Ey und vor allem Szondi haben diese Einteilung erweitert. Szondi hat in seiner *Introduction de la psychologie du moi* sechzehn Charakterprofile und deren Erscheinungsbild in der Schrift dargelegt. Es gelang ihm ebenfalls, die Mischung der Temperamente, die sehr wohl gegeben sein kann, zu erfassen und ihre Ausdrucksformen voneinander abzugrenzen. Leider ist seine Theorie in einem schwer anwendbaren mathematischen Schema und in mathematischen Formeln festgehalten, die ebenfalls die praktische Umsetzung nicht gerade erleichtern. Szondi erkannte, daß ein Kind je nach den Umständen ein unterschiedliches Temperament zeigt, wobei es sich auch um eine Mischung der Temperamente handeln kann. Es genügt, einem Jungen oder Mädchen von sechs Jahren verschiedene Spiele vorzuschlagen, um festzustellen, daß er oder sie spontan eines der Spiele vorzieht und einem dieser Spiele mit Begeisterung nachgeht, während es auf die restlichen nur mit psychischer und physischer Gleichgültigkeit reagiert. Nehmen wir an, das gewählte Spiel ist ein

Spiel zu viert, und das Kind, das sich für dieses Spiel entschied, mag die Mitspielenden gar nicht leiden; es wird sich verstockt, wütend, ablehnend, ja feindlich zeigen. Gefallen ihm hingegen die Mitspieler oder die Lehrerin, die seine Freizeitspiele lenkt, wird sich sein Verhalten vollständig ändern. Relevanz hat neben diesen Bezügen auch der wechselnde Einfluß des Familienlebens, in das das betreffende Kind eingebunden ist, seine von dort bestimmte Ansprechbarkeit, seine Kleidung, seine Ernährung und vor allem seine Beziehung zu anderen Familienmitgliedern.

Zu diesen »äußeren« Konstellationen kommen all jene Schwierigkeiten hinzu, die aus dem Bedürfnis des Kindes, sich selbst zu bestätigen und bestätigt zu finden, resultieren – gerade dann, wenn es von Natur aus benachteiligt ist, ob nun durch seine Größe oder den Mangel an Fähigkeit, sich verbal oder graphisch auszudrücken. Der Erwachsene bestreitet Kommunikation vorwiegend mit der Sprache, das Kind jedoch drückt sich im wesentlichen durch das Spiel aus. Entsprechend wird die Linienführung seiner ersten Schreibversuche, zu denen man es anhält, Abwehr, das heißt, Linksläufigkeit zeigen und dies trotz der Unterweisung in steiler oder leicht rechtsläufiger Schrift. Diese regressive Neigung kommt häufig bei Kindern und Jugendlichen vor und wird zuweilen auch bis zu einem Alter von zwanzig Jahren beibehalten. In anderen Fällen zum Beispiel schreibt das Kind jahrelang in gerader Schrift, um dann in der Pupertät zeitweilig linksläufig zu schreiben. Und die Bedeutung dieser Linksläufigkeit beim Kind oder Jugendlichen ist natürlich nicht die gleiche wie beim Erwachsenen. Dies ist einer der Gründe für die unerläßliche Information über Alter und Geschlecht des Probanden.

Die Linksläufigkeit der Schriftzüge oder einzelner Anfangsbuchstaben weist beim Kind auf eine feindselige Einstellung gegenüber seiner Umwelt hin. Handelt es sich lediglich um den Anfangsbuchstaben eines Wortes, können wir gefühlsmäßige Schwierigkeiten mit der Mutter konstatieren, besonders dann, wenn dieser Buchstabe bei einer im übrigen gebundenen Schrift isoliert steht. Andererseits sollte man sich hüten, dieser wenig logischen Linksneigung zuviel Bedeutung oder gar eine ausschließlich negative Bedeutung zuzuschreiben, wie es allerdings beim Erwachsenen angebracht ist.

Eine andere Eigenheit der Schrift, die beim Erwachsenen normalerweise negativ bewertet wird, ist die *Arkade*: oben stark abgerundetes »n«, »m« und »r« zum Beispiel, die an eine Haube erinnern. Dabei dürfen wir nicht vergessen, daß gerade diese Linienführung die gemeinhin unterrichtete Form im Abendland ist. Und seltsamerweise verschwindet genau diese Schreibweise im Prozeß der Individualisierung der Schrift am schnellsten; dies geschieht vor dem Erwachsenwerden. Die Eigenheit als solche bewahrt sich nur bei halsstarrigen, wenig entwickelten und heuchlerischen Individuen, die ständig versuchen, ihre Umgebung zu manipulieren, dem eigenen egoistischen Interesse und seiner Befriedigung zuliebe. In derartigen Fällen ist die Arkade eines der Zeichen, die auf Heuchelei und Lüge hinweisen; wir sagten es bereits. Das Kind ist von dieser Beurteilung ausgenommen, denn es beugt sich der Grundschulerziehung und ihren Usancen.

Diesen grundlegenden Unterscheidungen läßt sich eine weitere hinzufügen, die Knickung: In der Schrift ausgedrückt, bedeutet sie beim Erwachsenen seelischen, vor allem körperlichen Leidensdruck, beim Kind hingegen kann sie durch Ungeübtheit entstehen. Im Falle starker Ausgeprägtheit empfiehlt sich eine eingehende medizinische Untersuchung, gerade dann, wenn sich die Erscheinungsformen häufen und über das Alter von acht Jahren hinaus bestehen bleiben.

Generell sollte jede Art der Übertreibung wie beim Erwachsenen auch kontrolliert werden; das Ausmaß der

Übertreibung jedoch überschreitet beim Kind – und oft auch beim Jugendlichen – bei weitem das Ausmaß an Übertreibung, das beim Erwachsenen die nötige Aufmerksamkeit verdient, um irgendeine psychische Labilität vermuten zu lassen – unabhängig davon, ob es sich um die Form der Buchstaben, die Krümmung der Grundlinie oder die Raumeinteilung handelt. Nicht nur die Bewegungen des Kindes sind ungeschickt, auch seine Schrift spiegelt den Kampf mit seiner Umwelt, die ihre Dominanz ausspielt und es zwingt, ständig sein Benehmen zu ändern und sich den Umständen anzupassen. Zu dieser allgemeinen und unausgesetzten Verwirrung und Instabilität kommen noch seine eigene physische Veränderung und seine psychische Entwicklung hinzu. Es wäre geradezu erstaunlich, hielte sich eine Schrift unter diesen Bedingungen stabil. Demzufolge ist der Graphologe verpflichtet, kindliche Eigenheiten als spezifisch kindliche auszugrenzen und bei der Schriftanalyse eines Kindes auf eine andere Art und Weise vorzugehen, als er es bei Erwachsenen zu tun gewohnt ist.

Die kindliche Einbildungskraft

Das Kind fühlt sich grundsätzlich, und sei es auch nur durch seine Größe, unterlegen. Ist es nicht von riesigen Wesen umgeben, die sich ihrer selbst sicher zu sein scheinen und über es nach ihrem Willen verfügen, und es wie ein Paket nach Belieben hin- und herschieben? Willkürlich werden Befehle erteilt, und wird es nicht fortwährend gezwungen, gegen seinen Willen Dinge zu tun, die ihm seine Freiheit rauben? Die erzieherischen Prinzipien dahinter bleiben ihm verborgen und ohne Sinn, nicht anders der sogenannte elterliche Instinkt in seiner unverblümten Zurschaustellung. Warum beharren Eltern darauf, bereits aus geringfügigstem Anlaß zu strafen? Weshalb soll die lebende Kröte in der Wiege des kleinen Bruders nichts zu suchen haben, wo sie doch miteinander spielen könnten? Weshalb stört das mit den bunten Ölfarben des Onkels auf die Türschwelle gezauberte abstrakte Gemälde? Haben Eltern soviel gegen Tiere und Kunst, daß es seine eigene Sympathie für sie mit dem gestrichenen Nachtisch büßen muß? Im Grunde mag es Süßigkeiten gar nicht so gerne, aber es tut weh, andere aus unerfindlichen Gründen darüber entscheiden zu sehen. Also bleibt nur, sich in eine phantastische Welt zu flüchten, weit weg von dieser Wirklichkeit der Erwachsenen. Wie nun wird sich diese Flucht ins Imaginäre in der Schrift des Kindes ausdrücken? Seine Vorstellungen und Träume manifestieren sich in denselben Zeichen, die beim Erwachsenen Unaufrichtigkeit andeuten: die gewundene Linie, der Deckzug, die verwechselten und geflickten Buchstaben, der teigige Strich, die Unverbundenheit, die unten offenen »o« und »a« oder die mit einem Zug im Uhrzeigersinn gehaltene Linienführung, wie es in der Schule gelehrt wird. Dazu kommt ein fast täglicher Wechsel des allgemeinen Schriftbildes.

Trotz dieser Signifikanz der Zeichen handelt es sich jedoch beim Kind keinesfalls um Lüge, sondern um Auswirkungen der Einbildungskraft. Sie ist normal und beim Kind notwendig und kann später in kreative und künstlerische Bahnen münden. Seiner Selbsterhaltung wegen muß sich das Kind gleichsam in eine mythische, nur ihm gehörende Welt flüchten. Mit dem Älterwerden wird die vorgestellte Wirklichkeit langsam der eigentlichen Platz machen; die Phantasie, die Lüge, wird in ihre Schranken gewiesen.

Schreibstörungen

Ist es auch nicht unbedingt notwendig, die Instabilität beim Kind zu behandeln, da sie Ausdruck seiner Einbildungskraft ist, so gilt dies doch nicht hinsichtlich der Schreibstörung. Wie ist sie erkennbar, wie drückt sie sich aus? Das Kind vertauscht ständig innerhalb der Wörter die Buchstaben; aus »hochheben« zum Beispiel wird »hechhoben«, »waschen«

wird zu »weschan« usw., genau wie es der Sprachgestörte mit der Sprache tut.

Bei Sprachstörungen sind die Gründe meist affektiver Art, und nicht immer ist es möglich, sie zu beheben. Die Graphotherapie jedoch kann dem Mangel abhelfen, indem der Therapeut dem Kind die Ursachen erklärt. Sie zu verstehen, ist es nicht zu klein, auch nicht, um sich entsprechend anzustrengen und die Buchstaben in richtiger Reihenfolge zu schreiben. Es wird langsamer schreiben und die fehlerhaften Wörter, die die Lehrerin richtig und deutlich an die Tafel schreibt, kopieren. Wenn es Schwierigkeiten hat, wird es jeden Buchstaben laut sprechen, bevor es schreibt. Dies kann eine unverbundene, zerhackte Schrift bewirken, was jedoch nicht schwerwiegend ist.

Es kommt auch vor, daß es nicht nur die Vokale verknickt, sondern auch die Konsonanten und eine übertriebene Neigung zeigt, orthographische Fehler zu machen, die es dann zu verstecken sucht, indem es verschiedene Schnörkel und Retuschen, wenn nicht sogar eine fadenförmige Linienführung benutzt. In diesem Fall leidet das Kind bereits unter seiner Schreibstörung, zu der noch in den meisten Fällen eine bestimmte Sprachstörung hinzukommt. Mit seiner Intelligenz hat dies nichts zu tun. Das Kind ist sich seiner Unzulänglichkeit völlig bewußt. Deshalb ist es illusorisch, seinen Zustand dadurch verbessern zu wollen, daß man es Diktate schreiben läßt und sich häufende Fehler entsprechend bemängelt. Dies wird dem Kind kaum Spaß machen, im Gegenteil, man riskiert, seinen psychischen Zustand zu verschlimmern.

Der Graphotherapeut nun unternimmt folgendes: Er läßt das Kind Zeichnungen anfertigen – ein Haus, einen Baum, ein Tier und Personen. Sie können unbeholfen und sogar häßlich aussehen. Von Bedeutung ist lediglich ihr Bezug zur Realität. Das Haus sollte ein Dach haben, eine Tür und ein Fenster, ein Baum Äste oder Blätter und ein menschliches

Wesen einen Kopf mit Augen, Nase und Mund, nicht zu vergessen Arme und Beine. Fehlen diese Elemente, wird der Graphotherapeut einen Spezialisten der Kinderpsychiatrie zu Rate ziehen, mit dem er unter Umständen zusammenarbeiten könnte; denn es handelt sich hier um einen schwerwiegenden Fall.

Angenommen jedoch, die Zeichnungen des Kindes sind zufriedenstellend; in diesem Fall zeigen sie einerseits, auf welchem Gebiet sich die affektiven Störungen befinden (unsere Beispiele werden dies im folgenden verdeutlichen), anderseits erleichtern sie Kontakt und Gespräch mit dem Kind, das sich ja um Verbesserung bemüht. Man sollte ihm zuerst erklären, daß die Schönheit einer Zeichnung oder der Schrift wenig Bedeutung hat. Es genügt, wenn sie klar und verständlich für diejenigen ist, die sie ansehen oder lesen. Eine saubere und deutliche Schreibweise wird zwangsläufig den Eindruck von Harmonie vermitteln, weil sie die vorhandene Harmonie nur verlängert. Ansichten über Schönheit und Kunst im allgemeinen bleiben subjektiv – dies wird man dem Kind seinem Alter entsprechend in einfachen Worten erklären. Außerdem müssen die Ansichten des Graphologen als Wissenschaftler nicht unbedingt denen der Personen in seinem Umkreis entsprechen.

Klug und nützlich ist es natürlich, die zeichnerische Arbeit des Kindes zu loben, ihm dadurch Sicherheit zu geben und sein Vertrauen zu gewinnen. Man sollte ihm gegenüber zugeben, daß auch Erwachsene Rechtschreibfehler machen können und demzufolge das Geschriebene unverständlich wird. Weshalb jedoch schreiben oder zeichnen, wenn niemand die Botschaft versteht? Das Kind wird antworten, es hasse Diktate und sei nicht fähig, sich genau an die Buchstaben zu erinnern, aus denen ein Wort besteht. Ganz zu schweigen vom Bezug der Wörter und ihrer Deklination, soweit es schon weiß, was sie bedeutet. Vielleicht wird das Kind auch anfangen zu weinen. Dann zeigt man ihm am besten Beispiele mit Fadenschriften von Erwachsenen; dies wird es trösten und ihm seine Komplexe nehmen. So wird es eher begreifen, daß der Sinn der Sätze verlorengeht und die Schreibenden eigentlich vergeblich geschrieben haben.

Als nächstes nimmt man ein dickes Bildwörterbuch zur Hand und läßt das Kind nach der richtigen Schreibweise eines Wortes, das ihm Mühe macht, suchen. Dies zu tun, soll es sich nicht schämen, selbst dann nicht, wenn es sich um ein geläufiges Wort handelt. Die Bilder des Wörterbuchs erleichtern die Aufgabe, verbergen sie dem Kind doch nicht, daß auch ein Erwachsener auf diese Art und Weise vorgeht und oft ein Wort ein dutzendmal nachschlagen muß, bevor sich ihm die Schreibweise einprägt. Ein kleines Konjugationswörterbuch hilft, die Verben korrekt – ohne langweilige Gedächtnisübungen – zu benutzen.

Nach diesen Vorbereitungen kann die eigentliche Graphotherapie beginnen. Das Kind wird nun aufgefordert, jeden Tag einen halbseitigen Bericht darüber zu erstellen, was es während des Tages getan hat, oder darüber, was es gerne tun würde. Notfalls kann es ein oder zwei kleinere, farbige Zeichnungen hinzufügen. Schon bald wird seine Schreibstörung verschwinden.

Das nervöse Kind

Die Schrift des nervösen Kindes ist wirr, sprunghaft, voller Striche und Fleck. Die Buchstaben sind von unterschiedlicher Größe; oft hängen sie in der Luft und sind unausgeführt. Das Kind ist auch nicht vorübergehend nervös wie viele junge Leute, sondern ständig. Es ist unfähig, sich zu konzentrieren oder zu kontrollieren. Zuweilen kann auch ein Übermaß an Süßigkeiten die Ursache sein.

Um das Kind zu beruhigen, sollte man zuerst herausfinden, was sein besonderes Interesse erregt und was seine Aufmerksamkeit fesselt. Vielleicht hört es gerne lustige Geschichten, die es dann später gern selbst lesen möchte? Ist es Ihnen gelungen, wie auch immer, sein Interesse zu wekken, bringen Sie das Kind dazu, die Geschichten, die Sie ihm erzählten, schriftlich kurz zusammenzufassen. Verlangen Sie nicht mehr als vier oder fünf kurze, lesbare und deutliche Sätze. Sind sie unsauber geschrieben, verlangen Sie, daß das Kind noch einmal beginnt. Andernfalls weigern Sie sich, ihm weitere Geschichten zu erzählen. Wählen Sie vorzugsweise authentische Berichte aus dem Alltag. Die Benutzung eines Wörterbuchs ist wie bei dem Kind mit den Schreibstörungen unerläßlich. Auch hier empfiehlt es sich, die Zeichnungen des Kindes genau anzusehen und sich über sie Gewißheit zu verschaffen, daß es sich um einen leichten Fall und nicht um eine schwere Störung handelt. Denn letztere erforderte eine eingehende medizinische Untersuchung und gegebenenfalls die Zusammenarbeit zwischen Graphotherapeut und Kinderpsychoanalytiker.

Das autistische Kind

Autistische Kinder lehnen grundsätzlich jede verbale Kommunikation ab, sei es nun mit den Eltern oder den Lehrern. Angesichts der Schwere dieser Psychose befinden sich verhaltensgeschädigte Kinder dieser Art meistens bereits in ärztlicher Behandlung oder unter therapeutischer Aufsicht. Die Psychose selbst ist Folge eines genetischen Schadens oder eines Psychotraumas, an das sich das Kind mehr oder weniger erinnern kann. Es bewegt sich nur wenig, sein Blick ist leer und traurig. Es wartet darauf, angezogen, ernährt und herumgeführt zu werden.

Infolgedessen wird sich der Graphologe mit dem Spezialisten, der sich um die Förderung des Kindes bemüht, zusammentun. Die Therapie beginnt mit gemeinsam ausgeführten Farbzeichnungen, die die Selbständigkeit durch Nachahmung reizen sollen. Manchmal dauert es Wochen, bis sich ein Erfolg einstellt, und Monate, ja Jahre können vergehen, bis das Kind schreiben und lesen lernt. Es gibt jedoch Ausnahmen, bei denen sich sehr viel früher positive Resultate zeigen. Dies kommt natürlich dem Graphologen entgegen, denn Rückfälle gibt es dann nur sehr selten. Hierbei spielt die Persönlichkeit des Graphologen eine große Rolle, ihr Einfluß auf gerade diese jungen Kranken ist unabweisbar.

Wir können sicher sein, daß mit Hilfe graphologischer Kenntnisse körperliche und seelische Krankheiten des Kindes weitgehend aufgedeckt werden können. Der Lehrer oder die Mutter zu Hause werden schnell unterscheiden lernen, ob eine Schrift einer Krankheit oder der Ungeschicklichkeit des Kindes zuzuschreiben ist. Ein auffälliger Wechsel des Erscheinungsbildes, sei es bei Zeichnungen oder in der Schrift, sollte aufmerksam registriert werden.

Bevor wir diese kurze und deshalb sicher nicht erschöpfende Abhandlung beenden, werden wir gemeinsam einige aus dem Leben gegriffene Schriftproben analysieren.

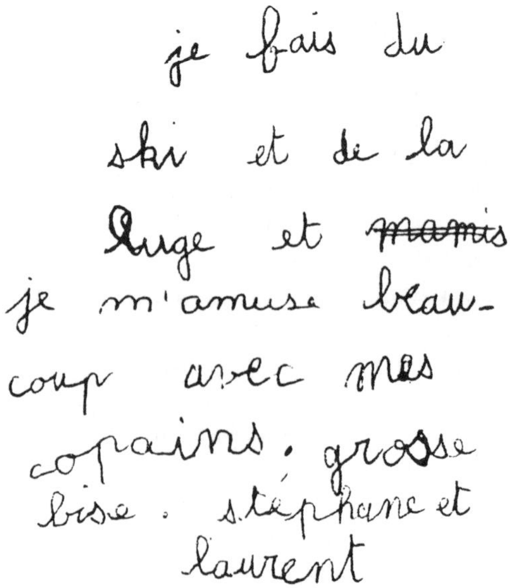

Schriftprobe eines sechseinhalbjährigen Jungen.

Zwar unregelmäßig (auch Großbuchstaben fehlen), doch lesbar und wohlgeformt, ist dies die Schrift eines sehr intelligenten Kindes, das sich bemüht, lesbar zu schreiben, nachdem es ja erst anfing, schreiben zu lernen. Achten Sie auf den gleichmäßigen Druck, auf die nicht ineinander verstrickten Zeilen und die gute Buchstabenverbindung. Der Junge ist gut angepaßt.

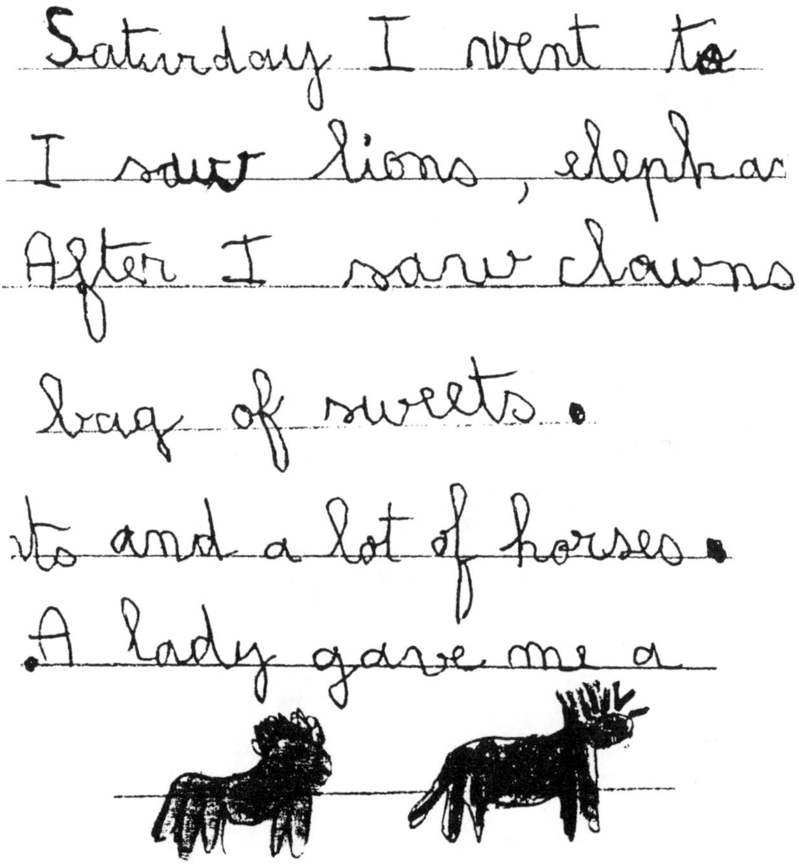
Saturday I went to
I saw lions, elephar
After I saw clowns
bag of sweets.
ts and a lot of horses.
A lady gave me a

Schriftprobe eines neunjährigen Mädchens.

Diese Schrift folgt den mit Bleistift gezogenen Linien. Gleichwohl rutschen einzelne Buchstaben unter die Grundlinie; auch sind sie leicht linksläufig. Betrachtet man diese Schrift eine Weile, kann man die Anstrengung, die das kleine Mädchen macht, um seine Schrift aufzurichten, deutlich spüren. Druck und Größe der Buchstaben sind gleichmäßig. Das Kind ist sehr anhänglich (Rundungen), jedoch nicht sehr selbstsicher. Im Gegensatz zum vorangehenden Schriftbeispiel des kleinen Jungen liegt seine Begabung eher im handwerklichen als im intellektuellen Bereich.

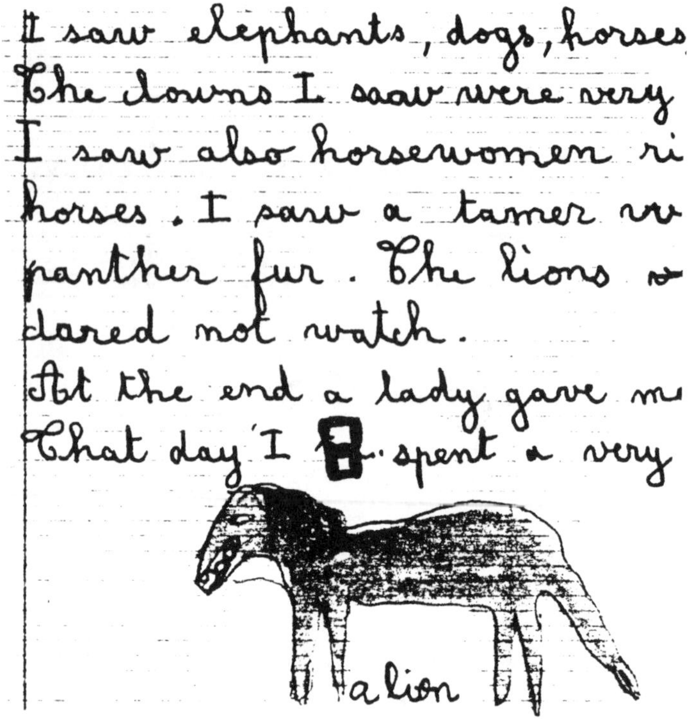

Schriftprobe eines elfjährigen Mädchens.

In dieser Schrift sind Druck und Proportionen zwischen Ober-, Unter- und Mittellänge ausgeglichen – ein Hinweis auf handwerkliche und intellektuelle Fähigkeiten. Auffallend die guten »t«-Striche; einige Schlingen deuten auf die Ausdauer des Kindes. Es hat einen starken Willen und ist materialistisch (Haken). Die Schrift ist ein wenig nach links geneigt – trotz des verwendeten Rechenpapiers; da das Kind jedoch gesund ist, werden diese Zeichen für Gehemmtheit mit zunehmender Reife schwinden. Eine bestimmte Sinnlichkeit ist bereits erkennbar, auch eine gewisse eigennützige Freundlichkeit, die betonte Egoismen und auch Aggressivität (Zähne eines Löwen) nicht verhehlen kann. Das Mädchen weiß, was es will, und besitzt alles, um im Leben Erfolg zu haben. Gemessen an seinem Alter, ist seine Schrift sehr reif.

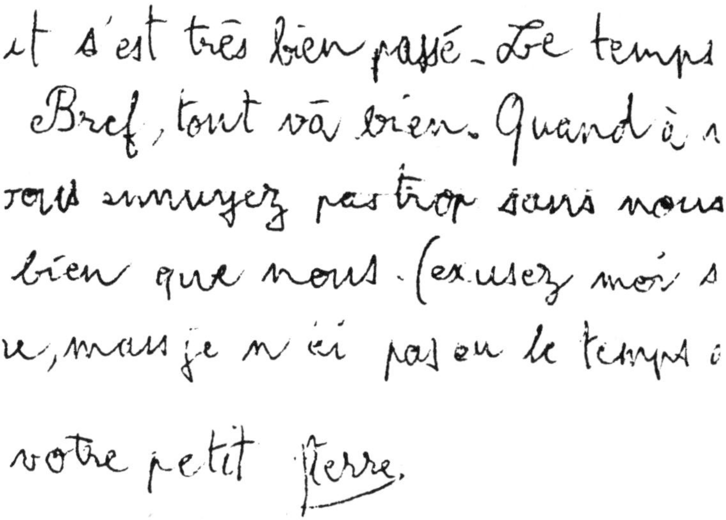

et s'est très bien passé. Le temps
Bref, tout va bien. Quand à
vous ennuyez pas trop sans nous
bien que nous. (excusez moi s
e, mais je n'ai pas eu le temps
votre petit Pierre.

Schriftprobe eines elfjährigen Jungen.

Uns liegt eine klare, verbundene Schrift vor. Die Mittelzone ist dominant, einige Überhöhungen ausgenommen; die Unterzone ist verkümmert. Es finden sich zugespitzte Endbuchstaben, Schleifen und Haken. Der Druck ist mittelstark und gleichmäßig. Die »t«-Striche sinken zum Teil ab, die Zeilen schwanken, und es gibt Winkel. Der Gesamteindruck ist klar.

Der Charakter: Es handelt sich um ein überdurchschnittlich begabtes Kind (der Junge ist Klassenbester), das ehrgeizig, arbeitsam, perfektionistisch und eigenwillig ist. Für sein Alter ist der Junge sehr reif, er hat einen kritischen und analytischen Verstand. An Familie und Freunden hängt er sehr. Trotz guter körperlicher Gesundheit leidet er unter einer starken Labilität des Gefühlslebens; dadurch entstehen eine gewisse Spannung und Nervosität. Sie bleiben während seiner gesamten Jugendzeit und auch noch später im Alter von dreiundzwanzig Jahren bestehen (die Schriftprobe auf Seite 84 stammt aus seiner Studienzeit an der Technischen Hochschule; wir finden hier die gleichen unregelmäßigen Winkel und die etwas abgehackten Unterlängen; vergleiche dazu auch die Schriftprobe am Ende von Kap. I: derselbe Schreiber nur zwei Jahre später).

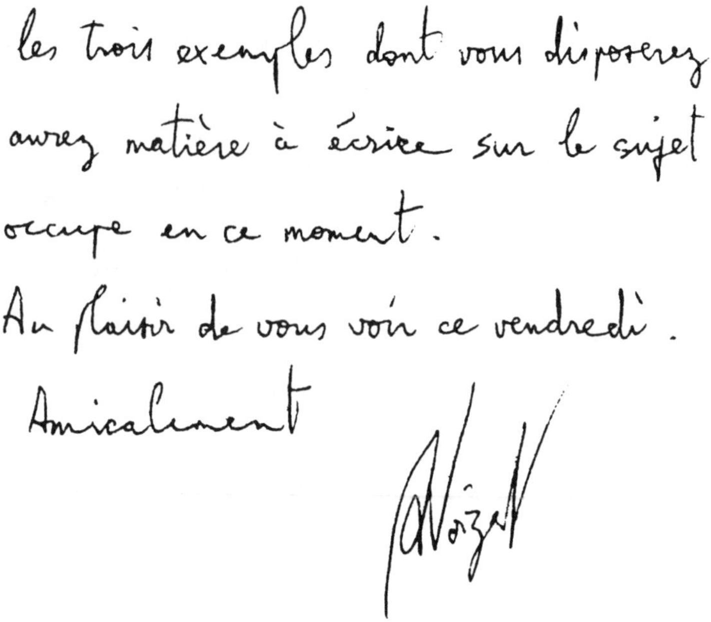
les trois exemples dont vous disposerez
aurez matière à écrire sur le sujet
occupe en ce moment.
Au plaisir de vous voir ce vendredi.
Amicalement

*

Die folgenden drei Schriftbeispiele zeigen die Veränderung in der Schrift eines elfjährigen Jungen im Laufe einer Graphotherapie. Diesem Kind, das von seiner Mutter getrennt lebt, fehlt es an Zuwendung. Die wirre Linienführung zeigt deutlich seine innere Verwirrung, die es zu verbergen sucht.

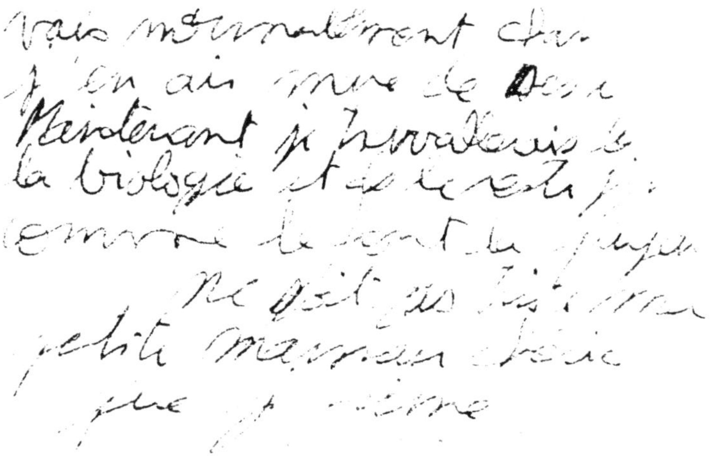

Schriftprobe eines elfjährigen Jungen
vor Beginn einer Graphotherapie.

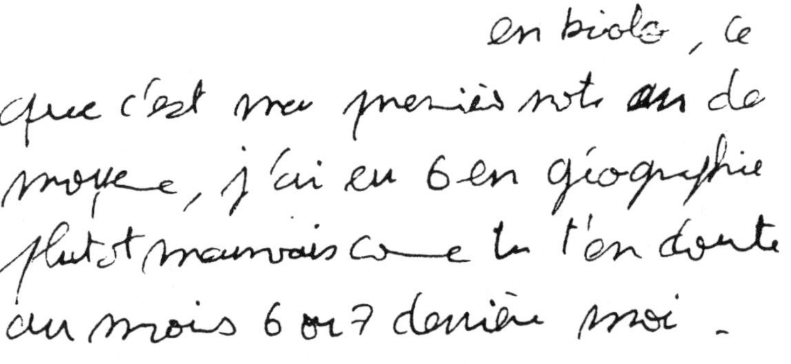

Schriftprobe desselben elfjährigen Jungen während der Graphotherapie, bei der er täglich eine halbe Seite Text zu schreiben hat.

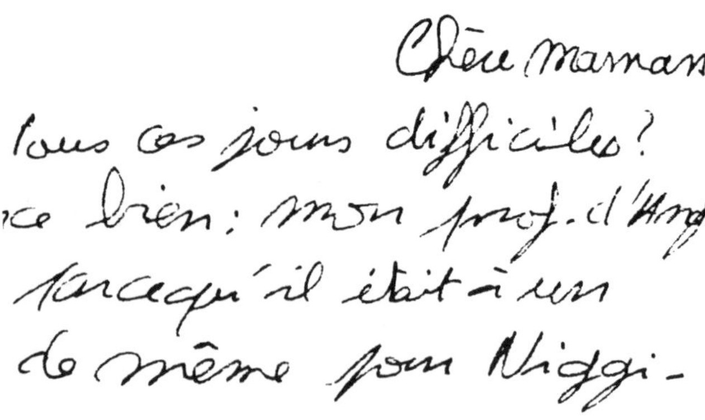

Dritte Schriftprobe desselben elfjährigen Jungen am Ende der Graphotherapie. Die Schrift ist weniger wirr und wird rechtsläufig.

*

Zusammenfassend läßt sich zur Graphotherapie folgendes sagen: Sie dient im wesentlichen der Aufdeckung psychischer und physischer, ebenso endogener und reaktiver Probleme beim Kind, beim Jugendlichen und beim Erwachsenen. Eine erfolgreiche Behandlung beim Kind ist nur in leichten Fällen möglich und im allgemeinen auch dann sinnvollerweise unter Mitarbeit des Kinderarztes und des Psychologen.

Das Wachstum bei Kindern und Jugendlichen und dementsprechend schwer voraussagbare Veränderungen und Umwandlungen erschweren eine Analyse grundsätzlich. Der junge Mensch verfügt nur über wenige konkrete Erfahrungen. Ist angesichts dieses Defizits dann eine Analyse nach den in Kapitel I aufgeführten Kriterien unmöglich? Es scheint fast so. Ein einziges Dokument zu analysieren, bleibt bei Kindern und Jugendlichen offensichtlich unzureichend. Sie werden entgegnen: Beim Erwachsenen ebenso! Ja und nein.

Denn beim Erwachsenen geben uns einige Zeilen oder ein Brief, gibt uns bereits die bloße Unterschrift sehr genaue Hinweise. Für die Analyse der Schrift des Kindes benötigen wir in jedem Fall mehrere Dokumente und Zeichnungen über einen größeren Zeitraum hinweg. (Ausgenommen sind Fälle der Disgraphie und der absoluten geistigen Verwirrung.)

Macht Ihr Kind zum Beispiel getrennt von Ihnen Ferien und Sie bemerken, daß in seinen Briefen die Grundlinie der Schrift abfällt, einige Wörter sogar unter die Grundlinie fallen oder seine Schrift Verdrehungen zeigt, die es zuvor nicht gab, so ist es wahrscheinlich, daß es an einer vorübergehenden Krankheit leidet.

34Für das Erscheinungsbild der Schrift bei Problemen oder Krankheiten von Kindern und Jugendlichen lassen sich folgende Merkmale zusammenfassen:

- Verdrehungen;
- Verstrickungen,
  Disharmonien,
  Unlesbarkeit;
- abfallende Zeilen oder Wörter;
- Deckzüge.

2 Der Jugendliche und sein Schriftbild

Im Alter von zwölf oder dreizehn Jahren unterliegt das Kind tiefgreifenden physischen und psychischen Veränderungen, die sein Verhalten oder sogar seine Gesundheit, wenn es sehr sensibel ist, beeinflussen können.

Wie lassen sich diese Störungen unterschiedlichster Art in seiner Schrift erkennen? Und in welchen Fällen sollte man eingreifen?

Störungen im Reifungsprozeß: funktionelle Übersteuerung der Schilddrüse, Verdauungsstörungen

Eine mangelhafte bis schlechte Schilddrüsenfunktion ist die häufigste Ursache bei Störungen im Reifungsprozeß. Sie kann zu Entzündungen der Achselhöhlen, zu Entzündungen am Hals und in der Leistengegend führen. Sie ist anderseits oft auch Ursache für eine plötzliche Bulimie des Kindes, das sich mit versteckten Süßigkeiten vollstopft und gleichzeitig doch behauptet, es esse wenig. Die Folge ist Fettleibigkeit, der dann natürlich nur schwer zu begegnen ist. In schweren Fällen werden Herz und Atemwege angegriffen; und gerade ihr gutes Funktionieren ist während dieser Wachstumsphase von höchster Wichtigkeit.

Sie werden einwenden, diese physischen Veränderungen seien mit bloßem Auge erkennbar – ohne Rückgriff auf die Graphologie. Sehr richtig, doch hat Graphologie eines voraus: Im allgemeinen ist es möglich, mit ihrer Hilfe derartige Störungen in der Schrift zu erkennen, bevor sie sich bemerkbar machen und deutlich erkennbar sind. Zumindest lassen sie sich im Anfangsstadium feststellen, so daß der praktische Arzt rechtzeitig aufgesucht werden kann. Auch hier gilt vor allem die durch Graphologie gegebene Möglichkeit der Früherkennung von Krankheiten. Der Graphotherapeut erhebt nicht den Anspruch, physische Störungen beheben zu können. Er arbeitet allenfalls mit dem behandelnden Arzt zusammen.

Drüsenstörungen sind im Schriftbild oder einer Zeichnung durch folgende Merkmale feststellbar:

- schnellere Schrift (im Vergleich zur gewohnten);
- Unregelmäßigkeit des Drucks (sofern er vorher gleichmäßig war);
- Verdrehungen der Unter- und Oberlängen (in unver-

hältnismäßig großer, das heißt die jugendliche Ungeschicklichkeit übersteigender Häufigkeit);
- runde und manchmal in der Mittelzone gebrochene Formen (bei durch Schilddrüsenüberfunktion bedingter Bulimie).

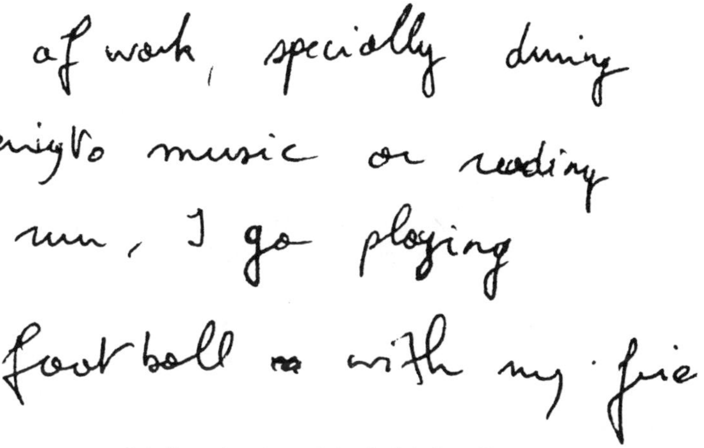

Schriftprobe eines siebzehnjährigen Jungen.

Verdauungsstörungen entstehen bei Jugendlichen durch Virusinfektionen, sie sind angeboren oder affektiv. Im letzteren Fall können wir der Freudschen Theorie der Regression ins anale oder orale Stadium folgen. Der Ödipuskomplex kann sich in der Tat bei Jungen in der Pupertät manifestieren und unter anderem Leberfunktionsstörungen hervorrufen. Spürt man diese Störungen rechtzeitig auf, können Apathie und eventuelle Appetitlosigkeit der Betroffenen verhindert werden.

Die Schrift spiegelt diese Störungen ebenfalls in Verdrehungen der Schriftzüge. Die Schleifen der Oberlängen runden sich, ebenso einige Vokale.

*

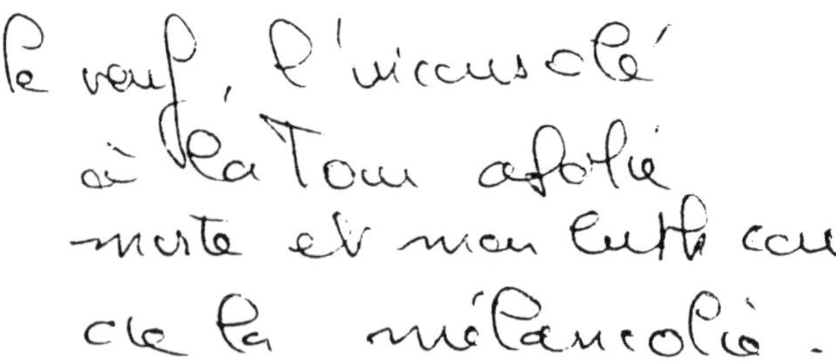

Schriftprobe eines siebzehnjährigen Mädchens mit körperlichen und seelischen Störungen.

Es ist nicht immer einfach, die körperliche Krankheit eines Jugendlichen aus seiner Schrift zu erkennen, denn die Schrift selbst ist noch nicht stabil. Vergewissern Sie sich deshalb genau der Schwankungen innerhalb des gewohnten Schriftbildes und achten Sie auf ungewöhnliche Veränderungen oder häufige und wiederholte Verdrehungen im Schriftbild. Dann allerdings sollte ein Arzt konsultiert werden, der den allgemeinen Gesundheitszustand überprüft.

Psychopathologie des Jugendlichen: psychische Labilität, Identitätssuche, Verwirrung

Innerhalb nur weniger Jahre, zuweilen auch innerhalb von Monaten wächst das Kind zum Erwachsenen heran. Endlich beugt sich der jetzt nur »andere« Erwachsene nicht mehr zu ihm hinunter, wenn er mit ihm sprechen will; die Diskussionen finden nun auf gleicher Ebene statt. Eigentlich sollten sich demzufolge die Minderwertigkeitskomplexe, unter denen viele Kinder leiden, langsam geben. Doch dies ist leider nicht immer der Fall, denn das körperliche Wachstum des Kindes kann so schnell voranschreiten, daß seine Psyche nicht folgen kann. Die Diskrepanz bleibt, trotz oder jetzt vielleicht gerade angesichts der ausgeglichenen Körpergröße; Entscheidungsfreiheit oder Freiheit im allgemeinen sind gleichwohl noch nicht gegeben. So können sich weder seine körperliche Kraft noch seine Sexualität zu seiner Zufriedenheit behaupten. Die Spannungen steigen und entladen sich oft in der offenen Revolte. Der Junge weigert sich, sich zu waschen und die Kleider zu wechseln, und wehrt sich grundsätzlich gegen jeden Vorschlag, der von den Eltern kommt. Das Mädchen schämt sich seines Körpers, den zu ernähren es sich weigert, wenn es nicht gar der Bulimie verfällt, um ihn absichtlich zu deformieren.

Bei einer großen Anzahl Jugendlicher lassen sich übertriebene narzißtische Neigungen erkennen. Dies äußert sich in einem ständigen In-den-Spiegel-Schauen, in Verkleidungsspielereien und auto-erotischen Experimenten. Diese Äußerungen sind insgesamt die Folge einer psychischen Labilität, die man allerdings nicht mit der Erwachsenenneurose verwechseln darf, mag sie sich de facto durch die gleichen Merkmale im Schriftbild ausdrücken. Deshalb ist es auch hier wieder unerläßlich, das Alter der Testperson zu kennen.

In den Eigenheiten der Schrift treten charakterliche Eigenheiten, positiv oder negativ, zutage. Fehlt ein Merkmal, heißt dies nur, der jeweilige Vorzug oder Mangel ist lediglich durchschnittlich ausgeprägt. Entdecken Sie zum Beispiel in der von Ihnen zu analysierenden Schriftprobe kein Anzeichen für Habsucht, schließen Sie daraus nicht, die betreffende Person sei grundsätzlich großzügig; sie kann sogar sehr am Geld hängen, sofern dies andere Zeichen aussagen, sie hängt jedoch nicht mehr daran als die Mehrzahl der Menschen ohnehin. Das heißt, sie exponiert sich mit einer Eigenschaft nicht gegenüber dem Durchschnitt. Folglich ist es auch nicht nötig, an die Analyse von Erwachsenenschriften mit allzu großer Vorsicht heranzugehen; es genügt, die genannten Regeln – vor allem im Einführungskapitel – zu beachten, denn sie stützen sich auf Untersuchungen so namhafter Graphologen wie Crépieux-Jamin, Klages, Pulver und Carton und wurden durch eigene Erfahrungswerte bestätigt. Was nun den Jugendlichen betrifft, sollte man allerdings, wie gesagt, behutsamer vorgehen. Bei ihm und beim Kind ist die graphologische Untersuchung weitaus schwieriger, als man glauben möchte; sie erfordert gerade hier eine eingehende Praxis und Erfahrung. Ohne sie ist eine differenzierte Beurteilung innerhalb einer geschlossenen Gesamtbeurteilung nicht möglich. Hilfreich und nützlich ist hier wiederum die Graphotherapie, denn sie kann die Psyche eines jungen Menschen beeinflussen und auch korrigieren, da er noch nicht wie ein erwachsener oder alter Mensch blockiert, durch anhaltendes Leiden, chronische Krankheiten strapaziert oder gar verkalkt ist.

Psychische Labilität: Die exzessive Labilität zeigt sich in der Unfähigkeit des Menschen, sich zu konzentrieren, zielstrebig eine Karriere einzuschlagen und Freundschaften aufrechtzuerhalten – nicht zu vergessen der affektive Bereich, der ihn verwirrt oder ihm vollkommen fremd ist. Zu dieser Labilität kommen oft noch krankhafte Einbildung und Mythomanie hinzu, und es besteht die Gefahr einer sich entwickelnden krankhaften Neurose. Im allgemeinen ist es unnötig, sich angesichts des bedrohlich oder gar düster erscheinenden Schriftbildes eines Jugendlichen übertriebene Sorgen zu machen und gleich an Psychoanalyse zu denken. Der Aufmerksamkeitswert des entsprechenden Schriftbildes bleibt natürlich bestehen, man sollte ihm lediglich angemessen zu einer Deutung verhelfen. Unsere Beispiele werden dabei helfen; sie lassen erkennen, wie übereilt eine Psychoanalyse sein kann. Bewahren Sie deshalb die jeweilige Schriftprobe auf, bis der Proband Ihnen nach einem Monat etwa eine weitere liefert, und nun vergleichen und analysieren Sie die Entwicklung. Je nach Fall bleibt für eine intensivere Behandlung immer noch genügend Zeit.

Wenn sich bei jungen Leuten die Schrift ändert, ist dies keineswegs ungewöhnlich; die Verhaltensweisen ändern sich ja auch. Kaum eine Schrift, die sich gegen Ende der Pupertät nicht verbesserte. Allerdings läßt sich diese positive Tendenz nicht terminieren; es kommt vor, daß sich die Schrift erst im Alter von vierundzwanzig Jahren stabilisiert und von negativen Merkmalen befreit hat.

Die wichtigsten Merkmale der Labilität

- wellenförmige Grundlinie;
- unsicherer Druck;
- uneinheitlicher Rand;
- stark wechselnde Buchstabenformen, Disharmonien, Verstrickungen;
- zahlreiche Retuschen;
- willkürlich gesetzte Oberzeichen;
- vertauschte oder hängende, unausgeführte Buchstaben;
- ausgelassene Buchstaben oder Wörter;
- unregelmäßige / übertriebene Ober- und Unterlängen;
- wechselnde oder linksgerichtete Schriftlage;
- Überbetonungen aller Art;
- linksläufige Strichführung;
- Schriftformenwechsel von einer Probe zur anderen oder auch innerhalb derselben Probe.

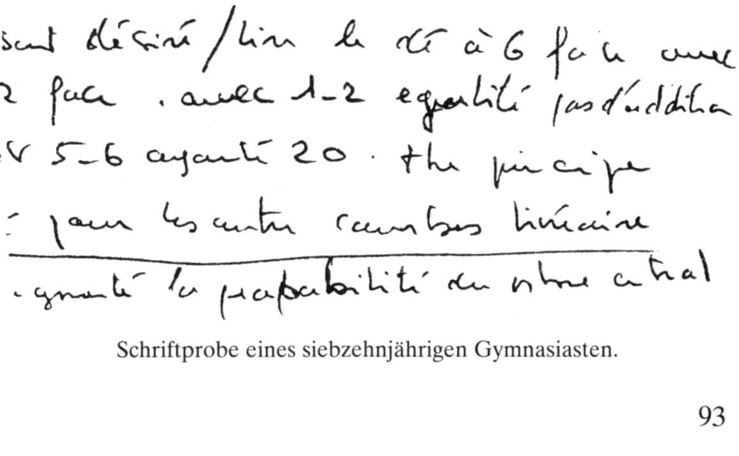

Schriftprobe eines siebzehnjährigen Gymnasiasten.

Merkmale (für psychische Labilität wie im Beispiel auf Seite 93: Absinkende Wellenlinie, unterschiedliche Neigung (häufige Linksneigung), ungleicher Druck, vertauschte Buchstaben und hängende, unausgeführte Buchstaben von unterschiedlicher Größe, zahlreiche Retuschen, unregelmäßige Oberzeichen, ausgelassene Buchstaben, Fadenbindung und Brüche, wechselnde Abstände.

Positive Eigenschaften: *Intelligenz, Bildung, analytischer und reger Verstand, große Anpassungsfähigkeit, intellektuelle Reife, Intuition, Diplomatie, gute körperliche Gesundheit.*
Negative Eigenschaften: *Psychische und emotionale Labilität, Konzentrationsschwäche, wechselnde Stimmungen, reduzierte Glaubwürdigkeit, unregelmäßige Libido, Heuchelei und Falschheit, Lüge, Egoismus, Empfindlichkeit.*

Wie bei der Lüge genügt auch hier ein einziges Merkmal nicht, um auf Labilität schließen zu können. Es sind mindestens drei oder vier Merkmale nachzuweisen, wenn de facto eine deutliche Neigung zur Labilität vorliegen soll. Dies gilt vornehmlich für die Analyse der Schriftproben Jugendlicher. Merkmale der Schrift als Anzeichen für Labilität gleichen allzu oft jenen für Lüge, Heuchelei oder auch Falschheit. Nur ein kundiger, ein differenziert beobachtender und differenziert denkender Graphologe wird diese Interferenzen erkennen und sie je nach Fall und Intensität ihres Auftretens einordnen können.

Identitätssuche: Dem Jugendlichen fällt es schwer, mit den plötzlichen Veränderungen seines Körpers fertig zu werden. Die Unterstützung seiner Familie benötigt er jetzt gerade mehr denn je; seine oftmaligen Brüskierungen beweisen nicht das Gegenteil. In seiner psychischen Labilität sucht er nach einem festen Bezugspunkt; er benötigt die Identifikation mit der Mutter, dem Vater oder einem anderen »idealen« Vorbild.

Findet der Jugendliche keine entsprechende Bezugsperson, kann es vorkommen, daß er in seiner Kindheit gefangen bleibt und sich weigert, in der Gegenwart zu leben, oder aber alle Pläne in die Zukunft verlegt. In beiden Fällen verliert der Jugendliche den Kontakt zu seiner Umgebung und verdrängt seine Gefühle. Entsprechend mangelt es ihm an Spontaneität, und dieser Verlust wiederum distanziert ihn von seinen Freunden und läßt ihn erneut unter einer gefühlsmäßigen Isolierung leiden, die sein eigenes Verhalten hervorrief. Er wird egoistisch, egozentrisch, empfindlich und bösartig. Er stößt sich an der herben Kritik seiner Eltern, die seiner negativen Einstellung nicht folgen können und seine latenten, krankhaften Schuldgefühle nur verstärken. In diesen Entwicklungsablauf kann die Graphotherapie sinnvoll eingreifen und einem Umkippen in eine Neurose wirksam vorbeugen. Dazu ist erforderlich, dem Jugendlichen zu erklären, durch welche Merkmale sich in seiner Schrift seine Störungen erkennen lassen und wie er sie korrigieren kann. Er sollte täglich eine halbe Seite schreiben und dabei Ihren Ratschlägen folgen. Da er ja seine Schrift verbessern möchte, denkt er beim Schreiben an seine Charaktermängel und versucht so, ihnen zu begegnen; die Schrift wird besser, die Mängel lassen nach. Versuchen Sie es! Das Resultat wird Sie verblüffen.

*

Die wichtigsten Merkmale der Identitätssuche und der Neigung zur Verdrängung

- extrem linksgeneigte Neigung der Schrift;
- schwacher oder weicher Druck;
- verkümmerte Unterlängen;
- Unterlängen mit großen, linksläufigen, oftmals offenen Schleifen;
- abfallende oder gewölbte Zeilen;
- runde Schrift;
- unsicherer Strich;
- isolierte und in der Größe von Kleinbuchstaben kaum unterschiedene Großbuchstaben;
- unregelmäßig verlaufende Grundlinie;

– betont regelmäßige, monotone und linksläufige Schrift;
– überdeutliche und übergenaue Oberzeichen, ziemlich tief plaziert, überflüssige Punkte zwischen den Worten und nach der Unterschrift und der Adresse;
– großer Zeilen-, Wort- oder auch Buchstabenabstand;
– aus zwei oder drei Strichen zusammengesetzte Buchstabenabstand;
– leicht abfallende Endbuchstaben, auch abrupt abfallende Endbuchstaben;
– linksläufige Züge in einer steilen Schrift.

Fünf bis sechs dieser Merkmale müssen nachweisbar sein, bevor man auf Hemmungen des Schreibers schließen und sich eine genauere Vorstellung des betreffenden Jugendlichen machen kann. Beim Erwachsenen ist allein schon die linksläufige Schrift ein negatives Zeichen, wie wir sahen.

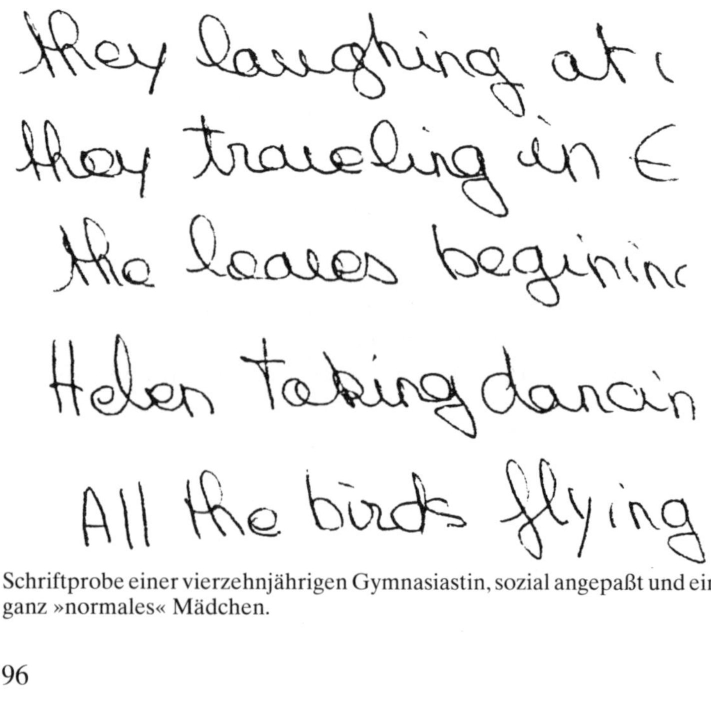

Schriftprobe einer vierzehnjährigen Gymnasiastin, sozial angepaßt und ein ganz »normales« Mädchen.

Merkmale: Linksneigung (bei Jugendlichen nicht von großer Bedeutung), große, runde Schrift, Unterlängen zu aufgebläht und nach links strebend, Großbuchstaben nicht mit dem folgenden Buchstaben verbunden, gerade verlaufende Grundlinie, die jedoch insgesamt leicht absinkt, nicht vorhandener Endstrich, starker, regelmäßiger Druck, monotoner Gesamteindruck, Dominanz der Mittelzone.

Positive Eigenschaften: *robuste Gesundheit, liebenswürdig und anhänglich, handwerklich geschickt, ausgeglichene Stimmungslage, Freude am Leben, fröhlich, ißt gerne und ist dem Genuß im allgemeinen zugetan, treu gegenüber Familie und Freunden, zufriedenstellende Libido, Sinn für Kunst.*
Negative Eigenschaften: *eingeschränkte intellektuelle Neugier, Interesselosigkeit, geistige Trägheit, Mangel an Ehrgeiz, Bulimie, Hemmungen, Oberflächlichkeit, Egoismus, Narzißmus, Materialismus.*

Verwirrung: Im ersten Teil von Kapitel II, »Das Kind und sein Schriftbild«, konnten wir feststellen, daß das Leben des Kleinkindes, des Kindes und des Jugendlichen im allgemeinen weit davon entfernt ist, idyllisch zu sein. Daran mögen die verschiedenen Komplexe, die seine Situation der absoluten Unterwerfung und der geringen Körpergröße hervorruft, schuld sein; man darf jedoch dabei nicht die verschiedenen Neurosen oder Psychosen vergessen, die ererbt oder Folge einer schädlichen Umwelt sind.

Alle diese spezifischen Lebensbedingtheiten und Leiden sind gewiß nicht dazu angetan, den Jugendlichen gut und großzügig werden zu lassen, wie Rousseau sagt. Dies wird für Sie deutlich, wenn Sie die einzelnen Schriftproben eingehend betrachten. Die vielen linksläufigen Züge illustrieren eher negative Merkmale. Allerdings kann diese Linksläufigkeit, wie wir wissen, auch eine große Konzentrationsfähigkeit ausdrücken; sie ist in fast allen Berufen äußerst gefragt. Beim Jugendlichen richtet sich diese Fähigkeit zur Konzentration jedoch leider auf sich selbst; übertrieben beschäftigt er sich mit sich und übertrieben kreist er um sich selbst: er beobachtet sich, nimmt sich in acht und wird immer mißtrauischer. Er fühlt sich als Beute seines Minderwertigkeitskomplexes und seiner Machtlosigkeit, er fühlt sich verraten und verfolgt. Sein Vertrauen in seine Umwelt schwindet; er flüchtet sich – wie das kleine Kind – in die Lüge. Die rückläufige Entwicklung zeigt sich parallel in der Schrift. In diesem Entwicklungsstadium kann wiederum die Graphotherapie gute Dienste leisten; die Psyche des Jugendlichen ist noch wandelbar und läßt sich sowohl im negativen als auch im positiven Sinn beeinflussen.

Tatsächlich erliegt ein Mensch mit schwachem Charakter, auch dann, wenn er sehr intelligent ist, leicht widersprüchlichen, familiären Einflüssen und versinkt dann in eine chronische Verwirrung, während das robuste Kind die größten Schwierigkeiten ohne größeren Schaden übersteht und ein ausgeglichener Erwachsener wird. Meistens ist diese Gefühlsverwirrung vorübergehend und noch kein Anlaß zu übergebührlicher Beunruhigung. Es genügt, die Entwicklung zu beobachten; normalerweise verschwinden mit jedem Jahr einige der beunruhigenden Zeichen. Halten sie sich allerdings durchgängig bis zum Erwachsenenstadium, sollte man ihnen Aufmerksamkeit schenken.

*

Die wichtigsten Merkmale in der Schrift des unsicheren Jugendlichen

- stark ansteigende oder abfallende Zeilen (zuweilen kollidierend und verschlungen);
- Linksneigung;
- vertauschte, hängende und vergessene Buchstaben;
- Schwacher, weicher oder ungleicher Druck;
- verlängerte Unter- und Oberlängen, verdünnte und zu hoch reichende Oberlängen (Mystizismus);
- Schnörkel und Einrollungen;
- zugespitzte Wörter oder vergrößerte Endbuchstaben;
- häufige Ungenauigkeiten;
- unangebrachte Retuschen;
- zugespitzter Strich;
- übertriebene Winkel oder Rundungen.

Einige dieser Charakteristika sind deckungsgleich mit jenen für Labilität und Identitätssuche, jedoch nicht alle hier aufgeführten.

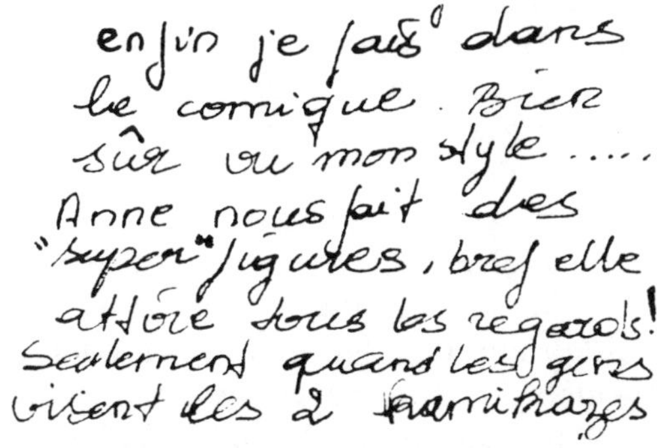

Schriftprobe eines sechzehnjährigen Mädchens; trotz seines Alters bestand es bereits die Reifeprüfung (Abitur).

Merkmale: ungleichmäßige Wellenlinien, unterschiedliche Neigung der Buchstaben, ungleicher Druck, Einrollungen, linksläufige Winkel, Retuschen, Arkaden, Deckzüge, unterschiedliche und verdrehte Unterlängen, Ungenauigkeiten, Disharmonien, vergrößerte Endbuchstaben, Haken, schnelle Schrift.

Positive Eigenschaften: *Ehrgeiz, Intelligenz, Bildung, gutes Gedächtnis, analytischer und deduktiver Verstand, Organisationsfähigkeit, Intuition, Ausdauer und Hartnäckigkeit, Geselligkeit, Sinnlichkeit und Empfindsamkeit, intellektuelle Reife.*
Negative Eigenschaften: *Egoismus, Narzißmus, Falschheit, Lüge, Hinterlist, Materialismus, häufiger Gefühls- und Stimmungsumschwung, Hemmungen, Ängste, Leichtgläubigkeit, unreifes Gefühlsleben, geringe Loyalität, Heuchelei und berechnende Spontaneität.*

*

Sexualität:
Autoerotismus, Homosexualität, Bisexualität, Perversionen

Sexualität ist in allen Lebensphasen gegeben, in jedem Alter des Menschen entwickelt sie ihre eigene Bezüge. Beim Neugeborenen hat sie einen polymorphen Aspekt, das heißt, sexuelles Empfinden ist über den ganzen Körper verteilt. Nach Freud durchläuft das Kleinkind eine orale und eine anale Phase, bevor es zu einer mehr genital lokalisierten Sexualität kommt. Die Mehrzahl der Kinder erinnert sich an diese Phase, wenn überhaupt, nur schwach.

Bei einem normalen Kleinkind spielt die Sexualität eine nur geringe Rolle. Dies gilt nicht für das schwache oder sehr sinnliche Kind. Letzteres klammert sich in krankhafter Weise an seine Mutter oder sonst irgend jemanden in seiner Umgebung und ist damit allen Arten schädlicher Einflüsse unterworfen, denen zufolge es leicht pervers werden kann.

In der Pubertät tauchen die physischen Veränderungen fast unvermittelt auf, und der Heranwachsende ist den sexuellen Regungen, die sein Nervensystem in Spannung versetzen, unmittelbar ausgesetzt. Nicht immer kann sportliche Betätigung diese Spannung lösen. Ebenso schwierig ist die Situation für einen Zwölf- oder Dreizehnjährigen, der ohne Sexualpartner die Diskrepanz zwischen Gefühlen und körperlichem Bedürfnis durchlebt. Oft flüchten sich die Jugendlichen in Onanie, um diese körperlichen Spannungen abzubauen. Oder aber sie flüchten sich in Phantasien oder, falls es ihnen daran mangelt, nehmen Zuflucht zu Bildern.

Autoerotismus: Der oben beschriebene Autoerotismus ist in der Schrift deutlich erkennbar. Gleichwohl sollte der Erwachsene dem Jugendlichen keine Vorhaltungen machen, solange Praktiken dieser Art nicht übertrieben werden, anders die Schuldgefühle nur noch zunähmen, besonders dann, wenn der Betreffende ohnehin etwas gehemmt ist. Die Gefahr einer Neurose wäre groß, die Selbstbefriedigung würde dann auch noch im Erwachsenenalter beibehalten. Deshalb ist es wichtig, diesen Zustand zu einem vorübergehenden einzuschränken. Nur dann kann Sexualität Möglichkeiten zu einer echten Kommunikation mit dem anderen Geschlecht im Erwachsenenalter eröffnen.

Die wichtigsten Merkmale für Autoerotismus in der Schrift des Jugendlichen (und auch des Erwachsenen)

- mehr oder weniger linksläufige Schrift;
- dominierende Mittelzone;
- gerundete Vokale;
- Unterlängen mit großen Schleifen, die leicht linksläufig und häufig offen sind;
- intensive Einrollungen der Vokale und Schleifen (Ober- und Unterlängen);
- extrem geformte Schnörkel;
- ein zu geringer Größenunterschied zwischen Klein- und Großbuchstaben;
- Deckzug;
- unverbundene Schrift an falscher Stelle.

Liegen diese Charakteristika vor, kann allerdings die Graphotherapie nicht helfen, sie kann allenfalls ein Zuviel dieser Praktiken, die sich schädlich auswirken könnten, konstatieren. Und dann – was heißt »zuviel«? Tägliche Onanie, mit oder ohne Ejakulation? Wöchentlich? Monatlich? Die Einordnung hängt von der Tiefe des Schuldgefühls ab, das diese Praktiken beim Jugendlichen hervorrufen. (Wohlverstanden, bei häufigen, täglichen Wiederholungen spricht man von Exzeß.)

Worin liegen nun die Gefahren? Aus dem Schuldgefühl, das den Jugendlichen bereits durch die erzwungene Verheimlichung seiner Praktiken überkommt, können neurotische Tendenzen erwachsen. Zum andern hinterläßt diese narzißtische Sexualität unweigerlich ein Gefühl der Frustration; die körperliche Erleichterung hält mit der gefühlsmäßigen nicht Schritt. Demnach kann seine Psyche Schaden nehmen, mag auch die körperliche Selbstbefriedigung unschädlich sein. Psychische Folgeschäden bis hin zur Impotenz oder allen Arten von Perversitäten beim Erwachsenen können entstehen.

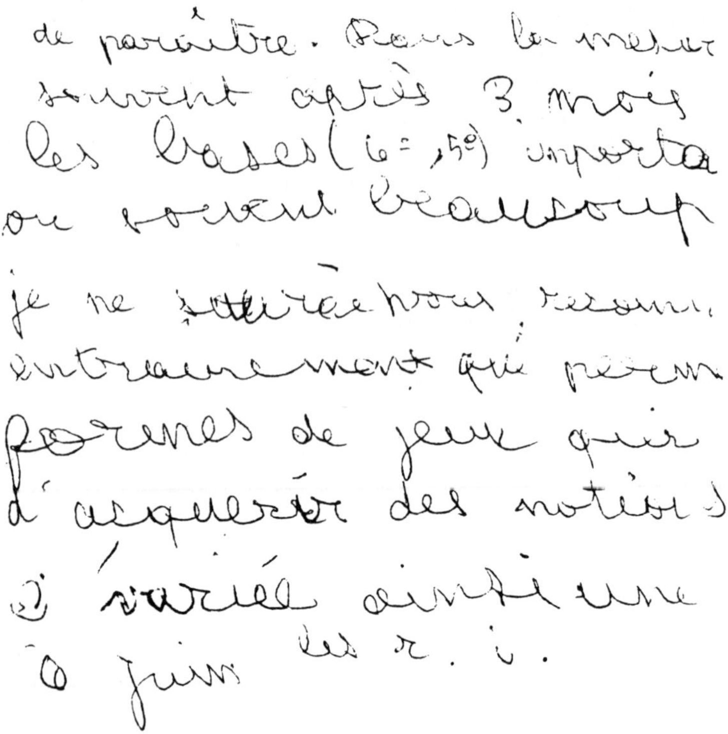

Schriftprobe eines dreizehneinhalb Jahre alten mittelmäßigen Schülers.

Die Eltern dieses unauffälligen, »normalen« Jungen wünschten eine Kurztherapie. Sie fanden ihren Sohn nicht aufgeschlossen genug und waren der Meinung, er verweigere allzu häufig die Kommunikation mit ihnen. Die Therapie erstreckte sich über eine Zeit von sechs Monaten. Ich erklärte dem Jungen die negativen Merkmale in seiner Schrift und sagte ihm, wie er sie vermeiden könne. Einmal im Monat sah ich ihn; jedesmal brachte er ungefähr zehn handgeschriebene Seiten mit. Eine Verbesserung seiner Schrift wurde schnell deutlich.

Merkmale (vor der Therapie): linksläufige Schrift, eine ziemlich gerade verlaufende Grundlinie, unregelmäßiger Druck, Einrollungen, unterschiedliche Formen und Größen, vertauschte Buchstaben, unsicherer, doch verbundener Zug, schwer lesbar, schlechte Raumeinteilung.

Positive Eigenschaften: *gute Konzentration, Treue, ausreichendes psychisches Gleichgewicht, Einbildungskraft, Sinn für Humor, analytischer Verstand.*
Negative Eigenschaften: *Hemmungen, Abkapselung, Gefühlsverwirrung, Mangel an Gefühlsreife, Verstellungskunst, Ängste, erstickte Libido.*

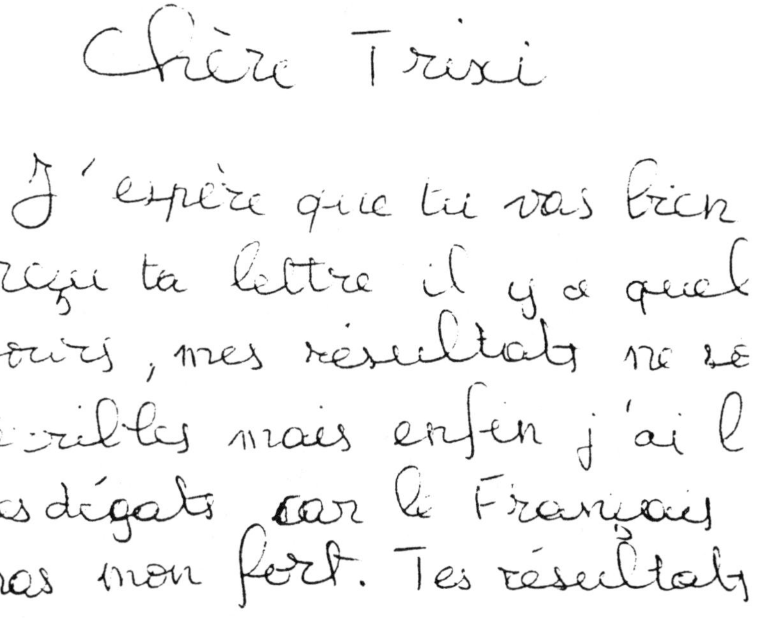

Schriftprobe desselben Jungen nach dreimonatiger Graphotherapie.

Merkmale (nach dreimonatiger Graphotherapie): bessere Verteilung des Textes, Aufrichtung der Schrift, klarerer Gesamteindruck, noch immer vorhandene Einrollungen (Zeichen für Autoerotismus, der jedoch in diesem Alter normal ist), gleichmäßigerer Druck.
Dem Jungen fehlt es immer noch an Reife. Er ist seinen Eltern gegenüber aufgeschlossener, spricht etwas mehr mit ihnen und scheint weniger gehemmt. Seine Gefühlsverwirrung löst sich langsam auf. Die Graphotherapie hat sich demnach als günstig erwiesen – für den Jungen selbst wie für seine Eltern, die sich nun durch die positiven Veränderungen in der Schrift ihres Kindes und in seinem Verhalten sicherer fühlen.

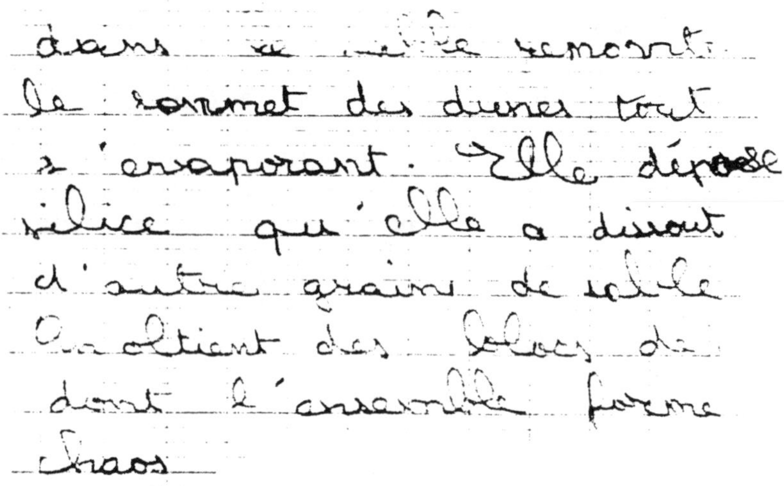

Schriftprobe desselben Jungen im Alter von vierzehn Jahren, also nach sechsmonatiger Graphotherapie.

Die Schrift des inzwischen vierzehn Jahre alten Jungen hat sich nach sechs Monaten Therapie deutlich positiv entwickelt, sie ist weniger stark zerrissen, wenn auch immer noch linksläufig. (Doch bei Jugendlichen ist dies durchaus normal, erst beim Erwachsenen wird es als negativ bewertet.) Die Mittelzone zeigt sich verstärkt betont, die Unterzone ist zurückgenommen. Der Junge ist eher gefühlsmäßig ausgerichtet als sexuell bestimmt; er ist eher Materialist und Realist. Sein intellektueller, geistiger und auch sexueller Ehrgeiz ist zur Zeit eingeschränkt. Beruflich würde er sich für eine handwerkliche oder kaufmännische Tätigkeit eignen, aber auch Funktionen in Verwaltung, Buchführung oder Informatik wären denkbar. Er ist intelligent, ausgeglichen, besitzt diplomatisches Geschick und die Fähigkeit zu Konzentration und Analyse. Da er pünktlich und loyal ist, kann er sich problemlos jeder Arbeitsgruppe einfügen.

*

Homosexualität: Die Homosexualität ist keine Krankheit, denn jedes menschliche Wesen ist mit weiblichen und männlichen Eigenschaften ausgestattet. Nur der überwiegende Anteil bestimmt das Geschlecht. Genetische Störungen sind verhältnismäßig selten. Ein Kind mit schwacher Persönlichkeit kann jedoch leicht äußeren Einflüßen unterliegen, die seiner eigentlichen sexuellen Prädominanz entgegenstehen, und homosexuell werden.

Homosexualität tritt in der Schrift weitaus deutlicher zutage als im Verhalten oder äußeren Erscheinungsbild. Graphotherapie findet jedoch nur dann eine sinnvolle Anwendung, wenn wir es mit einer Neurose oder einer Psychose zu tun haben. Genau betrachtet, haben viele psychisch Kranke, wie zum Beispiel die Paranoiker, die an Verfolgungswahn leiden, oder bestimmte Manisch-Depressive, homosexuelle Tendenzen. Gerade in diesen Fällen ist eine handgeschriebene Seite nach Anweisung des Therapeuten in Zusammenarbeit mit dem behandelnden Psychiater oft nützlich.

Die wichtigsten Merkmale für Homosexualität in der Schrift des männlichen (1) und des weiblichen (2)* Jugendlichen

1
- runde Form, teilweise ovalisierte Vokale;
- weicher oder schwacher Druck;
- Girlanden;
- zurückgebogene oder gewellte Unterlängen (sie können auch offen sein);
- verhältnismäßig große Schrift, Dominanz der Mittelzone.

2
- kleine oder mittelgroße, winklige Schrift;
- Unterlängen in Stabstrich oder verdreht (verkrümmt);
- starker oder mittlerer Druck;

*Die Schrift der Frauen ist im allgemeinen deutlich größer als die der Männer.

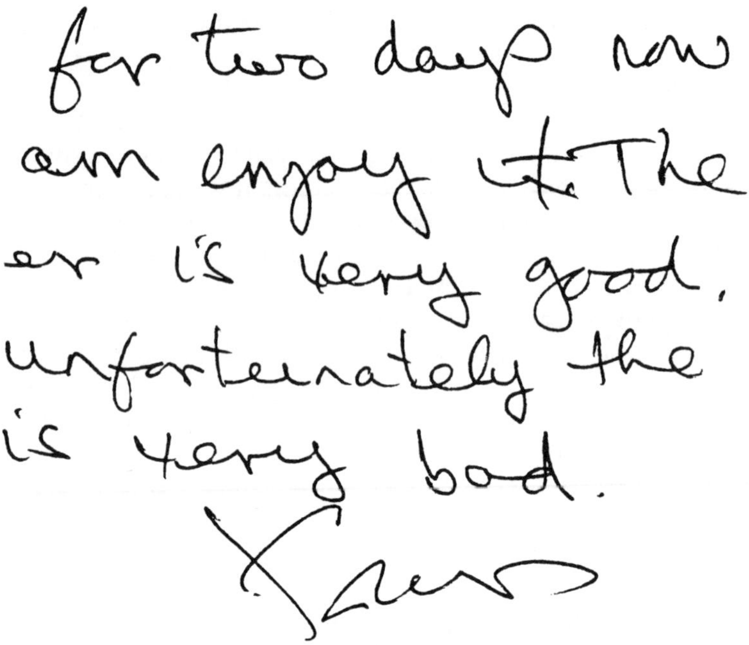

Schriftprobe eines siebzehnjährigen Jugendlichen, der Schule und Eltern verlassen hat, nicht arbeitet und ein eher ausschweifendes Leben mit homosexuellen Zufallsbekanntschaften führt.

Merkmale: Große Schrift, linksläufig bis gerade verlaufend, rund, wellenförmig, mit leicht verdrehter und nach links aufgeblähter Unterlänge, prädominante Mittelzone, Retuschen, Haken, starker Druck.

Positive Eigenschaften: *robuste Gesundheit, gesellig, praktisch und realistisch eingestellt, diplomatisches Geschick, gefühlsbetonte Haltung, Organisationssinn, manuelle Geschicklichkeit, (nicht ganz uneigennützig), Zuvorkommenheit.*
Negative Eigenschaften: *Mangel an Bildung, begrenzte Intelligenz, allgemein labil, denkfaul, starrköpfig, egoistisch, pervers, falsch, verlogen, verschlagen, Habsucht, unehrlich, stolz, ausschweifend.*

*

Bisexualität: Sie zeigt sich, wenn der Heranwachsende in der endgültigen Wahl seiner Neigungen zögert und sich in sexuelle Experimente mit verschiedenen Partnern stürzt. Er verliebt sich in eine Frau ebenso wie in einen Mann.

Zu einigen bestimmten Merkmalen für Homosexualität kommen für Bisexualität folgende Merkmale hinzu:

- der verdickte, horizontale, wiederholte Strich (er ist deutlich länger);
- die unterschiedliche Neigung der Unterlängen;
- die unterschiedliche, oft aufgeblähte Form der Unterlängen;
- verschlungene Unterlängen.

Außerdem läßt sich sagen, es gibt Bisexuelle, deren Schrift diese Merkmale nicht aufweist. In dem Fall handelt es sich um eine wenig ausgeprägte Bisexualität, die sich im Erwachsenenalter auf das eine oder andere Geschlecht beschränken wird.

Perversionen und Besessenheit: Beide Phänomene finden sich, wie bereits erwähnt, bei schwachen, labilen, sozusagen aus dem Gleichgewicht geratenen Persönlichkeiten.

Die wichtigsten Merkmale für Perversionen und Besessenheit in der Schrift

- ungleichmäßiger Druck, besonders bei vertikal und horizontal verlaufenden Strichen;
- gefüllte Vokale und Schleifen (teigige und schmierige Schrift);
- gewichtig wirkende Oberzeichen;
- Dominanz der Unterlängen;
- extrem gerundete oder skurrile Form der Schleifen in den Unterlängen;
- übertrieben runde oder winklige, monotone Schrift;
- Wellenlinie;
- Buchstaben in pornographisch verfremdeter Form.

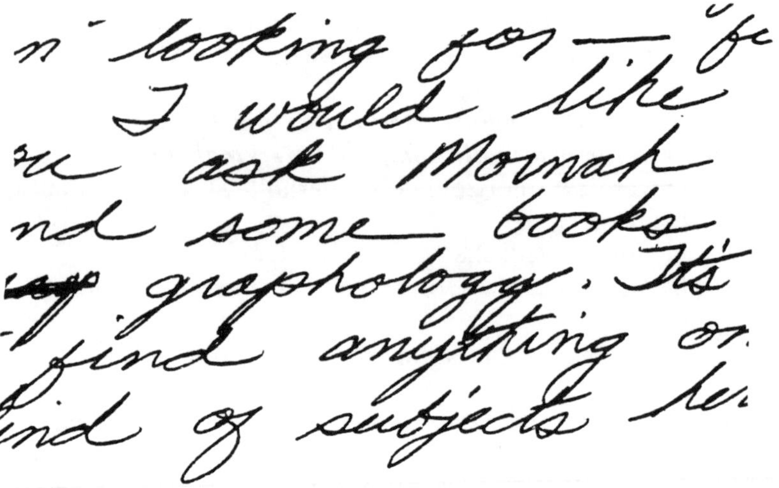

Schriftprobe eines achtzehnjährigen, bisexuellen Amerikaners, von Beruf Koch.

Merkmale: horizontal verdickte Striche, aufgeblähte Unterlängen, ineinander verstrickte Zeilen, starker und regelmäßiger Druck, Deckzüge, klare, rechtsläufige Schrift, Dominanz der Mittel- und der unteren Zone.

Positive Eigenschaften: *Ehrgeiz, starke Libido, robuste Gesundheit, Entscheidungsfähigkeit, Pragmatismus, Hartnäckigkeit, manuelle Geschicklichkeit, Mut, aktiv und arbeitsam, optimistisch, gesellig, (nicht ganz uneigennützige) Zuvorkommenheit, Anhänglichkeit gegenüber Freunden.*
Negative Eigenschaften: *Mangel an Bildung, begrenzte Intelligenz, materialistisch eingestellt, Hedonismus, gefühlsarm, opportunistisches und wechselhaftes Sexualverhalten, exzessiver Egoismus.*

*

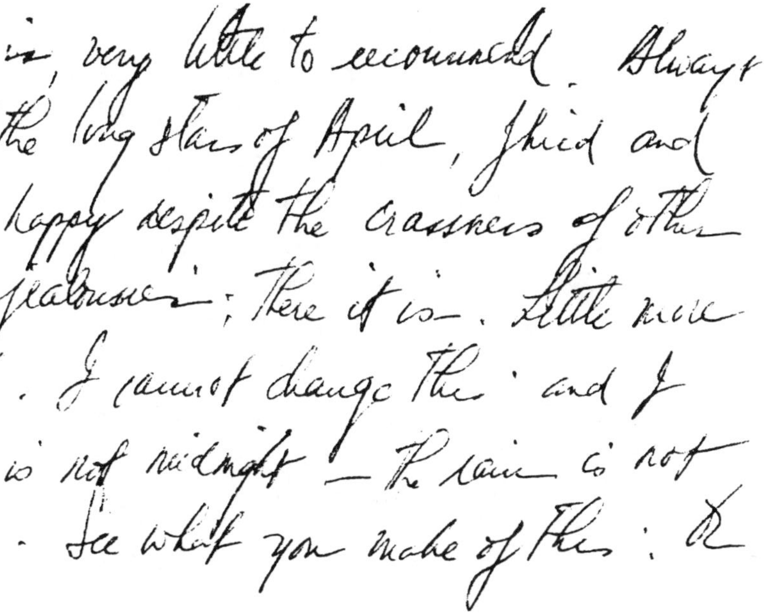
is very little to recommend. Always
the long stars of April, shied and
happy despite the crassness of other
jealousies; there it is. Little nice
. I cannot change this and I
is not midnight — the rain is not
. See what you make of this: R

Schriftprobe eines siebzehneinhalbjährigen Kanadiers, ohne Beruf, doch mit dem Wunsch, Schauspieler zu werden. Bisexuell

Merkmale: horizontal verdickter Strich, verstrickte Unterlängen unterschiedlicher Form, Wellenlinie, schwacher bis mittelstarker Druck, Deckzüge, überflüssige Striche, überhöhte Oberlängen, zugespitzter und unter die Grundlinie fallender Strich, Haken, »t«-Strich in Schleifenform, hoch plazierte Oberzeichen, Retuschen.

Positive Eigenschaften: *Einbildungskraft, Ehrgeiz, zufriedenstellende Gesundheit, diplomatisches Geschick, gesellig, höflich, gute Bildung und Erziehung.*
Negative Eigenschaften: *Labilität, exzessive Tendenz zur Mystifizierung, Unentschlossenheit, Stolz, Egoismus, faul, in der Willenskundgebung unbeständig, Narzißmus, Habsucht, unaufrichtig, falsch, schwache Libido, Unentschiedenheit, opportunistisches und wechselhaftes Sexualverhalten.*

*

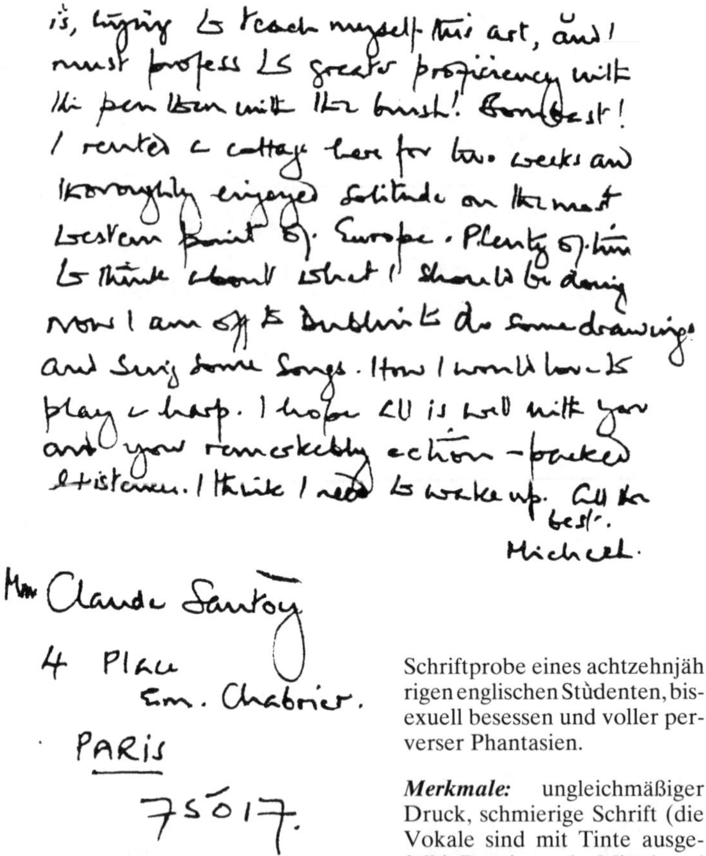

is, trying to teach myself this art, and I must profess no greater proficiency with the pen than with the brush! Bon Test! I rented a cottage here for two weeks and thoroughly enjoyed solitude on the most western point of Europe. Plenty of time to think about what I should be doing now I am off to Dublin to do some drawings and sing some songs. How I would love to play a harp. I hope all is well with you and your remarkably action-packed existence. I think I need to wake up. All the best.

Michael.

Mme Claude Santoy

4 Place

Em. Chabrier.

PARIS

75017.

Schriftprobe eines achtzehnjährigen englischen Studenten, bisexuell besessen und voller perverser Phantasien.

Merkmale: ungleichmäßiger Druck, schmierige Schrift (die Vokale sind mit Tinte ausgefüllt), Dominanz der Mittel- und der unteren Zone, Wellenlinie, aufgeblähte, verstrickte Unterlängen ohne Druck, linksläufige Züge, klarer Gesamteindruck, gute Raumaufteilung, überflüssige Oberzeichen.

Positive Eigenschaften: *gute Bildung und Erziehung, Organisationssinn, analytischer und deduktiver Verstand, ehrlich, bescheiden, treu, gegen seine negativen Neigungen ankämpfend, sparsam, vorausschauend, hartnäckig, Geduld, Toleranz.*
Negative Eigenschaften: *labiles Gefühlsleben, schwache Libido, Hemmungen, Verdrängung, Mißtrauen, Verstellungskunst, begrenzter Ehrgeiz, faul, Egoismus, geizig, sexuell besessen, ausschweifend, unbeständig.*

*

Berufliche Entscheidungshilfen für den Jugendlichen

Graphologie und Graphotherapie können bei der Entscheidung über Ausbildung und beruflichen Weg von großem Nutzen sein. Die folgenden vier Schriftbeispiele wurden speziell unter diesem Gesichtspunkt, sich für einen bestimmten Beruf zu entscheiden, analysiert. Lassen Sie sich – auch hier nicht – von der Linksläufigkeit der Schriften irritieren; sie ist, wie Sie wissen, beim Jugendlichen durchaus normal.

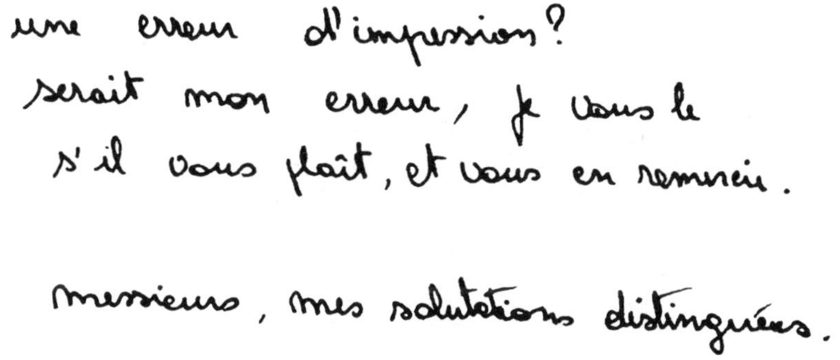

Schriftprobe eines achtzehnjährigen jungen Mannes, der gerne Philosophie und Literatur studieren möchte, trotz mittelmäßiger Noten in diesen Fächern. Eine kaufmännische oder technische Ausbildung reizt ihn nicht. Seine Eltern befürworten eine Analyse, um seine Neigungen kennenzulernen und ihm eine ihnen entsprechende Ausbildung zukommen zu lassen.

Merkmale: runde, klare, regelmäßige Schrift mit zugespitztem Strich; stark verbunden, ausgeglichen; Linksläufigkeit, Haken, Einrollungen; starker Druck, etwas zu große Zwischenräume; »t«–Striche oft in Schlingenform; einige winklige Anstriche und fehlende Endstriche.
Vergessen Sie nicht, die Merkmale, die nicht explizit aufgeführt werden, sind nur in abgeschwächter und nicht signifikanter Form vorhanden.

Positive Eigenschaften: *gute Bildung und Intelligenz, analytischer Verstand, Organisationssinn, pünktlich, treu, ehrlich, ausdauernd, hartnäckig, ausgeglichen, scharfer und kritischer Verstand, robuste Gesundheit, freundlich, zuverlässig, gute Konzentration, Verantwortungsbewußtsein.*
Negative Eigenschaften: *Mangel an Ehrgeiz, überempfindlich, schüchtern, wenig gesellig, sehr egoistisch, höchst ungern improvisierend, Abwehr gegen*

Neues, ohne Mut zu Wagnissen; völlig fehlende Initiative, humorlos, mißtrauisch, seine Gefühle versteckend, nur schwer anpassungsfähig.
Synthese: *Für diesen jungen Mann empfiehlt sich beruflich ein Jurastudium, eine Ausbildung als Buchhalter oder in Informatik oder eine Beamtenkarriere.*

*

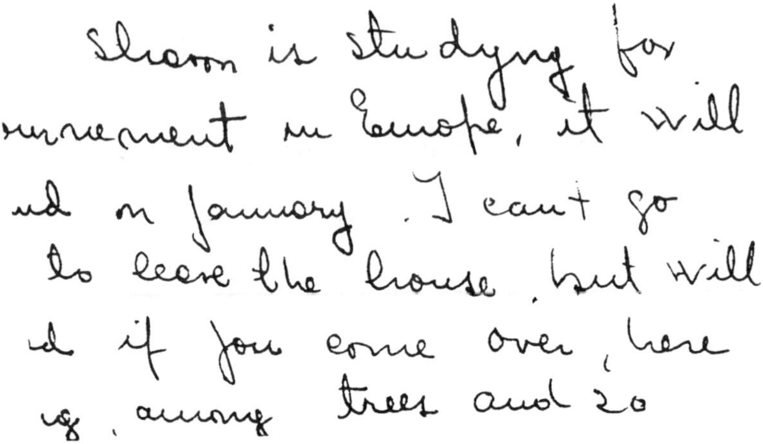

Neunzehnjähriger Student der Philosophie, Soziologie und Psychoanalytik. Wahrscheinlich erhofft er sich von diesen Studienfächern eine Stärkung seines labilen Charakters.

Merkmale: absinkende Zeilen, ungleichmäßige Neigung, schnelle und originelle Schrift, Brüche, Einrollungen, Girlanden; klarer Gesamteindruck, unregelmäßiger Druck.

Positive Eigenschaften: *äußerst intelligent und lebhaft, gebildet, reif, humorvoll, freundlich, gefühlvoll, sinnlich; analytischer Verstand, zufriedenstellende Gesundheit, intellektueller Ehrgeiz, gute Libido.*
Negative Eigenschaften: *labiles Gefühlsleben, unbeständig, ungleichmäßig initiativ, sexuell ambivalent, häufiger Stimmungswechsel, intellektuell isoliert, Egoismus, Depressionen und neurotische Tendenzen.*
Synthese: *Die Studienfächer hat dieser junge Mann gut gewählt. Da er noch jung ist (die Grundlinie seiner Schrift ist zwar absinkend, verläuft jedoch nicht übertrieben wellenförmig), ist Grund zur Hoffnung vorhanden, daß er seine Depressionen überwindet; entsprechend können sich Studium und Berufsvorstellungen festigen.*

*

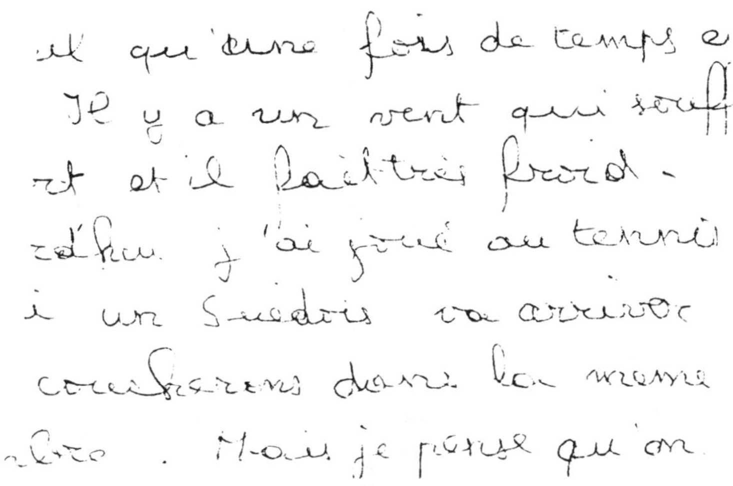

Schriftprobe eines fünfzehnjährigen intelligenten, kultivierten, doch noch unreifen und unsicheren Schülers, der sehr an seiner Familie hängt und versucht, ihren Ansprüchen gerecht zu werden. Auch in der Wahl seines Berufes ist er noch unsicher. Deshalb haben seine Eltern mit seinem Einverständnis einen Graphologen und einen Psychologen zu Rate gezogen, um ihm bei der Entscheidung zu helfen.

Analyse

ziemlich gerade verlaufende Grundlinie:	Stabilität, pünktlich, ausdauernd, gedanklich diszipliniert;
steile Schrift, leicht linksläufig:	nachdenklich, gehemmt, konzentriert;
schwacher bis mittelstarker Druck:	zufriedenstellende Gesundheit, unsicher, feinfühlig;
linkische Schulschrift mit Arkaden:	Kindheitsreminiszenzen, Mangel an Gefühlsreife, bescheiden, wohlerzogen, ehrlich, treu;
gebundene, runde, verschleifte Schrift:	gesellig, anhänglich gegenüber Familie und Freunden, liebebedürftig, analytischer Verstand;
heruntergesetzte Großbuchstaben:	Minderwertigkeitskomplex;
schwach entwickelte Unterlänge:	schwache Libido;
kraftlose »t«-Striche:	fehlende Willensstärke;

eingerollte Vokale:	gute Konzentration, narzißtische Selbstbespiegelung, Autoerotismus, hartnäckig;
klarer Gesamteindruck, gute Raumeinteilung:	Organisationssinn, rationales Denken, vertrauenswürdig.

Synthese
Für diesen Kandidaten empfehlen sich als Berufsrichtung: Jurastudium, Buchhaltung, Wirtschaft, Verwaltung, Finanzen, Handel, Arbeit in einer Gruppe.

*

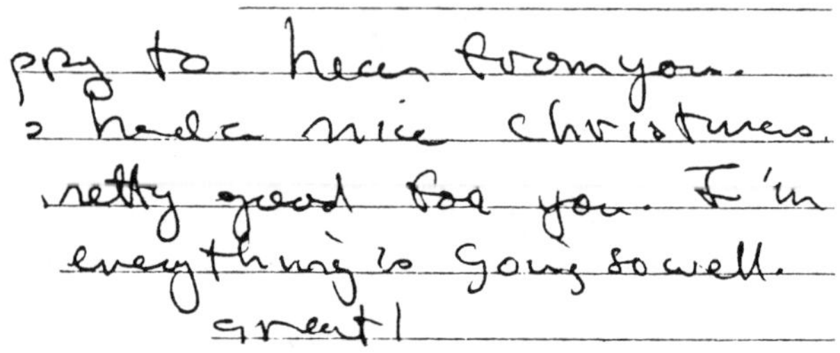

Schriftprobe eines achtzehnjährigen Studenten der Medizin im 1. Semester.

Merkmale: abfallende Zeilenführung trotz linierten Papiers (abfallende Wortenden); schnell, gebunden, verschleift; »t«-Striche in Schlingenform; »verbunden« und »unverbunden« gemischt; lesbar und klarer Gesamteindruck, ausgeglichen, leicht linksläufig (bei Jugendlichen normal), versteckte Haken.

Positive Eigenschaften: *überdurchschnittliche Intelligenz, Bildung, ausdauernd, analytischer und deduktiver Verstand; gute Intuition, gesellig, ausgeglichen, intellektuell und in seinen Gefühlen sehr reif; treu, psychisch stabil, ehrlich, vertrauenswürdig, Verantwortungsbewußtsein, ehrgeizig, Selbstvertrauen, freundlich.*
Negative Eigenschaften: *Egoismus, wenig befriedigende Sexualität, depressive Tendenzen, habsüchtig, gefühlsmäßige Verstellung.*

III
DER ERWACHSENE

1 Körperliche Krankheiten

Körperliche Krankheiten lassen sich durch bloßes Ignorieren nicht heilen. Einer der Wege, ihre Ursachen aufzuspüren, ist die Graphotherapie, sie kann manchmal einem Leiden sogar vorbeugen, weil die Schrift wie ein feinfühliges »Barometer« fungiert, das lange vor Ausbruch des »Gewitters« den »Wetterwechsel« ankündigt. Arbeitet zudem der Graphotherapeut mit dem behandelnden Arzt Hand in Hand, sind die besten Voraussetzungen für eine gezielte Therapie und eine Heilung gegeben. Die moralische Unterstützung des Patienten ist dabei nicht zu übersehen. Und bei klarem Verstand zu bleiben, ist vielleicht die gesündeste Methode, krank zu sein.

Beginnen wir mit den Krankheiten, die am leichtesten in der Schrift erkennbar sind.

Das Parkinson-Syndrom

Das Erscheinungsbild dieser häufigsten neurologischen Erkrankung im fortgeschrittenen Lebensalter ist unverkennbar, man muß kein Graphologe sein, um sie zu erkennen. Der Mensch zittert, seine Bewegungen werden unkontrolliert. Und dies zeigt sich genauso in seiner Schrift:

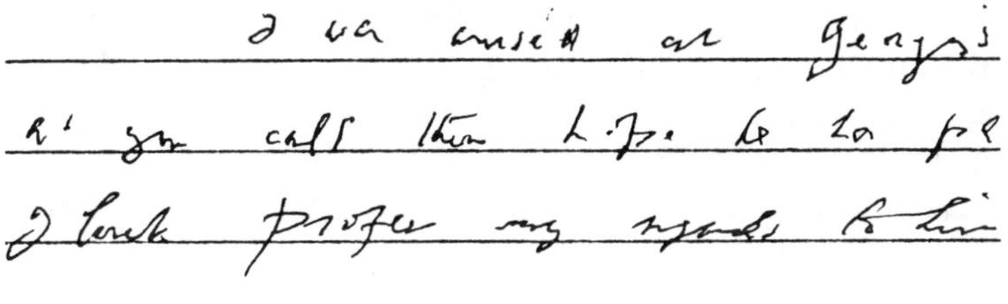

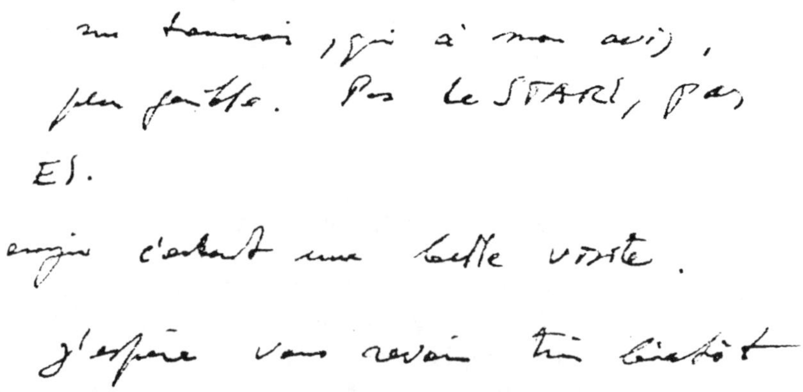

Zittrige Handschrift eines Siebenundachtzigjährigen, der zwar nicht krank, doch dessen Nervensystem aufgrund seines Alters geschwächt ist.

Andere nervöse Leiden behandelt in diesem Kapitel der Abschnitt über den Bluthochdruck und ausführlicher Kapitel 2 über die seelischen Krankheiten.

*

Affektionen der Atemwege: Tuberkulose, Asthma

Tuberkulose ist heute dank entsprechender Antibiotika schnell heilbar. Allerdings wird sie oft nicht gleich im Anfangsstadium erkannt; zuweilen weigert sich der Kranke, einen Arzt zu konsultieren, oder aber der Arzt unterschätzt die Symptome, die ihm der Patient beschreibt.

Isoliert betrachtet sind diese Symptome nicht eindeutig und oft deckungsgleich mit denen anderer Krankheiten – dieses Faktum spiegelt sich in der Schrift und erschwert, wie wir wissen, ja auch dort die Analyse. So gehören zu den Symptomen der Tuberkulose allgemeine, anhaltende Müdigkeit, häufig ein Abmagern, Kraftlosigkeit, eine Erkältung, gefolgt von chronischem Husten mit blutigem oder eitrigem Auswurf; morgendliche und abendliche Körpertemperatur differieren auffallend, und eine exzessive Sexualität ist feststellbar.

Gleichwohl hilft die Kenntnis aller dieser Symptome dem Graphologen, die entsprechenden Merkmale in der Schrift aufzuspüren:

MERKMALE	***EIGENSCHAFTEN***
Schwacher und unregelmäßiger Druck	*Müdigkeit, Schwäche*
großer Zeilenabstand	*Atemnot*
verdrehte, zerhackte, gequetschte Oberlängen	*Leiden, Schwierigkeiten beim Atmen*
zeitweiliges Auslassen von Buchstaben mit Oberlängen	*verhaltenes Atmen*
Retuschen	*Zeichen der Abwehr*
weicher, runder Strich	*Geschwächtheit*
»t«-Strich schwach oder nicht vorhanden	*Mangel an Willenskraft*
Unterlängen in Schleifenform mit stärkerem Druck oder unregelmäßiger Druck in der vertikalen Linienführung	*übertriebene Sexualität*
langsame Schreibweise morgens, schnelle Schreibweise abends, einhergehend mit anderen Unstimmigkeiten	*wechselnde Körpertemperatur*

Die aufgeführten Charakteristika sind nicht immer geschlossen vorfindbar, sie treten auch vereinzelt auf. Die Kombination von fünf oder sechs dieser Merkmale ist jedoch Voraussetzung einer Diagnose, die sich um so exakter präsentiert, je mehr der Graphologe den seelischen Zustand des Patienten mitberücksichtigt.

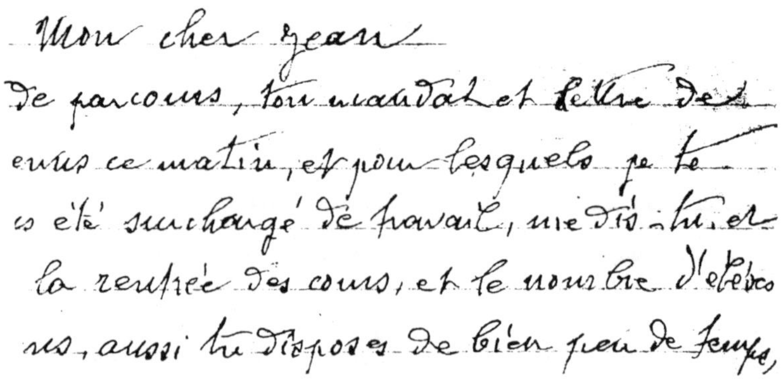
Mon cher Jean
De parcours, ton mandat et lettre de
ensus ce matin, et pour lesquels je te
ai été surchargé de travail, me dis-tu, de
la rentrée des cours, et le nombre d'élèves
nos, aussi tu disposes de bien peu de temps,

Schriftprobe eines sechsundsiebzigjährigen Mannes mit langsam fortschreitender, chronischer Tuberkulose, die wirksam medikamentös nicht mehr behandelt werden kann.

MERKMALE	***EIGENSCHAFTEN***
unregelmäßiger, schwacher Druck	*allgemeine Müdigkeit*
verdrehte Oberlängen, Brüche	*Leiden, erschwerte Atmung*
weiche Striche	*Kraftlosigkeit*
schwache »t«-Striche	*schwindende Willenskraft*
Retuschen	*Abwehrhaltung*
Verschmierungen	*sexueller Wahn*

*

Im Gegensatz zur Tuberkulose ist Asthma vorwiegend (nicht grundsätzlich) als psychosomatische Krankheit einzuordnen. Die Gründe dafür können endogen und ererbt oder psychischer Natur, das heißt durch ein zurückliegendes Trauma verursacht worden sein. Je nach Erscheinungsbild des Asthmas finden sich beide Ursachen auch zuweilen in kombinierter Form.

Neben den Atemschwierigkeiten treffen wir beim Asthmatiker eine Übererregbarkeit und Anfälle von Angst an; auch sie erkennen wir in der Schrift wieder.

MERKMALE	***EIGENSCHAFTEN***
Unregelmäßigkeiten	*Emotionen*
Ungenauigkeiten und Deckzüge	*Angst*
ungleiche und formlose, zuweilen absinkende Endbuchstaben	*Unruhe*
übermäßig aufgeblähte und fallende Unterlängen, sofern sie sich in Schleifenform präsentieren	*Libidoprobleme*
zerhackte Oberlängen (punktuell)	*Atembeschwerden*
zu große Abstände in einem monotonen Gesamtbild	*Gefühlsblockade*
überflüssige Punkte im Schriftzug selbst oder zwischen den Worten	*Atemschwierigkeiten*

*

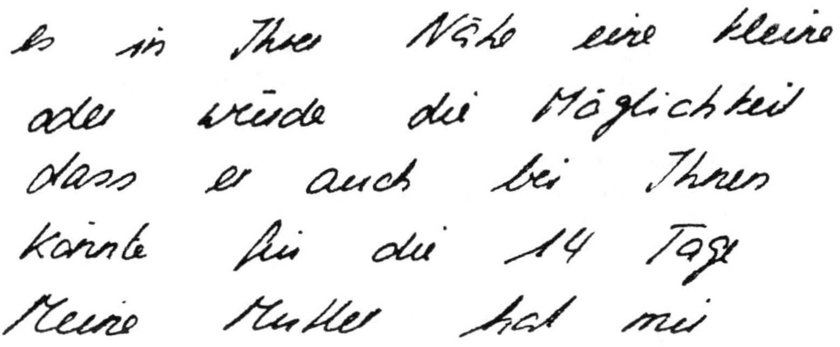

Schriftprobe einer dreiundzwanzigjährigen Biologin.

Merkmale: monoton wirkende Schrift, zu große Wortabstände, hängende Endbuchstaben, Arkaden, kindlich anmutende Schrift, Deckzüge, gerade verlaufende Grundlinie.

Eigenschaften: *Gefühlsblockaden, Rückfall ins anale Stadium, Heuchelei, Mangel an Spontaneität, Verdrängung, Hemmungen, Empfindlichkeit, Lüge, Ängste, allergisch gegen Katzenhaare; starke Asthmaanfälle, die einen Klinikaufenthalt notwendig machen.*

*

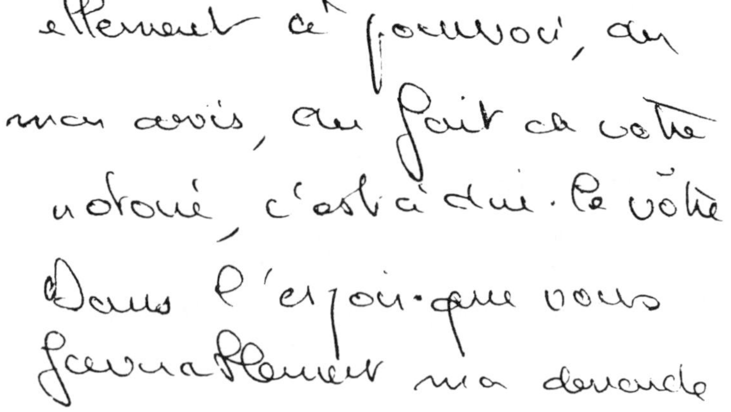

Schriftprobe einer neunundzwanzigjährigen Literaturprofessorin.

Merkmale: schnelle, runde, regressive Schrift mit unförmigen und ungleichmäßigen Endbuchstaben; aufgeblähte und absinkende Schleifen in der Oberzone, Wellenlinien, Retuschen, ungleichmäßiger Druck; im Gesamteindruck lesbar, doch Buchstabenform im einzelnen völlig different.

Eigenschaften: *übererregbar, sehr labiles psychisches Gleichgewicht, phasenweise Manie, Hemmungen, sexuelle Frustrationen, unbestimmte Ängste, die Asthmaanfälle hervorrufen.*

*

Magengeschwüre

Wie das Asthma ist auch das Magengeschwür weitgehend eine psychosomatische Krankheit, entsprechend sind auch hier die Kennzeichen in der Schrift begrenzt, da sie sich nur wenig von denen anderer Krankheiten unterscheiden. Magengeschwüre entstehen sehr oft aufgrund psychischer Spannungen, die nicht abgebaut werden, und Ängsten sowie latenten neurotischen Zuständen. Die Handschrift antwortet darauf mit dem Zeichen für Leiden, der Verdrehung des Schriftzugs zum Beispiel bei den Unterlängen. Diese Art der Verdrehung ist jedoch nicht mit der runden und eher welligen Verdrehung zu verwechseln, die ein Zeichen für Homosexualität ist.

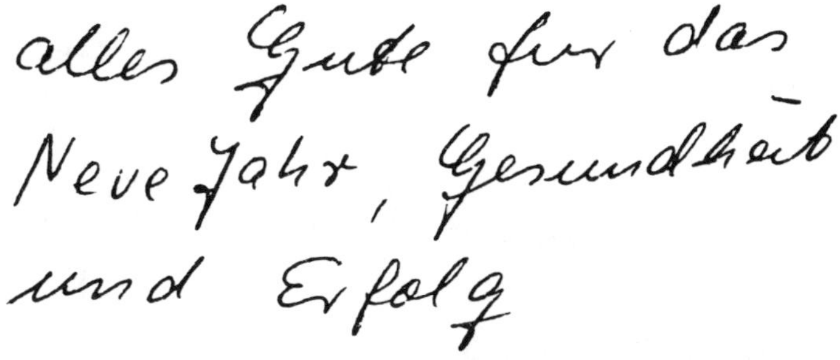

Schriftprobe eines fünfundvierzig Jahre alten Postdirektors, der seit zehn Jahren an einem chronischen Magengeschwür leidet.

*

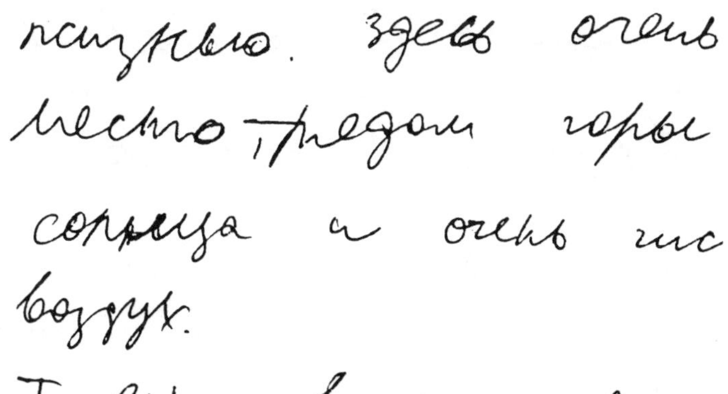

Schriftprobe von Dimitri Guriewitsch im Alter von achtundzwanzig Jahren. Guriewitsch gehört zu den zwölf besten Schachspielern der Welt. Seine Persönlichkeit hat zyklothymen Charakter; seine Depressionen verursachten ein Magengeschür.

*

*

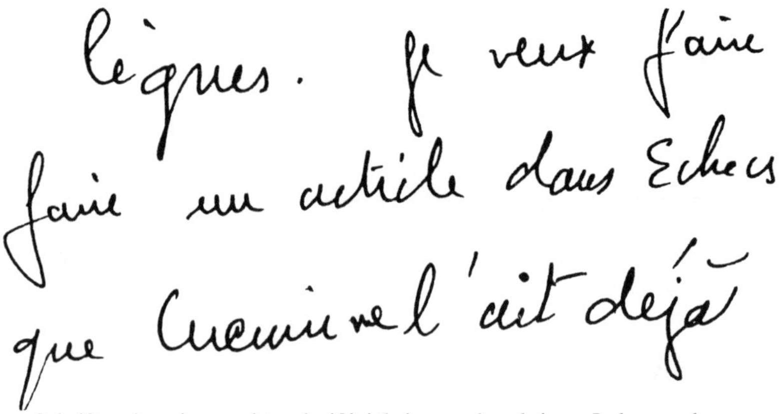

Schriftprobe eines achtundreißigjährigen sehr aktiven Lehrers, dessen Familienleben gespannt ist und der seit sieben Jahren Medikamente gegen sein Magengeschwür nimmt.

*

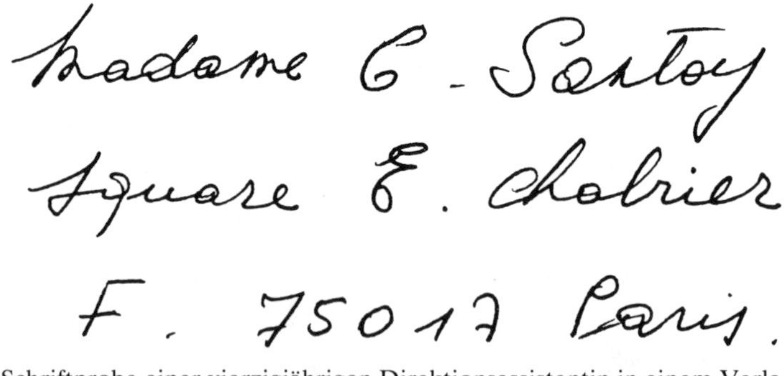

Schriftprobe einer vierzigjährigen Direktionsassistentin in einem Verlag.

Merkmale: regelmäßige Schrift mit starkem Druck, gerade verlaufende Grundlinie, die nur stellenweise wellenförmig ist; Dominanz der Mittelzone, Einrollungen, Verdrehungen, Haken, überflüssige Punkte.
Eigenschaften: *Diese Frau kämpft tapfer gegen ihr Magenleiden, das wahrscheinlich durch Hemmungen und sexuelle Frustrationen verursacht wurde und später operativ entfernt werden mußte. Eine psychoanalytische Behandlung zusammen mit einer Graphotherapie konnte sie im wesentlichen von ihren psychosomatischen Beschwerden befreien. Gleichzeitig verschwanden auch die Verdrehungen in ihrer Schrift.*

Leberleiden

Eine schlechte Verdauung oder bestimmte Störungen der Leberfunktion verursachen Leibschmerzen, Kopfschmerzen und manchmal Übelkeit. In der Schrift wirken sich diese Beschwerden wie folgt aus:

- in der Nähe der Grundlinie dicker werdender Strich;
- Tintenverschmierungen in der Mittelzone;
- weicher Druck;
- Wörter in Fadenform;
- deutlich erkennbare zittrige Schrift (bei einem Alkoholiker zum Beispiel, der mit einer Leberzirrhose rechnen muß) wie in folgendem Beispiel.

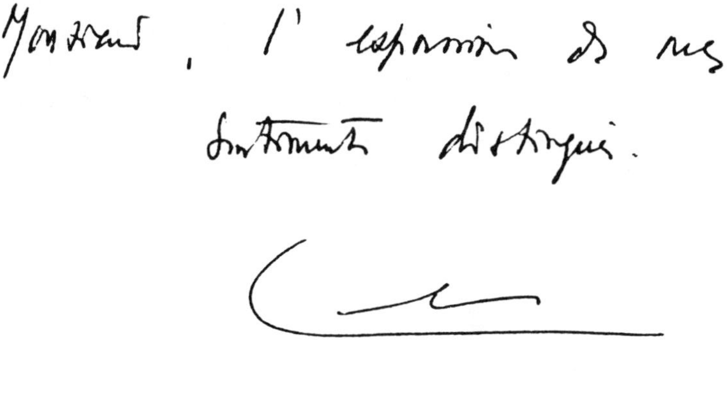

Wiederum handelt es sich hier um Merkmale, die ebenso auch für andere seelische oder körperliche Krankheiten kennzeichnend sein können. Und natürlich ist der Graphologe genausowenig wie der Arzt ein Hellseher; der Patient sollte deshalb im eigenen Interesse unmißverständlich sagen, wo genau es ihn schmerzt und welcher Art sein Schmerz ist. Dann kann der Graphologe – wie in der ärztlichen Diagnostik auch – versuchen, die Störung zu lokalisieren und ihre Zusammenhänge zu beschreiben. Denn Fieber, Husten,

Übelkeit und auch spezifischer Schmerz treten bei vielen Krankheiten gleichermaßen auf; entsprechend breit ist das Bedeutungsspektrum der graphischen Merkmale.

*

Drüsenkrankheiten

Die *Hypophyse* ist eine endokrine Drüse mit Sitz im Gehirn, auch Hirnanhangsdrüse genannt. Sie produziert Wachstumshormone und steuert die Leberfunktionen und die Sexualhormone. Ein hormonales Ungleichgewicht erzeugt Minderwuchs oder Riesenwuchs, Abmagerung oder Fettleibigkeit ebenso wie verschiedene sexuelle Störungen.

Der Kreislauf gestörter Funktionsabläufe wird deutlich bei der Diagnose eines psychosomatisch gestörten Patienten (die Störung kann endogen oder durch ein zurückliegendes Trauma hervorgerufen worden sein): Es kommt zu Appetitlosigkeit oder Bulimie, und entsprechend schlecht funktioniert die Hypophyse. Die Schrift spiegelt dieses Krankheitsbild in Form von Verdrehungen (bewußte oder latente Leiden), Brüchen in den Oberlängen und einer unbeholfenen Oberzeichensetzung:

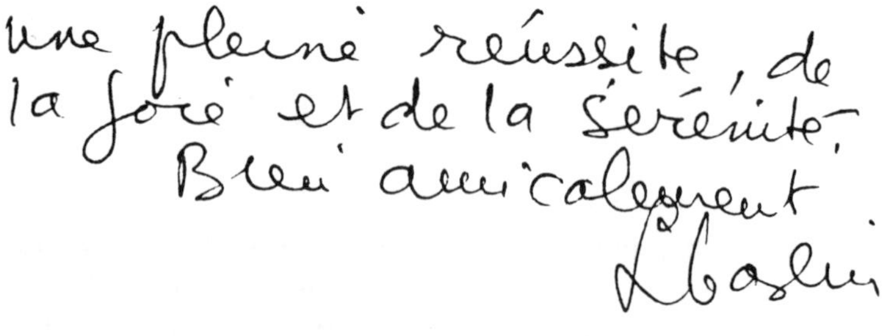

Die *Schilddrüse* ist u.a. auch von großer Bedeutung für das Wachstum des Körpers, der Nägel und der Haare. Eine Überfunktion hat eine fieberhafte Aktivität der betreffenden Person zur Folge, die sich oft in cholerischen Anfällen äußert. Basedow-Krankheit und Kropfbildung deuten auf eine Unregelmäßigkeit der Schilddrüsenfunktion, auch Herzerkrankungen lassen sich darauf zurückführen. Die Schrift verzeichnet Erkrankungen dieser Art mit einer Verdickung des horizontalen Strichs und auch seiner Zuspitzung.

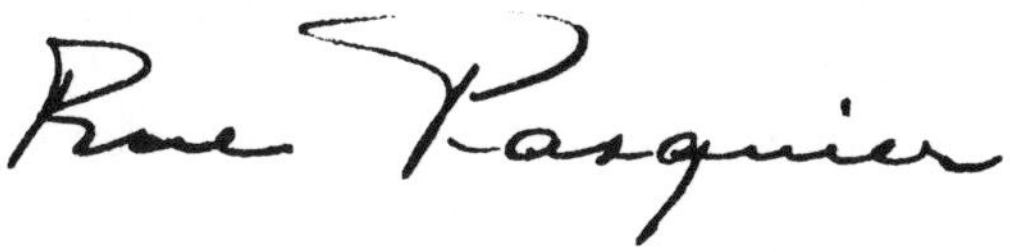

*

Die Symptome bei *Krebs* variieren je nach Lokalisation der Zellveränderung; und entsprechend unterscheiden sich auch die Indizien in der Schrift. Bevor sich die Symptome durch physische Veränderungen wie Tumore, Blutungen oder Schmerzen manifestieren, zeigt sich der Organismus zunehmend schwächer, oft nur unbewußt registriert. Der Betroffene fühlt sich müde und kraftlos, er schläft schlecht und hat Mühe, morgens aufzustehen. Manchmal magert er auch ab. Diese körperlichen und psychischen Veränderungen treten schnell und plötzlich auf. Und wieder registriert sie die Schrift.

Merkmale in der Schrift bei Krebs

- abfallender oder weich werdender Druck;
- Prädominanz von Girlanden und Rundungen;
- wiederholte Verdrehungen in Mittel-, Ober- und Unterlänge (diese Verdrehungen verstärken sich mit dem Fortschreiten der Krankheit und der Zunahme der Schmerzen);
- gebrochene Schrift;
- schwerfällige Oberzeichen;
- absinkende Grundlinie;
- abfallende Endbuchstaben;
- häufige Ungenauigkeiten.

Die Schriftproben eines potentiellen Krebs-Kranken müssen über eine längere Zeit hinweg überprüft werden, damit sich eindeutig sagen läßt, ob und wann die genannten Merkmale in seiner Schrift erstmalig auftreten. Sicher unnötig ist in diesem Zusammenhang der Hinweis, daß die Graphotherapie ihren Verdacht nicht äußern, geschweige denn einschreiten kann; dies ist Sache des Arztes. Dem Graphologen bleiben in seiner Verantwortung Diskretion und Schweigepflicht; er kann allenfalls von allgemeiner Müdigkeit sprechen, den Ratsuchenden an den Arzt verweisen und nach Aufnahme einer Behandlung seine eigenen Beobachtungen weiterreichen.

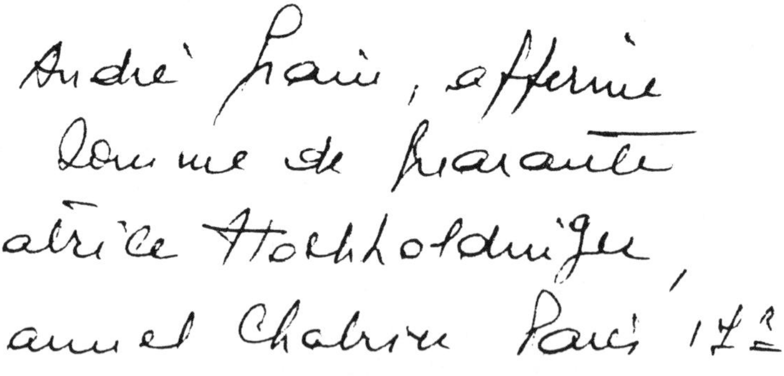

Schriftprobe eines einundfünfzigjähren Geschäftsmannes, dessen Sportlichkeit und guter Gesundheit starke Rückenschmerzen infolge eines Myeloms (ein maligner Tumor, der sich im Knochenmark bildet und das cerebrospinale System angreift) ein jähes Ende bereiteten. Er starb knapp einen Monat nach Auftauchen der Schmerzen. Diese Schriftprobe entstand zehn Tage vor seinem Tod.

Im Vergleich zur früheren und ausgeglichenen Schrift dieses Geschäftsmannes tauchen jetzt unverkennbar Verdrehungen, Brüche, linksläufige Winkel (als Zeichen der Abwehr) und Ungenauigkeiten auf, und die Oberzeichen sind auffallend lastig.

*

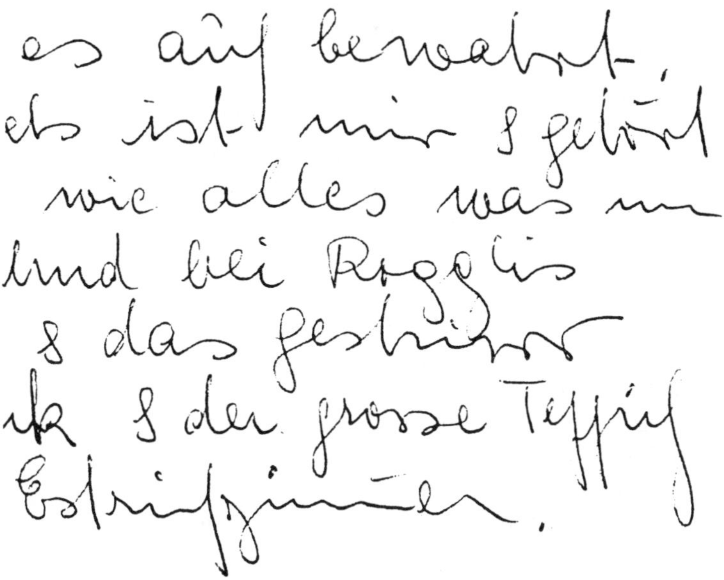

Schriftprobe einer vierundsechzigjährigen Frau, die an Brustkrebs leidet, einen Monat vor ihrem Tod.

Die Schrift dieser Frau ist zerhackt, sie weist Verdrehungen, Girlanden und Rundungen auf, der Druck ist weich, die Zeilen sind ineinander verstrickt und die Oberzeichen sind schwerfällig.

*

Eine der größten Geißeln unserer Tage sind *Bluthochdruck* und *Herzkrankheiten*. Gleichwohl kennt die Medizin hinsichtlich ihrer Früherkennung mehr Möglichkeiten zu heilen als beim Krebs. Auch der Graphologe befindet sich in einer besseren Position, kennt er doch – mag er auch kein Arzt sein – Symptome und Ursachen verschiedener Leiden, die das Herz in Mitleidenschaft ziehen. Diese Kenntnis ermöglicht ihm eine entsprechende Analyse der Schrift, für ihn sind die graphischen Merkmale identifizierbar.

Wenn Sie selbst also mit den Ursachen einer Krankheit vertraut sind, fällt es Ihnen leichter, die frühen Anzeichen für eben jene Krankheit in der Schrift des Patienten auszumachen. Und genau dies – bei aller gebotenen Vorsicht – wäre anzustreben.

Wir werden deshalb versuchen, die Ursachen der Herzleiden nach ihrer Manifestation in der Schrift in vier Gruppen einzuteilen. Es handelt sich dabei um endogene, psychogene, zufällige und von der Lebensweise des Patienten bestimmte Faktoren.

endogene Faktoren

Liegen endogene Faktoren vor, heißt dies, seit der Geburt besteht ein konstitutioneller Fehler im System der Herzkranzgefäße. Zirkulationsschwierigkeiten stellen sich ein, und der Pulsschlag wird unregelmäßig.

In diesem Fall ändert sich die Schrift nicht merklich. Sie ist nur oft von schwachem Druck, und fehlende »t«-Striche indizieren einen erloschenen Willen. Leidet der Patient an einem Emphysem, einer übermäßigen Erweiterung der Lungenbläschen, erscheinen überflüssige Punkte oder Striche im Schriftzug. Nimmt die endogene Herzschwäche zu, tauchen Verdrehungen in der Schrift auf.

psychogene Faktoren

Die chronische Depression, die Psychose und in geringerem Maße die Schizophrenie können Bluthochdruck und die daraus entstehenden Herzfehler hervorrufen, wenn der Betreffende diese Signale unbeachtet läßt. Dies ist besonders oft bei psychisch Kranken, denen immer der Wille fehlt, der Fall.

Auf Bluthochdruck läßt sich bei einem dünner werdenden Strich, der in den Oberlängen zerhackt ist, schließen. Zuweilen kommen noch Verdrehungen hinzu.

Ist die Hypertension psychosomatisch bedingt, weist die Schrift des Kranken Zeichen auf, die seiner seelischen Gestörtheit entsprechen. Wir werden dies im Detail in Abschnitt 2 dieses Kapitels behandeln. In all diesen Fällen verstärken sich die Disharmonien: Wellenlinien, unregelmäßiger Druck, unterschiedliche Buchstabenformen, wechselnde Schriftlage, Retuschen, Deckzüge, häufige Übertreibungen, hängende Buchstaben, Linksläufigkeit oder ein äußerst monotoner Gesamteindruck. Auch hier vervollständigen die zerhackten Oberlängen das Bild der Hypertension.

Es versteht sich von selbst, daß sich die körperlichen und seelischen Beschwerden des älteren Menschen durch dieselbe unharmonische Schrift ausdrücken.

Zufallsfaktoren

Ein falsch oder unzureichend behandelter Gelenkrheumatismus kann eine chronische Herzinsuffizienz sowie andere Leiden nach sich ziehen. Diese Leiden zeigen sich in der Schrift in Form von Verdrehungen.

Einfluß der Umgebung

Die Ursache für immer häufiger auftretenden Bluthochdruck kann in einer unangemessenen, einer schlechten oder auch zu reichlichen, Ernährung liegen. Denn Fettleibigkeit, Diabetes, Gicht und Arteriosklerose greifen unter anderem das Herz an. Mangelnde körperliche Betätigung, eine unbefriedigende Arbeit und ein unerfreuliches Familienleben können ebenso an Störungen der Herzfunktion schuld sein.

An Bluthochdruck Leidende schlafen wenig und schlecht. Wir können also, mit den Beobachtungen von René Resten übereinstimmend sagen, es gibt Schriften von Herzleidenden mit zerhacktem Strich; es finden sich auch Schriften von Herzleidenden ohne zerhackten Strich, stattdessen sind sie aufgebläht und die Vokale verschmiert. Gleichzeitig jedoch existieren auch Schriften mit zerhacktem Strich, bei denen der Schreiber keineswegs unter Herzbeschwerden leidet, doch leidet er dann unter Atemnot.

Die wichtigsten Merkmale in der Schrift für Bluthochdruck und Herzschwäche

- zerhackter Strich;
- Verdrehungen;
- überflüssige Punkte im Strich, zwischen den Buchstaben, den Wörtern oder am Ende der Zeilen;
- zittrige Schrift (bei älteren Menschen);
- der Vokal »o« in der Form eines Herzens;
- Disharmonien;
- absinkende Zeilen;
- verkrampfter oder schwacher Druck.

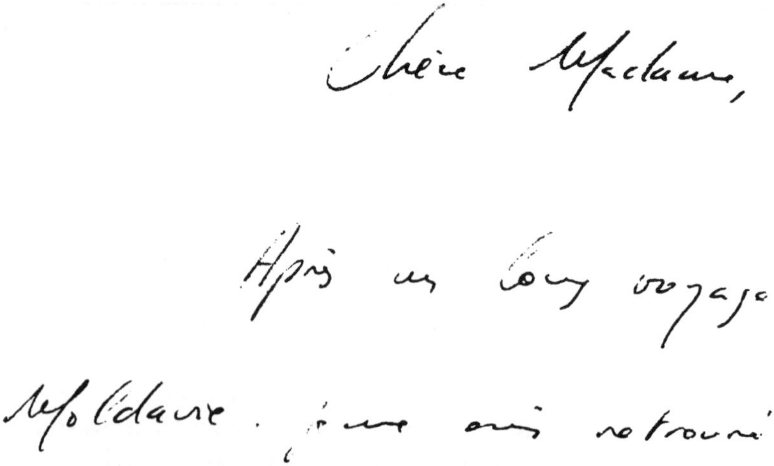

Schriftprobe eines zweiundvierzigjährigen Arztes.

Merkmale: verschwommene Schrift, brüchiger Strich, unausgeformte oder absinkende Endbuchstaben, Girlanden, übertriebene Zwischenräume, schwacher Druck, Wellenlinien; hängende, unausgeführte Buchstaben, Disharmonien; vertauschte Buchstaben, fehlende »t«-Striche, abgehackte Züge.

Eigenschaften: *Bluthochdruck, manisch-depressiv, Mythomane, labil; sadistisch, falsch; seines Bluthochdrucks (190/120)wegen in ärztlicher Behandlung, die jedoch keine wesentliche Besserung verspricht.*

Um den Patienten zu schonen, genügt es, ihn als »nervösen Hyperdystoniker« zu beschreiben; diese Bezeichnung schließt sadistischen Egoismus und asoziales Verhalten mit ein.

*

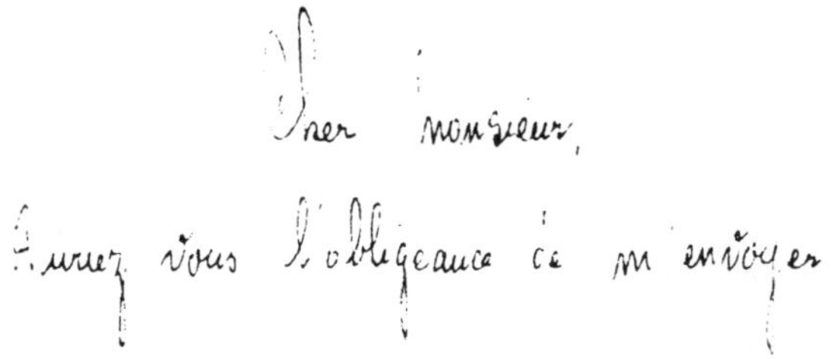

Schriftprobe eines dreiundfünfzigjährigen Buchhändlers.

Merkmale: *verschwimmene Schrift, brüchiger Strich (Oberlängen), überhöhte und monoton wirkende Schrift, Wellenlinien, sehr schwacher Druck, Haken, Einrollungen.*
Eigenschaften: Bluthochdruck (200/120), affektive Blockade, Minderwertigkeitskomplex, schüchtern, ambivalentes Verhalten, schwache Libido, Phobien.

*

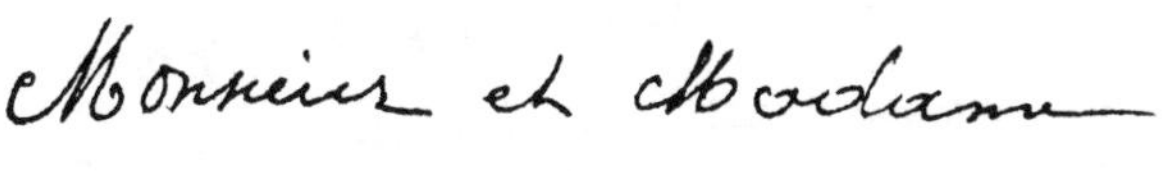

Schriftprobe eines siebenundsechzigjährigen Rentners.

Merkmale: *brüchiger Strich, Vokale in Herzform, hängende Buchstaben, absinkende Endbuchstaben, Einrollungen, Deckzüge.*
Eigenschaften: Herzschwäche, Depressionen.

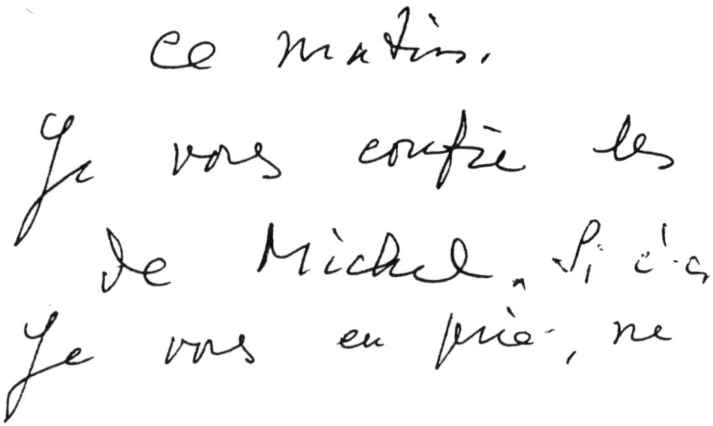

Schriftprobe eines achtundsiebzigjährigen intelligenten, sehr kultivierten, doch halbseitig gelähmten Mannes – drei Wochen vor seinem Tod.

Merkmale: verschwommener, brüchiger Strich, abfallende Wellenlinie, wechselnde Schriftlage, Disharmonien; schwacher Druck.
Eigenschaften: *seit vielen Jahren bestehender Bluthochdruck trotz fehlenden Übergewichts.*

*

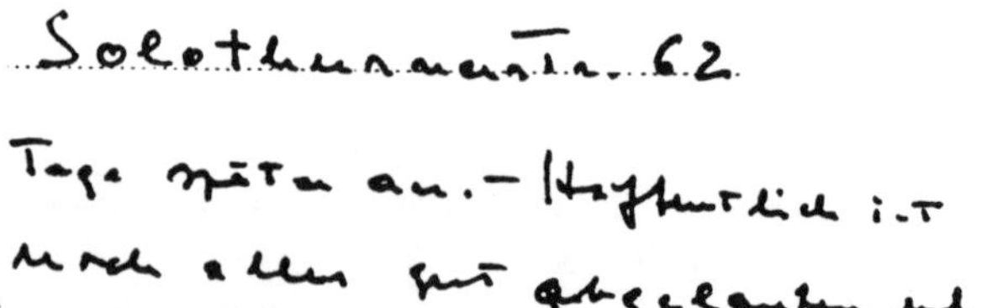

Schriftprobe eines neunundsechzigjährigen Chirurgen und Forschers – neun Monate vor Eintreten einer Querschnittslähmung und seinem darauffolgenden Selbstmord durch Erschießen.

Merkmale: verschmierte Schrift, verdrehter, unbeendigter Strich, überflüssige Punkte, Brüche, Linksläufigkeit*, Retuschen, Fadenbindung, Girlanden, Haken, absinkende Zeilen, Deckzüge, hängende Buchstaben, klarer Gesamteindruck, lesbar, Vokale in Herzform.

Eigenschaften: *Die Herzschwäche dieses Mannes war nicht durch Bluthochdruck bedingt, sondern durch seinen chronisch depressiven Zustand (Paranoia, Phobien, Wahnvorstellungen). Sein Leiden war psychosomatisch. Trotz ererbten Vermögens und eines beträchtlichen Einkommens lebte er nur in einer kleinen, baufälligen Wohnung. Aus Sparsamkeitsgründen aß er nur wenig und kaufte selten neue Kleidung. Sein Geiz war legendär. Seine Frau war reich und krank wie er; beide lebten ohne jeglichen sexuellen Kontakt.*

*

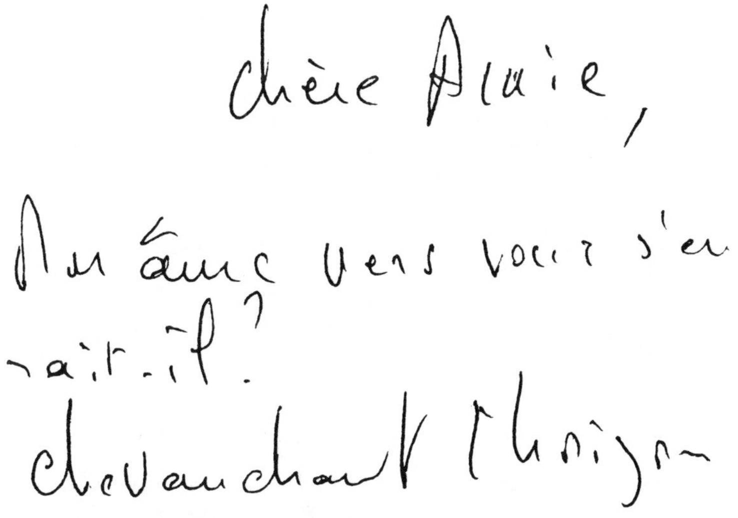

* Von »Linksläufigkeit« spricht man bereits bei einer wenn auch nur wenig nach links geneigten Oberlänge. Am besten, Sie kontrollieren die Schriftprobe mit Lupe und Winkelmesser.

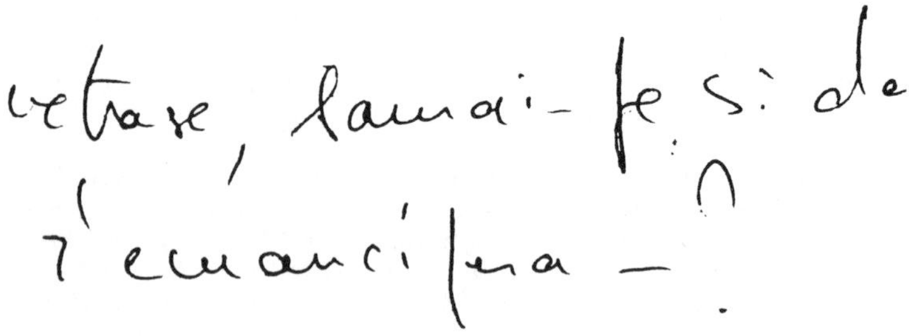

Schriftprobe eines dreiundvierzigjährigen Psychoanalytikers mit hoher Intelligenz und sehr kultiviert, doch neurotisch und dem Alkohol verfallen.

Merkmale: springende Schrift, brüchig und verdreht, unverbunden, unausgeführte Buchstaben; unregelmäßiger Druck, überflüssige Oberzeichen, vertauschte Buchstaben, Überhöhungen, Haken, Girlanden, Deckzüge; übertrieben große Schrift mit exzessiven Abständen; verkürzte Unterschrift in der Mitte der Schriftprobe; zugespitzte Endbuchstaben, unregelmäßige Unterlängen; zahlreiche Disharmonien.

Eigenschaften: *der Mann leidet an Bluthochdruck (200/90) und Beeinträchtigungen des Nervensystems mit zeitweiliger Geistesverwirrung; Megalomane, autoritär, aggressiv, leicht erregbar, labil, egoistisch, Phantast, verschwenderisch, gierig; gute Intuition und Einbildungskraft, ehrgeizig; frustriert, da er aus Mangel an Willenskraft nicht das erreichen kann, das er gern möchte. – Diese konzentrierte Analyse sprengt natürlich den Rahmen der körperlichen Krankheiten, zeigt jedoch sehr deutlich die Wechselwirkung zwischen körperlichen und seelischen Erkrankungen. Seelische Leiden bei Neurotikern, Depressiven und Psychotikern spiegeln sich in der Schrift in Form von Verdrehungen im Strich. (Abschnitt 2 dieses Kapitels, »Seelische Krankheiten«, wird diese Phänomene ausführlich behandeln.)*

*

Als *niedriger Blutdruck* wird ein Blutdruck von 80/50 oder 70/40 bezeichnet; das Herz schlägt zu langsam. Einerseits verspricht dieses Phänomen ein langes Leben (das Herz ist durch die niedrige Frequenz weniger strapaziert), anderseits wird der Betroffene schnell müde, ihm fehlen Kraft und Energie. Gleichwohl läßt sich dagegen angehen, und es gibt durchaus Fälle, in denen ein anhaltender Widerstand die Widerstandskraft überdurchschnittlich entwickelte. Sonst allerdings schläft ein Mensch mit niedrigem Blutdruck lange und tief, das Aufstehen macht ihm Mühe, er ist schnell erschöpft, wenn es zu heiß oder zu kalt ist und ihm Sauerstoff fehlt. Nur in Ausnahmen schlafen die Betroffenen wenig, und oft leiden Patienten dieser Art an Kopfschmerzen.

Einen eindeutigen Hinweis auf niedrigen Blutdruck liefert die Schrift nicht; registrierbar ist lediglich eine Willensschwäche, indiziert durch fehlende »t«-Striche.

Für die Entstehung von *Arthrose* und *Rheuma* machen die Rheumatologen den seelischen Zustand eines Patienten, Erbfaktoren oder bestimmte Keime wie zum Beispiel die Gonokokken verantwortlich. Nur der akute Gelenkrheumatismus, der das Herz angreift, wird ausschließlich durch die Einwirkung von Streptokokken verursacht.

Chirurgische Eingriffe können bei diesen Leiden Abhilfe schaffen, eine wirkliche Heilung jedoch erweist sich als äußerst schwierig, zumal es sich bei diesen Patienten meistens um ältere Menschen handelt. Natürlich bleibt die Linderung durch schmerzstillende Mittel.

Im Falle von Arthrose und Rheumatismus ist die Graphotherapie ohnmächtig, sie kann lediglich den Schmerz als solchen konstatieren. Und hier stellt sich berechtigterweise die Frage nach dem Sinn, denn jeder, der diese Art der Schmerzen hat, kennt sie und kann sie lokalisieren. Gleichwohl ist ein Fall denkbar, bei dem eine Frau eine Arbeit sucht, die ihre körperliche Gesundheit voraussetzt. Natürlich wird sie bemüht sein, ihr rheumatisches Leiden zu verbergen – letztlich zu ihrem eigenen Schaden. Der potentielle Arbeitgeber könnte nun die Graphologie bemühen, um das Leiden aufzuspüren, und dann eine gründliche ärztliche Untersuchung fordern.

Als Merkmale für Arthrose und Rheumatismus gelten in

der Schrift verdrehte Züge in der Unterlänge und in der Mittelzone. Wir kennen diese Merkmale jedoch auch als Indizien für andere Krankheitssymptome wie Fieber, Kopfschmerz und Übelkeit. Und deshalb bleiben die Merkmale austauschbar und in ihrer Ungenauigkeit nur unter Vorbehalt verwertbar. Die Graphologie ist zwar als Wissenschaft eigenständig, doch ihr Selbstverständnis und ihre Ausrichtung führen sie immer wieder in die Nähe der Medizin, deren Spektrum, Krankheiten zu diagnostizieren, sie substantiell erweitert.

2 Seelische Krankheiten

Wie lassen sich seelische Krankheiten erkennen?

Die moderne, wissenschaftliche Graphologie ist in der Lage, psychische Krankheiten mit ziemlich großer Genauigkeit in der Schrift auszumachen. Wenn aber die Beziehung zwischen seelischen und körperlichen Krankheiten als solche unleugbar feststeht, zunächst unerheblich, wie sie sich im einzelnen oder auch als Grund-Folge-Verhältnis darstellt, wird die Funktion der Graphologie gleichsam als ein Brükkenkopf deutlich. Ein anderes ist gerade in diesem Zusammenhang ihre de facto in der Praxis noch nicht annähernd erforschte Rolle. Ihre Dimensionierung hingegen ist unbefragt.

Um so wünschenswerter und wichtiger ist eine reiche Erfahrung des Graphotherapeuten und auch parallel dazu eine psychoanalytische Ausbildung. Sie hilft dem Graphologen übrigens in vielerlei Hinsicht, ob nun bei der Ausfertigung von Gutachten für Personalbüros, in der Erziehung oder im Strafvollzugssystem. (Vergleichen Sie dazu bitte unsere Ausführungen über seelische Erkrankungen bei Kriminellen am Ende dieses Abschnitts.)

Versuchen Sie auch hier bei den seelischen Krankheiten

analog vorzugehen; bevor Sie zu analysieren beginnen, sollten Ihnen die wichtigsten Merkmale in der Schrift geläufig sein. Wählen Sie aus Ihrem Freundeskreis jemanden aus, den Sie in irgendeiner Weise bewundern – ob nun seiner Intelligenz, seiner beruflichen Erfolge oder seiner künstlerischen Begabung wegen –, der aber an Depressionen oder seelischen Störungen leidet. Nehmen Sie einige Schriftproben, legen Sie sie neben das Handbuch und suchen Sie die entsprechenden Merkmale. Ihre Beobachtung wird genauer, Ihre Intuition wacher und Ihr Gedächtnis verläßlicher.

Anfangs kann es durchaus Wochen dauern, bis sich das Krankheitsbild für Sie konturiert und Sie sagen können, an welcher Neurose oder Psychose Ihr Bekannter leidet. Deshalb empfiehlt es sich immer wieder, möglichst viele unter diesen analytischen Aspekten bereits analysierte Schriften zu studieren. Denn in der Psychoanalyse bestehen die verschiedensten Schulen und Richtungen nebeneinander (es sind sehr viel mehr als in der Graphologie), und ihre verschiedenen Kriterien und Aspekte zu kennen, ist nicht nur interessant, sondern wichtig.

Der Übersichtlichkeit wegen werden wir versuchen, die seelischen Krankheiten schematisch zu gliedern, beginnend mit den harmloseren. Selbst die namhaftesten Psychiater sind sich über die Einteilung in die drei großen Gruppen Neurose – Psychose – Schizophrenie nicht immer einig. Amerikanische Wissenschaftler nehmen gewöhnlich folgende Einteilung vor:

- Der Neurotiker führt für gewöhnlich ein normales Arbeits- und ein sozial akzeptables Leben;
- der Psychotiker kann zwar noch seiner Arbeit nachgehen, hat jedoch Schwierigkeiten im sozialen und privaten Leben;
- der Schizophrene kann seiner Arbeit nicht mehr regelmäßig nachgehen, und sein soziales und sein privates Leben sind zerstört.

In allen drei Fällen sind Kommunikationsschwierigkeiten dominant, begleitet oder hervorgerufen von einer grundsätzlichen Labilität. So allgemein formuliert, scheint auch diese Aussage banal; gleichwohl steckt eine Wahrheit in ihr, die sich in der Schrift spiegelt. Deshalb soll die Rolle des Ödipus-Komplexes, der Schuldgefühle oder der Angst nicht geleugnet werden. Wir wollen deshalb versuchen, anhand von Beispielen Ordnung in das Spektrum der Leidensmöglichkeiten zu bringen, gerade angesichts der Tatsache, daß es in der Psychoanalyse je nach Schule unterschiedlich aussieht: einige Leiden werden der Neurose, andere der Psychose zugeordnet. Und hinsichtlich der Schizophrenie war der berühmte Professor Laing der erste, der sie als schicksalhafte Krankheit zurückwies. Gelang es ihm nicht, einige als hoffnungslos eingestufte Fälle zu heilen? Zu seinen Schülern gehören T.S. Szasz, F. R. Roheim, R. May, E. Fromm und P. Szondi. Letzterer befaßte sich auch mit der Graphologie und arbeitete an einem neuen System entsprechend den Temperamenten, das allerdings nicht sehr überzeugen kann.

Wie der Arzt oder der Psychiater muß auch der Graphologe die Symptome zu interpretieren verstehen, vor allem, wenn sie gehäuft auftreten. Unsere Beispiele werden langsam in ihrem Anspruch schwieriger und sind deshalb mit einer ausführlichen Analyse versehen. Sie beschränken sich jedoch auf seelische Zustände, damit Sie lernen, seelische Krankheiten zu erkennen und ihre Merkmale von normalen Merkmalen zu unterscheiden.

2.1 Neurosen

Neurosen beeinträchtigen weder den Arbeits – noch den gesellschaftlichen Bereich; zerstörend wirken sie »nur« im Privatleben.

Bei der *reaktiven Depression* handelt es sich, wie der Name schon sagt, um einen vorübergehenden Zustand, der durch äußere Ursachen bedingt ist: Unfall, Tod eines Angehörigen, Scheidung oder beruflicher Mißerfolg. An Symptomen läßt sich folgendes festhalten:

- Der Neurotiker denkt unablässig an seine desolate Situation;
- seine Libido nimmt ab (Sie werden erinnern, daß Libido in der Graphologie Lebensfreude, Willensstärke und Sexualität umfaßt);
- seine Kommunikation mit engen Freunden nimmt ab, entweder spricht er seltener mit ihnen oder aber er zieht eine oberflächliche, unpersönliche Art der Unterhaltung vor;
- er wird magersüchtig oder auch freßsüchtig;
- zuweilen fängt er an zu trinken oder zu rauchen;
- der deprimierte Mensch isoliert sich vollständig oder
- er klammert sich allzusehr an seine Angehörigen;
- eine Tendenz zur Labilität taucht auf;
- es mangelt an Ehrgeiz;
- die Freude am Wettbewerb verschwindet;
- das Interesse an der Umgebung läßt nach;
- es fällt schwer, Entscheidungen zu treffen;
- Furcht und Angst werden bestimmend.

Je nach Fall und Schwere des Falls können die Symptome variieren. Alles hängt vom Charakter des einzelnen und der Intensität seiner Depression ab. Ist der Zustand vorübergehend und eine Neigung zur Depression nicht gegeben, kann die Graphotherapie durchaus hilfreich sein. Wie bei den Kindern auch wird der Graphotherapeut dem Patienten die negativen Zeichen in seiner Schrift erläutern und ihm nahelegen, jeden Tag handschriftlich und sich selbst beschreibend eine Seite zu verfassen. Dieser graphisch sichtbare Reflex auf die eigenen Leiden wird sich als heilsam erweisen.

Die entsprechenden grafischen Merkmale in der Schrift eines Neurotikers mit reaktiver Depression:

- Trübsal: die Grundlinie fällt plötzlich nach unten ab, die Endbuchstaben fallen auch unter die Linie;
- regressive Libido: »t«-Striche verlieren an Festigkeit, die Unterlängen hängen ohne Kraft herunter und weisen keine Schleifen auf, der Druck wird weich oder schwach;
- Kommunikationsschwierigkeiten: unregelmäßige oder übertriebene Zwischenräume, von den jeweils folgenden Kleinbuchstaben isolierte Großbuchstaben;
- Ernährungsschwierigkeiten: fadenförmiger Strich; unausgeführte, hängende Buchstaben (Magersucht); dominante Mittelzone, runde Formen (Bulimie);
- menschliche Beziehungen: stark verbundene Schrift (der Patient klammert sich an seine Angehörigen; stark unverbundene Schrift (der Patient isoliert sich);
- Labilität: Wellenlinie, unterschiedliche Schriftlage;
- Mangel an Ehrgeiz: Linksläufigkeit, monotone Schrift;
- Furcht und Angst (auch als Weigerung ,Verantwortung zu übernehmen: schnelle Schrift, vertauschte und nicht ausgeführte, hängende Buchstaben, Auslassungen, extrem starke Rechtsläufigkeit, Retuschen und Deckzüge;
- Entscheidungsunfähigkeit: Disharmonien aller Art, zerhackte Buchstaben.

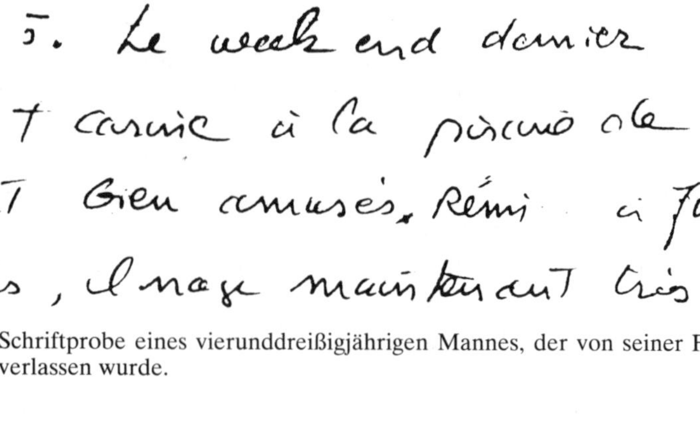

Schriftprobe eines vierunddreißigjährigen Mannes, der von seiner Frau verlassen wurde.

Merkmale: *absinkende Zeilen, weicher Druck, unterschiedlich große Zwischenräume, unausgeführte, hängende Buchstaben, Dominanz der Mittelzone, Wellenlinien, bruchstückhafte Buchstaben, unterschiedliche Neigung.*
Eigenschaften: Der Mann versinkt zusehends in seiner Depression, regressive Libido, Verwirrung und Labilität der Gefühle.

*

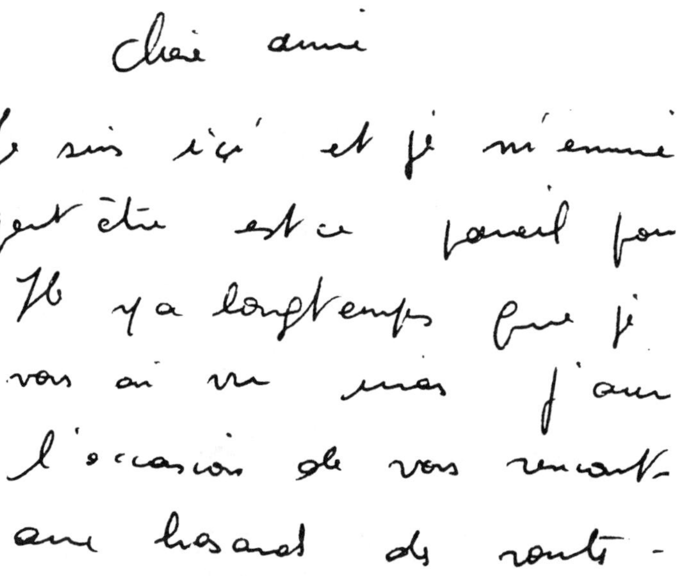

Schriftprobe eines einundvierzigjährigen Literaturprofessors, zwei Monate nach dem Tod seiner Eltern.

Merkmale: unproportional große Zwischenräume, Wellenlinie, absinkende Schrift, unterschiedliche Schriftlage, Einrollungen, zugespitzter Strich, gute Einteilung, ausgewogener Druck.
Eigenschaften: *der Mann ist sehr labil, weder seine Arbeit noch sein Privatleben befriedigen ihn, er empfindet grundsätzlich Langeweile. Deshalb möchte er sich einer Analyse unterziehen; er will wieder ins Gleichgewicht kommen. Es handelt sich also nicht um ein wiederholtes, sondern um ein aus konkretem Anlaß entstandenes Leiden.*

*

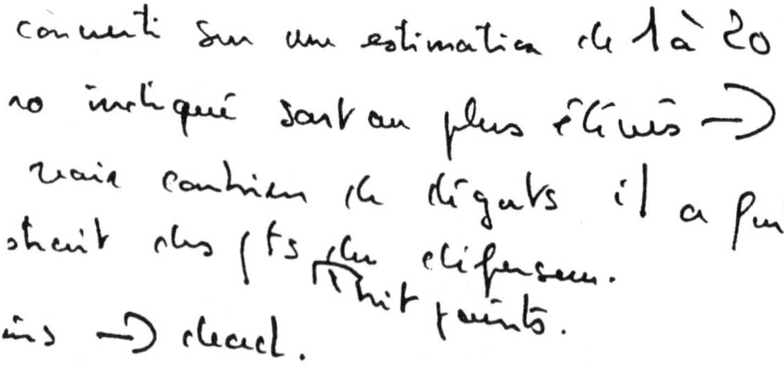

Schriftprobe eines achtzehnjährigen Gymnasiasten nach nicht bestandenem Abitur; er leidet außerdem unter seinem ersten Liebeskummer.

Merkmale: Absinkende Schrift, zerstückelte Buchstaben, Deckzüge, schwerfällige Oberzeichen, Haken, ausgewogener Druck, steile bis rechtsläufige Schrift; klarer Gesamteindruck, gebundene, schnelle und harmonische Schrift.

*

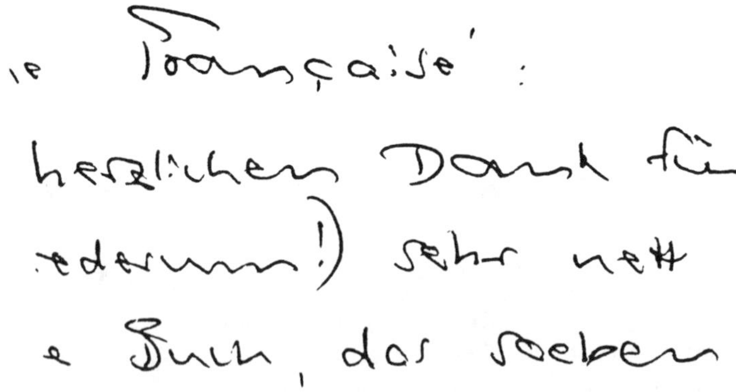

Schriftprobe eines sechsundfünfzig Jahre alten Verlegers, der notgedrungen zusammen mit seinem Bruder, mit dem er sich nicht versteht, einen Familienbetrieb leitet.

Merkmale: leicht abfallende Schrift, abgehackt, linksläufige Winkel, Disharmonien, fehlende Unterlängen, schnelle Schrift, gleichwohl lesbar.
Eigenschaften: *Zu den beruflichen und finanziellen Schwierigkeiten kommen noch eheliche Probleme hinzu; entsprechend rückläufig zeigt sich die Libido. Sexuelle Ambivalenzen, latente Depression.*

*

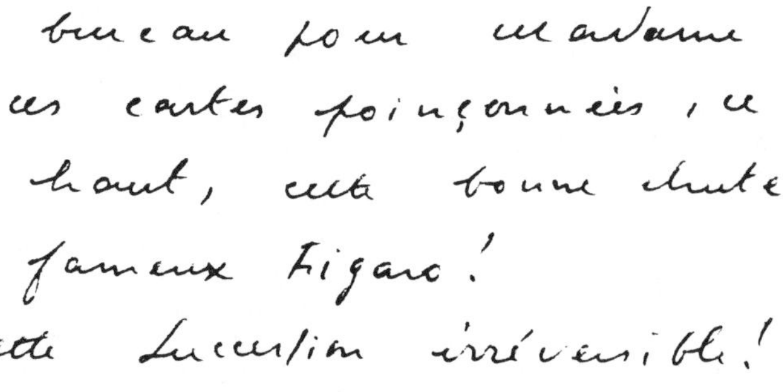
bureau pour madame
ces cartes poinçonnées, ce
haut, cette bonne chute
fameux Figaro!
cette succession irréversible!

Schriftprobe eines achtundsechzigjährigen intelligenten, kultivierten und ausgeglichenen Mannes, seit kurzem im Ruhestand und durch den Tod seiner Frau sichtlich deprimiert.

Merkmale: in sich ziemlich gerade verlaufende Schrift, doch mit deutlich absinkender Grundlinie; regelmäßiger Druck, rechtsläufige, schnelle, klare harmonische Schrift.
Eigenschaften: *die abfallenden Zeilen und die übertriebenen Zwischenräume sind Ausdruck seiner Bedrücktheit und intellektuellen Einsamkeit. Wahrscheinlich jedoch wird seine robuste Gesundheit diesen Zustand schnell überwinden.*

*

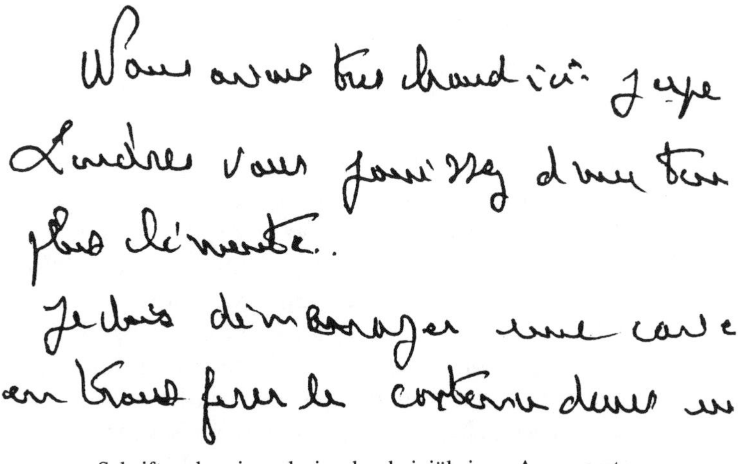
Nous avons très chaud ici. J'espère
Londres vous jouissez d'un temps
plus clément..
Je dois déménager une cave
en transférer le contenu dans un

Schriftprobe eines dreiundsechzigjährigen Augenarztes.

Merkmale: Wellenlinien, steile bis linksläufige Schrift, Haken, Schlingen, Einrollungen, Deckzüge, Brüche, Retuschen; unausgeführte, hängende Buchstaben; schwerfällige und willkürliche Oberzeichen, wechselnde Unterlängen, vertauschte und verdrehte Buchstaben; ungünstiger Gesamteindruck, schwer lesbare Schrift und wenig sauber; starker Druck, zugespitzter Strich.
Eigenschaften: *zufriedenstellende Gesundheit, doch allgemein labil. Das Privatleben ist konfus; dieser Mann verehrt zwar die Frauen, erträgt aber ihre anhaltende Gegenwart nicht. Seine Nervosität und seine Labilität schwächen seine Libido. Um der Realität zu entgehen, flüchtet er sich in den Alkohol und in Phantastereien; beides vergrößert seine geistige Verwirrung nur noch. Außerdem lebt er vorwiegend in der Vergangenheit – die Linksläufigkeit seiner Schrift zeigt dies. Der Mann ist spöttisch, hat jedoch Sinn für Humor. Auffällig sind sein Egoismus, seine Unentschlossenheit, seine Ausdauer, seine Hemmungen und seine Leiden schlechthin.*

*

Die *chronische Depression* ist gegenüber der *reaktiven* weitaus schwerwiegender, denn sie stellt sich regelmäßig ein und wird nicht durch einen einmaligen Anlaß ausgelöst. Auch sie hat verschiedene Erscheinungsbilder, die im wesentlichen durch drei Faktoren bestimmt sind, durch

- eine endogene Prädisposition,
- ein zeitlich zurückliegendes Trauma,
- schädliche Umwelteinflüsse.

Sind diese drei Faktoren in einer bestimmten Weise bereits gegeben, erschweren sie zwangsläufig die Veränderung von Umständen und Situationen und erweisen sich für Therapien selbst als belastend, wie zum Beispiel für eine über Jahre andauernde Psychoanalyse oder eine Chemotherapie. In beiden Fällen kann die Graphotherapie unterstützend wirken und sei es auch nur dadurch, daß sie den Patienten durch die versachlichte Selbstbegegnung in der Schrift »moralisch« stärkt und den Verschlechterungsprozeß eines Zustands, zu dem das fortschreitende Alter tendiert, aufhält und unter

Umständen so dem Übergang in eine Psychose vorbeugt. Die Symptome der chronischen Neurosen ähneln denen der reaktiven Depression, doch zeigen sie sich in verschärfter Form:

- extreme Schuldgefühle: linksläufige Züge, kleiner werdende Schrift, unausgeführte Buchstaben, Teilbuchstaben, weicher Druck, Unterschrift unten in der Mitte oder links unter dem jeweiligen Text;
- extremer Egoismus, auch Narzißmus; linksläufige Winkel, fehlender Rand, fehlende Endzüge, Einrollungen;
- Bosheit aufgrund von Leiden: trockene Schrift mit Stabstrich, schwerfällige Oberzeichen in Hakenform;
- Flucht in die Mythomanie: siehe die in Kap. I, Seite 48 aufgeführten Merkmale.

Eine unangemessen oder unzureichend behandelte reaktive Depression kann im Selbstmord oder in einer chronischen Depression enden, und sie wieder gehört zu den Neurosen. Die Neurosen selbst gliedern sich in Phobien, Hysterien, Besessenheit, Sado-Masochismus, Melancholie, Paranoia und manisch-depressive Zustände, wobei die beiden letzteren oft zu den Psychosen gezählt werden. Eine Schwierigkeit der Psychoanalyse bestand immer schon darin, die exakten Symptome zu isolieren und entsprechend Klassifizierung und Therapie nach ihnen auszurichten. Diese Schwierigkeit ist durchaus verständlich, bedenkt man die Erscheinungsbilder der Krankheit selbst, die in sich ja höchst selten klar voneinander abgegrenzt sind; nur allzu oft ist bei den Patienten ein Symptomenkomplex gegeben. Aus ihnen resultieren jene unbestreitbaren Interferenzen, die Thema vieler Werke und Inhalt von Theorien der bekanntesten Psychoanalytiker sind.

Der Graphologe und Graphotherapeut ist nun bemüht, diese Begriffsverwirrung nicht noch unnötig zu vergrößern, im Gegenteil, ihm liegt an der Vereinfachung, und diese Vereinfachung wiederum rechtfertigt sich aus der Beschränkung auf die Schrift. Muß ihm nicht vornehmlich daran gelegen sein, nahe bei der Realität zu bleiben? – Sie selbst werden im Laufe Ihrer graphologischen Studien feststellen, daß Sie immer weniger Gefahr laufen, sich mit Ihrer konkreten Einschätzung einer Handschrift zu täuschen; die Praxis selbst und die Bestätigung durch die Praxis werden Sie sicherer machen; die zunehmende Differenzierungsmöglichkeit macht Ihnen die wissenschaftliche Disziplin als solche verfügbar und damit auch verläßlicher.

Zwischen einer außergewöhnlichen Intelligenz und Geisteskrankheit in der Schrift zu unterscheiden, ist nicht immer leicht. Eine treffsichere Unterscheidung wie diese erfordert die Analyse zahlreicher Schriftproben und die Vergewisserung bei Schriften von Freunden. Diese Schwierigkeiten nehmen natürlicherweise mit der Schwierigkeit der jeweiligen Fälle zu. Ein etappenweises Vorgehen im folgenden wird Ihnen die Symptome und ihre Bedeutung durchsichtiger machen; erst dann lassen sich die Ergebnisse schematisch erfassen.

BEISPIELE

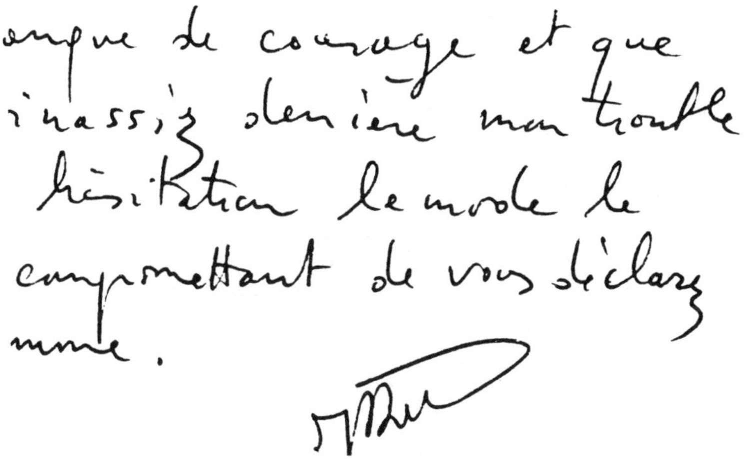

Schriftprobe eines dreiundfünfzigjährigen Schriftstellers, der trotz eines gewissen Erfolgs infolge zahlreicher Publikationen an regelmäßig wiederkehrenden Depressionen (Zyklothymie) leidet.

Merkmale: Wellenlinien, abfallende Endbuchstaben, schwerfällige Oberzeichen, zugespitzte Strichführung, Einrollungen und kleine Haken, unterschiedliche Schriftlage, aus mehreren Strichen zusammengesetzte Buchstaben, unregelmäßige Abstände, unharmonische Formen, Arkaden; unausgeführte, hängende Buchstaben; energische »t«-Striche, ausgewogener Druck, klarer Gesamteindruck, gute Lesbarkeit (die Unterschrift ausgenommen): die Adresse ähnelt der Schrift der Schriftprobe selbst; schnelle Schrift.
Eigenschaften: *Der Mann wurde dreimal geschieden; er hat keine Kinder. Er gerät immer wieder an Frauen, die selbst neurotisch sind und ihm deshalb nicht helfen können, seinen eigenen Zustand zu verbessern. Nach jahrelan-*

ger kostspieliger und ergebnisloser Psychoanalyse begann er zu trinken; doch mit Hilfe einer Vereinigung zur Bekämpfung des Alkoholismus konnte er sich von dieser Sucht befreien. Zur Zeit geht es ihm zwar immer noch nicht gut, doch gestatten ihm seine wiedergewonnene Unabhängigkeit und seine robuste Gesundheit, seine kreative Arbeit fortzuführen.

Die grafischen Merkmale des Schriftbeispiels für Zyklothymie und ihre Bedeutung im Detail:

Wellenlinien	*Labilität*
abfallende Endbuchstaben	*Depression*
schwerfällige Oberzeichen	*Angst*
zugespitzte Züge	*Sarkasmus*
Einrollungen, Haken, bruchstückhafte Buchstaben, unterschiedliche Schriftlage, Arkaden; unausgeführte hängende Buchstaben, unleserliche Unterschrift, Disharmonien;	*zusammen mit der dominanten Wellenlinie: krankhafte Einbildung, Mythomanie, Schläue, geringe Glaubwürdigkeit;*
schnelle Schrift, klare Einteilung	*Intelligenz, Bildung;*
ausgewogener Druck	*robuste Gesundheit;*
ausgeglichene Zonen	*starke Libido (des Drucks und der »t«-Striche wegen)*

*

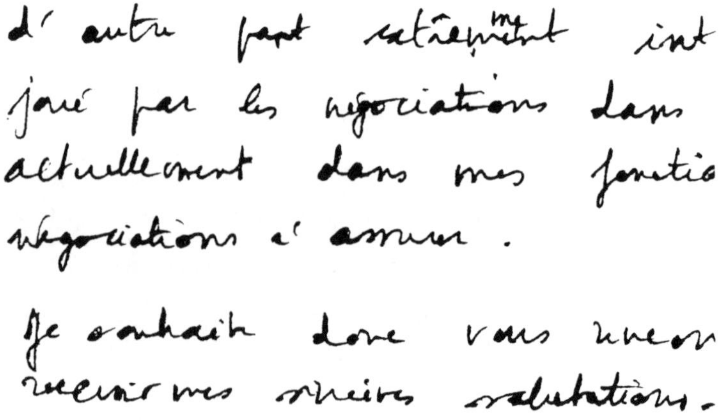
d'autre part extrêmement int
joué par les négociations dans
actuellement dans mes fonctio
négociations à assumer.
Je souhaite donc vous encore
recevoir mes sincères salutations.

Schriftprobe einer zweiunddreißigjährigen intelligenten und gebildeten Politologin mit sexuellen Problemen.

Merkmale: absinkende und leicht wellenförmig verlaufende Zeilen; Deckzüge, Retuschen, Einrollungen; unausgeführte, hängende Buchstaben, verschmierte Vokale; schnelle, aber wenig sorgfältige Schrift; unregelmäßiger Druck; lastige Oberzeichen; steile bis rechtsläufige Schrift; verdickte, manchmal ansteigende und zugespitzte Endbuchstaben, zugespitzte Worte.

Eigenschaften: *entscheidungsfreudig, jugendlicher Enthusiasmus, Ehrgeiz, Organisationssinn, in der Arbeit durchaus zuverlässig; Probleme im Privatleben, sexuelle Besessenheit, labiles Gefühlsleben, Verstellungskunst, leichte chronische Depressionen; obwohl privat nicht sonderlich glücklich, ist diese Frau doch gesellig und einer anspruchsvollen und verantwortungsvollen beruflichen Aufgabe gewachsen.*

Merkmale und entsprechende Eigenschaften im Detail

absinkende Zeilen	*Depression*
Wellenlinien	*Labilität*
unregelmäßiger Druck	*sexuelle Wahnvorstellungen und sexuelle Probleme (die o.a. Labilität beeinflußt das Privatleben ganz wesentlich)*
Deckzüge, Retuschen, Einrollungen verschmierte Vokale, hängende, unausgeführte Buchstaben; schwerfällige und überflüssige Zeichensetzung; zugespitzte Wörter; Wellenlinien;	*Verstellungskunst und Lüge*
schnelle Schrift, gute Einteilung	*Intelligenz, Kultur, lebh. Verstand*
ansteigende und zugespitzte Endbuchstaben	*Wut, Temperament, Unbeherschtheit*
eine insgesamt nachlässig wirkende Schriftprobe (obwohl man die auf Arbeitssuche befindliche junge Frau bat, mit dem Füller oder Kugelschreiber zu schreiben)	*Verachtung gegenüber Mitmenschen, Nachlässigkeit, Stolz (in diesem Fall)*

*

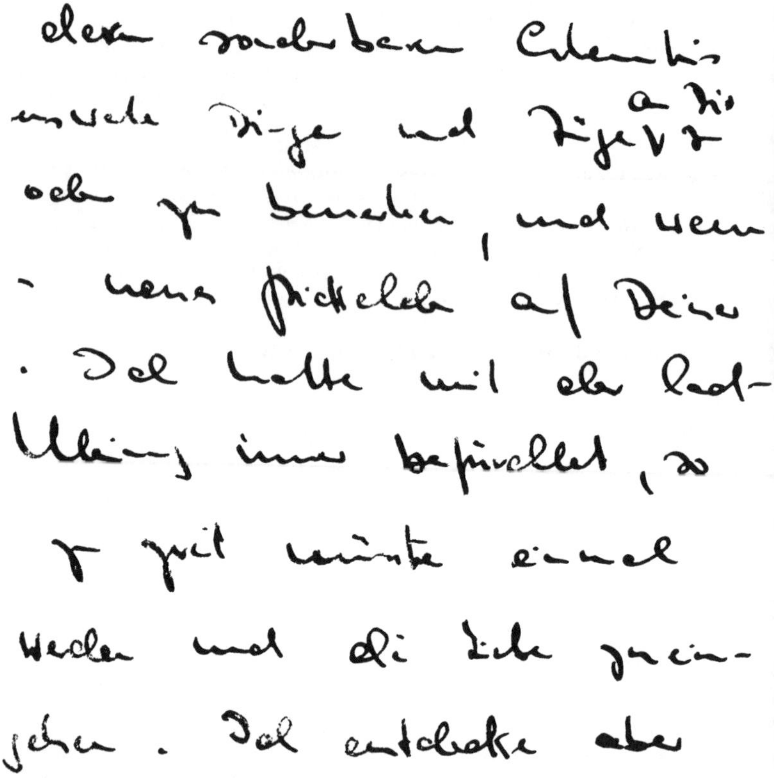

Schriftprobe einer sechsundvierzigjährigen neurotischen Frau, die nicht mehr im Berufsleben steht.

Merkmale: runde, linksschräge, verdrehte Schrift; unregelmäßiger Druck, durch den Verdickungen entstehen, unharmonisch, leicht abfallende Schrift, verschmiert in Vokalen und Konsonanten; übergroßer Rand und Zeilenabstand.

Merkmale und entsprechende Eigenschaften im Detail

rund	*gefühlvoll, feminin*
linksschräg	*Hemmungen, Verdrängung, psychische Probleme*

verdreht	*körperliche und seelische Leiden*
unregelmäßiger, zu Verdickungen führender Druck	*Ängste, schwere, sexuelle Probleme und Wahnvorstellungen, Alkoholismus*
Unstimmigkeiten	*Phanstastereien, Lüge, Flucht vor der Realität*
absinkende Zeilen	*chronische Depression*
verschmierte Buchstaben	*ausschweifende Phantasien, Lüge, Arglist*
übergroßer Rand und Abstand	*Hemmungen, Neurose*

Ganz offensichtlich fühlt sich die Schreiberin in ihrer Haut nicht wohl und flüchtet deshalb in den Alkohol. – Ihr Porträt zu vervollständigen, sind Sie nun nach dem Beschriebenen, Demonstrierten und Erlernten selbst fähig.

*

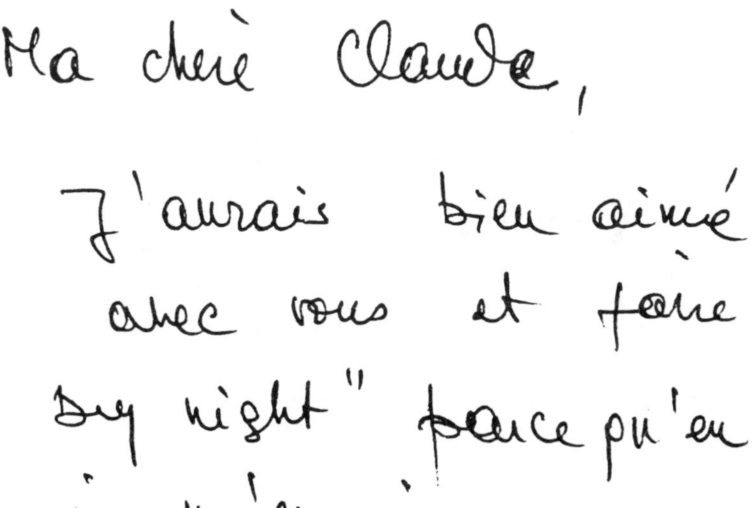

Schriftprobe eines neunundzwanzigjährigen, seit der Kindheit neurotischen Buchhalters. (Beispiel für sexuelle Probleme)

Merkmale: gerade verlaufende Grundlinie, übertriebene Größe der Buchstaben und Abstände, Einrollungen und Schleifen, Haken, runder Strich, zugespitzte Züge, Girlanden, vertauschte und überflüssige Buchstaben, kraftlos hängende Unterlängen, starker Druck, dominante Mittelzone; langsame und retuschierte Schrift.

Eigenschaften: *seinen Minderwertigkeitskomplexen und Angstzuständen versucht der Mann durch übermäßigen Autoerotismus zu begegnen, der allerdings wenig Abhilfe schafft, da es ihm seine Schüchternheit verwehrt, sich Frauen zu nähern; überdies befürchtet er eine plötzlich eintretende Impotenz. Diese Furcht scheint begründet, betrachtet man die verdrehten und kraftlos hängenden Unterlängen, die auf eine gewisse Ambivalenz und eine deutliche Libidoschwäche schließen lassen. Nur eine intensive Psychotherapie könnte ihn eventuell von seinen Perversionen heilen. – Die Schrift läßt auf eine freundliche, gesellige, passive und weibliche Natur schließen, ebenso jedoch auf Apathie, Narzißmus und ein frustriertes Gefühlsleben. Der Schreiber lebt in der Vergangenheit und lügt, um der Realität nicht ins Gesicht sehen zu müssen; er lebt zurückgezogen.*

*

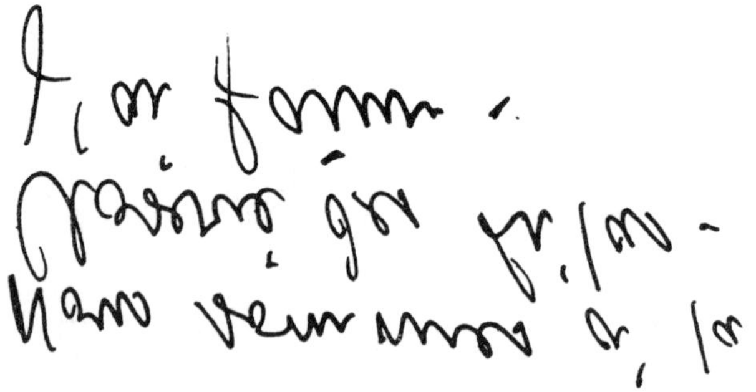

Spiegelschrift: Schriftprobe eines sechsundvierzigjährigen labilen, unsteten und ausschweifenden Geschäftsmannes. (Beispiel für sexuelle Probleme)

Bei Kindern ist die Fähigkeit zur Spiegelschrift nicht ungewöhnlich und ziemlich stark entwickelt; deshalb hat sie auch beim Kind keine besondere Bedeutung. Beim Erwachsenen hingegen ist sie kein gutes Zeichen – wie bereits Pulver, Crépiaux-Jamin und Carton feststellten. Im Gegenteil, die Fähigkeit, in Spiegelschrift zu schreiben, scheint eher mit einer Verhalten-

heit des Gefühls, einer Gefühlsretardierung und sexuellen Wahnvorstellungen zu tun zu haben, die sich bis zur Perversion steigern können. Ein solches Beispiel haben wir vor uns.
Legen Sie die Schriftprobe vor einen Spiegel. Sofort wird Ihnen die wellenförmige Grundlinie auffallen, Sie werden Haken, Arkaden und Einrollungen bemerken. Der Druck ist unregelmäßig, und die Zeichensetzung wirkt schwerfällig, auch die Deckzüge sind deutlich erkennbar.

*

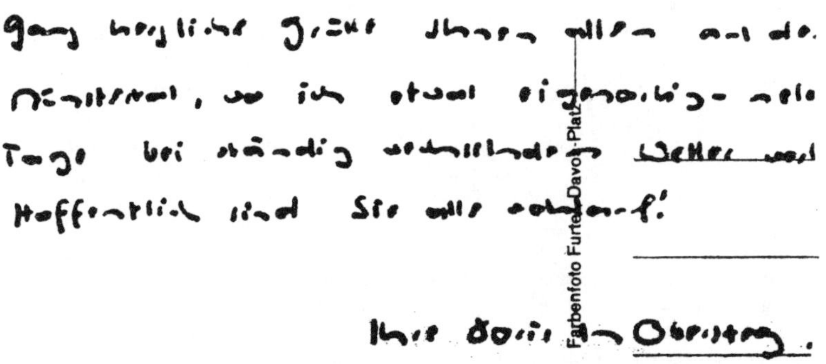

Schriftprobe einer sechsundvierzigjährigen höchst intelligenten und kultivierten Ärztin. (Beispiel für sexuelle Probleme)

Merkmale: monotone, stockende Schrift, allzu starre Zeilenführung, Arkaden, unverbundene Schrift, unregelmäßiger Druck, große Wortabstände.
Eigenschaften: *asexuell, Phobien, geldgierig, egoistisch, intellektuell isoliert, neurotisch, psychotische Tendenzen, schwieriges soziales Leben. Die Frau befindet sich in psychotherapeutischer Behandlung.*

*

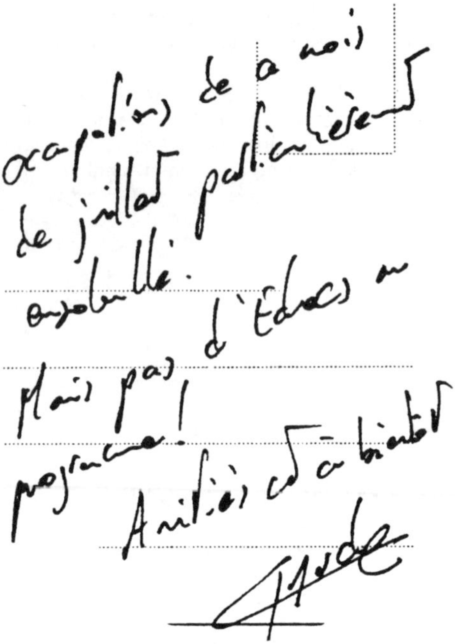

Schriftprobe eines fünfundzwanzigjährigen chronischlabilen Studenten. (Beispiel für Manie)

Merkmale: extrem ansteigende Zeilen, in sich jedoch gerade verlaufend; überhöhte Oberlängen, Haken, Fadenbindungen, vertauschte und bruchstückhafte Buchstaben, Deckzüge, unregelmäßiger Druck, zugespitzte Endbuchstaben, rückläufige Unterstreichung des Namenszugs, schnelle und springende Schrift, willkürliche »t«-Striche.

Merkmale und entsprechende Eigenschaften im Detail

zu stark ansteigende Linien	*krankhafte Überreizung (manischer Zustand)*
in sich ziemlich gerade verlaufende Grundlinie	*Arbeitseifer, Regelmäßigkeit*
überhöhte Oberlängen	*intellektueller Ehrgeiz, Stolz, Jähzorn (bei Oberlängen mit Haken)*
Haken (bei Anfangsbuchstaben und anderswo	*Egoismus, Habsucht*
Fadenbindung	*Diplomatie, Verstellungskunst, Lüge (bei vier oder fünf weiteren Merkmalen für Unehrlichkeit.)*
vertauschte und bruchstückhafte Buchstaben	*Lüge, Schläue*
unregelmäßiger Druck	*Labilität, Probleme mit dem Gefühlsleben, sexuelle Wahnvorstellungen, verantwortungsscheu*
zugespitzte Endbuchstaben	*kritischer Verstand, zynisch oder spöttisch*

schnelle und kleine Schrift willkürliche »t«-Striche	*Intelligenz, Bildung, wacher Verstand Willensschwäche, labile Libido Angst vor Verantwortung.*

Der junge Mann fühlt sich in seinem Ehrgeiz frustriert. Er ist bemüht, seine Enttäuschung und seine Ängste unter einer fröhlichen Miene und mit vielen flotten Sprüchen zu verbergen. Ein gewisser Bruch zwischen der Realität und seiner im wesentlichen versponnenen Lebensvorstellung ist unverkennbar. Ohne Therapie riskiert er eine Verschlechterung seines Zustands mit zunehmendem Alter bis hin zu einer manisch-depressiven Psychose.

*

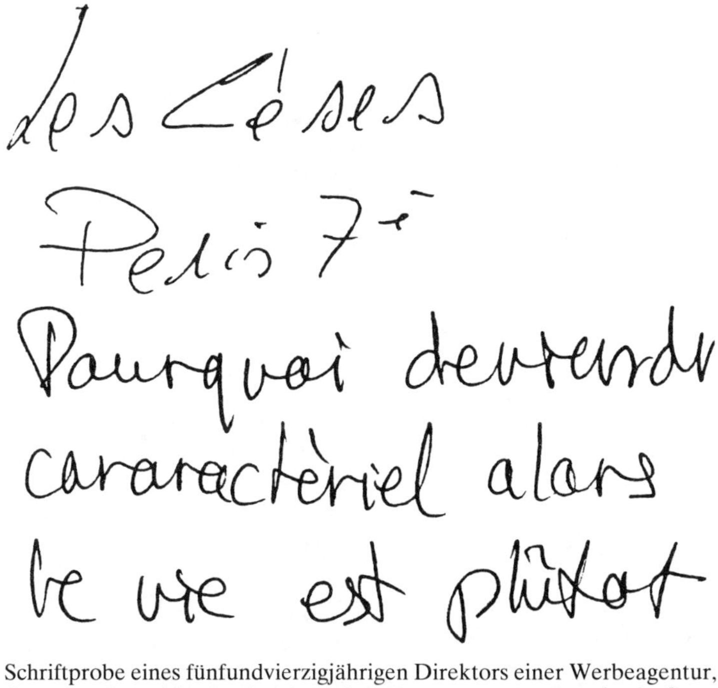

Schriftprobe eines fünfundvierzigjährigen Direktors einer Werbeagentur, der, von seinem blendenden Aussehen überzeugt, versucht, wie ein Casanova zu leben. Allerdings erweisen sich seine Verführungskünste, da bei weitem nicht immer erfolgreich, als begrenzt. (Beispiel für Paranoia)

Merkmale: Dominanz der Mittelzone und wenig ausgeprägte Unterlängen; beides deutet auf Sinnlichkeit und Gefühlsbetontheit, viel mehr als direkt auf sexuelle Fixierung.

Merkmale und entsprechende Eigenschaften im Detail

gerade verlaufende Grundlinie	*Organisationstalent, Pünktlichkeit*
übertrieben große Buchstaben	*Megalomanie, Paranoia, Verschwendung (hier)*
runde Schrift	*Materialismus, Sinnlichkeit, Gefühl, Narzißmus, ambivalente Neigungen, Faulheit*
Einrollungen	*Narzißmus, Egoismus, Lüge, Verstellungskunst*
Verdrehungen	*Leiden*
vertauschte oder überflüssige Buchstaben	*begrenzte Intelligenz, Feigheit, Gleichgültigkeit*
abfallende Endbuchstaben	*Materialismus, Enttäuschungen*
Haken	*Habsucht, Egoismus, Lüge*
linksläufige Züge	*Egoismus, infantile Regression ins orale Stadium (hier, denn auch der Rest der Schriftprobe weist dieses grafische Merkmal auf)*
Schnörkel, schwerfällige Oberzeichen	*schwerwiegende psychische Probleme, sexuelle Perversionen*
Schlingen	*Ausdauer*
verbundene Schrift	*analytischer Verstand*

*

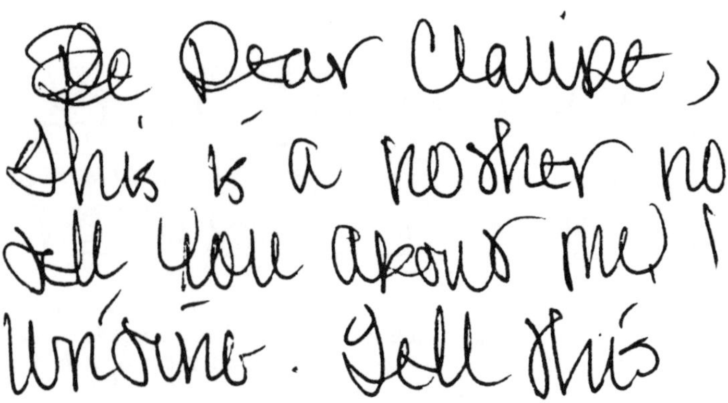

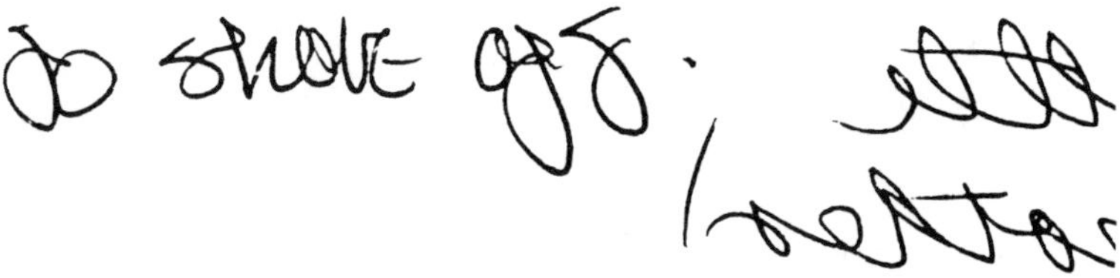

Schriftprobe einer sechsunddreißigjährigen sehr vermögenden Amerikanerin. (Beispiel für Paranoia)

Merkmale: ziemlich gerade verlaufende Grundlinie, große und runde Schrift, verdrehte Buchstaben, steile bis linksläufige Schrift, Einrollungen, Arkaden, verdickte Striche.
Eigenschaften: *sehr intelligent, auch gebildet, doch ohne Ehrgeiz wahrscheinlich, beide Gaben weiterzuentwickeln; es besteht eine chronische Neurose, bei der die paranoiden Elemente überwiegen.*

Merkmale und entsprechende Eigenschaften im Detail

gerade verlaufende Zeilen	*Organisationstalent*
übertrieben große Buchstaben	*exzessiver Stolz, vermutlich aus unzureichend kompensiertem Minderwertigkeitskomplex hervorgegangen*
betont gerundete Buchstaben	*Sinnlichkeit, Hedonismus, Freundlichkeit, Anhänglichkeit*
Verdrehungen	*Leiden*
Dominanz der Mittelzone	*Materialismus, Realitätsbewußtsein vorrangig betonte Sinnlichkeit gegenüber der Sexualität*
Linksneigung	*Hemmungen, Verdrängung, Egoismus, Vergangenheitsorientierung*
Einrollungen, Arkaden	*Verstellungskunst, Manipulierungsversuche, Eifersucht, verborgene Habsucht, Narzißmus*
Schleifen	*Ausdauer, Hartnäckigkeit (hier)*
fehlende »t«-Striche, Linksläufigkeit, übertriebene Rundungen	*Mangel an Wille und Ehrgeiz, denkfaul*
vertauschte Buchstaben, unklarer Gesamteindruck, fast unleserlich; zwei Wörter in Spiegelschrift	*Gefühlsverwirrung, zyklothyme Tendenzen, Anwandlungen von Megalomanie und Paranoia, Überlegenheitskomplex und in seiner Folge Depressionen, stark betonte Sinnlichkeit*

*

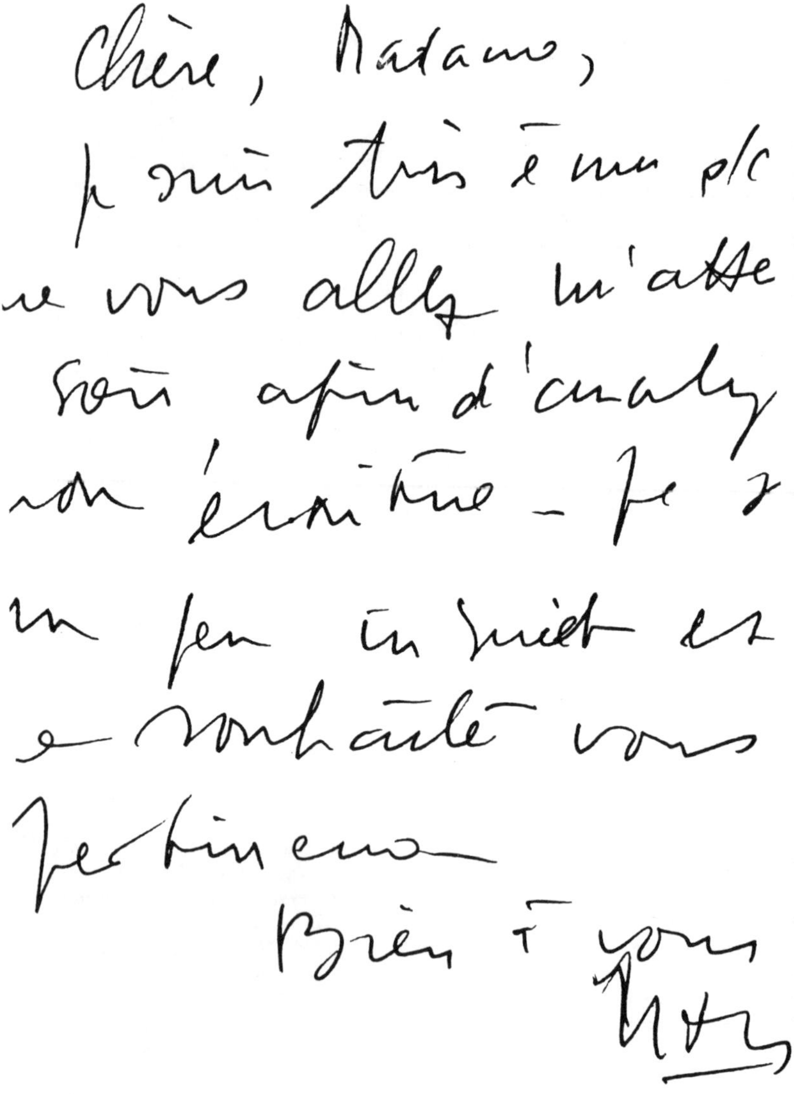

Schriftprobe eines dreiundsechzigjährigen Literaturprofessors und Schriftstellers. (Beispiel für Paranoia)

Merkmale: absinkende Wellenlinien, linksläufige Winkel mit Schleifen, zugespitzte Endbuchstaben; Retuschen, Haken, schwerfällige und überflüssige Oberzeichen, vertauschte Buchstaben, Rechtsneigung mit linksläufigen Zügen; Schleifen der Unterlänge unter der Grundlinie, unleserliche und retuschierte Unterschrift, Deckzüge, fehlender Rand, Verdrehungen; hängende, unausgeführte und bruchstückhafte Buchstaben, Buchstaben in unterschiedlicher Größe, Überhöhungen, schnelle Schrift.
Eigenschaften: *der Mann ist verbittert und fühlt sich in seinem intellektuellen Ehrgeiz und in seinem Privatleben frustriert; aggressiv, spöttisch, egoistisch, jähzornig, schwer zu bezwingende chronisch schlechte Laune, deshalb werden Depressionen und Enttäuschungen verheimlicht, entsprechend labil zeigt sich das ganze Gefühlsleben, das auch andere Bereiche beeinflußt und diesen Mann letztlich daran hindert, seine Vorsätze zu realisieren. Und ist ein Ziel erreicht, hindert ihn seine krankhafte Haltung daran, sich am Erreichten zu freuen. Gleichwohl bleiben seine Intelligenz und seine Kultiviertheit unbefragt; seine Gesundheit ist zudem hervorragend.*

An diesem Beispiel läßt sich überdeutlich der unheilvolle Einfluß von Depressionen verfolgen.

*

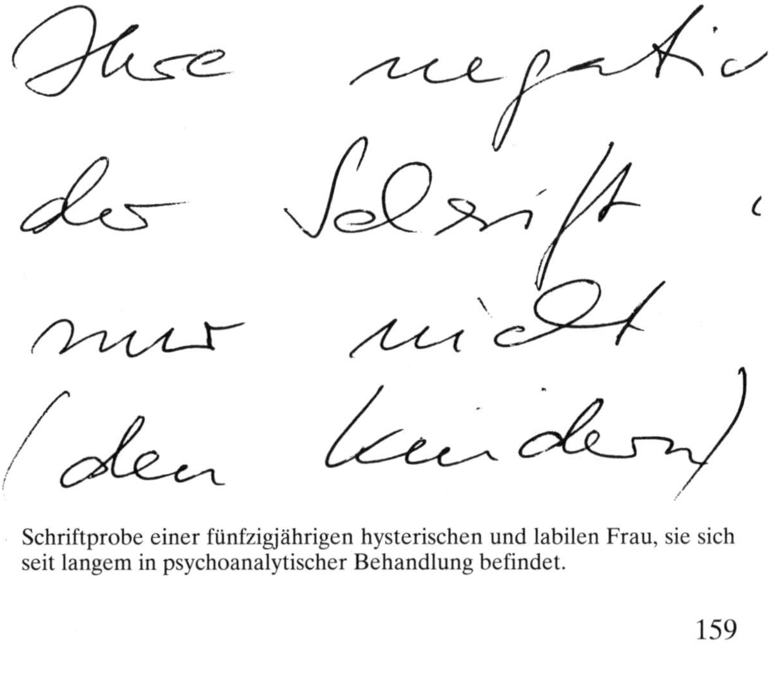

Schriftprobe einer fünfzigjährigen hysterischen und labilen Frau, sie sich seit langem in psychoanalytischer Behandlung befindet.

Merkmale: extrem große und unharmonische Schrift mit großen Abständen, zugespitzten und manchmal abfallenden Endbuchstaben; Arkaden, Wellenlinien, winkelige Unterlängen, linksläufige Züge; Schleifen, Einrollungen, hinaufgeschleuderter Strich; Schleifengirlanden, zu hoch plazierte Oberzeichen, schnelle Schrift.

Merkmale und entsprechende Eigenschaften im Detail

große Schrift	*Weiblichkeit, übertriebene Selbstsicherheit, Mangel an Bescheidenheit*
Unstimmigkeiten	*Tendenz zu Phantastereien, Lüge*
auffallende Zwischenräume	*Unabhängigkeit, Isolierung, Egoismus, Realitätsferne, Verschwendung*
zugespitzte und abfallende Endbuchstaben	*depressive Tendenzen und destruktive Anwandlungen, Bosheit, versteckte Gewalttätigkeit*
Bindungsarkaden	*Arroganz, Manipulationsfähigkeit*
Wellenlinien	*Instabilität, verminderte Glaubwürdigkeit*
winkelige Unterlängen	*Rachsucht, sexuelle und materielle Unzufriedenheit*
linksläufige Züge	*Unaufrichtigkeit, Lüge*
Schleifen, besonders beim »s«	*besitzergreifend und eifersüchtig, starrköpfig*
Schleifengirlanden	*scheinbare Freundlichkeit, Manipulation*
zu hoch plazierte Oberzeichen	*Einbildungskraft (hier zu krankhafter Einbildung verarmt)*
hinaufgeschleuderter Strich	*Jähzorn, innere Wut*
schnelle Schrift	*Lebhaftigkeit, scheinbare Spontaneität* (hysterischer Wortfluß)

Kurzporträt

Eine Frau von Welt, doch eine sehr unglückliche Frau, deren chronische Neurose sich aufgrund ihres Alters kaum noch bessern wird. Die Frau ist verheiratet, ohne Kinder und ohne Beruf. Sie hat Mühe, ihre zerstörerischen Anwandlungen unter Kontrolle zu halten, denn sie ist von Natur aus jähzornig und gerät leicht in Wut. Innerlich fühlt sie sich sehr einsam, doch gefällt sie sich darin, unrealisierbare und sinnlose Projekte zu entwerfen. Ihre Arroganz und ihre Verlogenheit haben sie menschlich isoliert, sie hat keine Freunde. Mehrere Mitglieder ihrer Familie sind psychotisch, ja schizophren. Ihr Bruder unternahm einen Selbstmordversuch, nachdem er seine Frau und seine Kinder hatte erwürgen wollen.
Psychisch Kranke stammen häufig aus einer Umgebung, in der diese Krankheiten gehäuft auftreten, oder aber sie gehen eine Ehe ein, in der der

Partner ähnliche Probleme hat. Dies kann zu keiner Lösung führen, im Gegenteil. In unserem Beispiel sind es, zusätzlich zu Vorbelastung durch die eigene Verwandtschaft, die Kinder des Ehemannes, die gestört sind. Obwohl sich der Zustand der Patientin hier durch eine Behandlung mit Lithium stabilisiert hat, ist doch eine Heilung nicht wahrscheinlich.

*

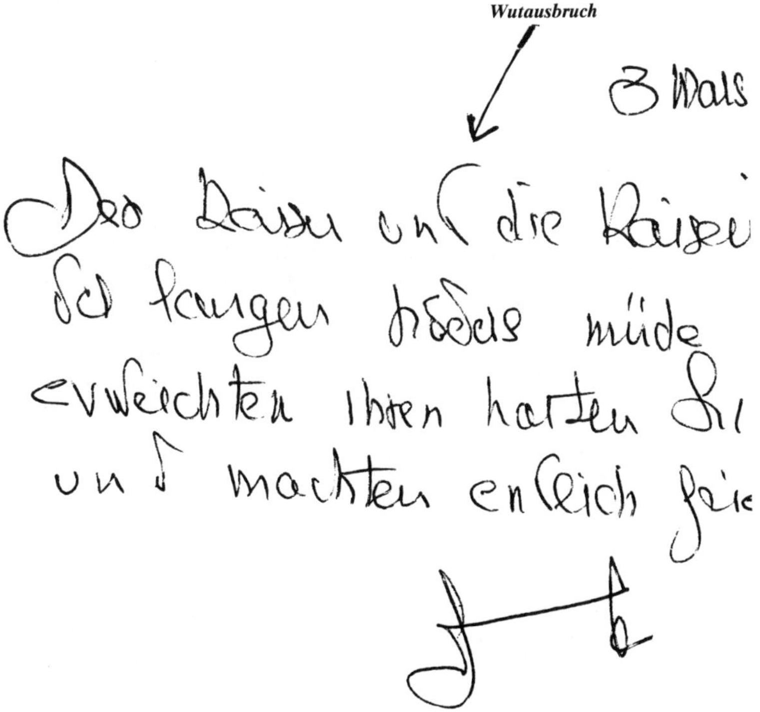

Schriftprobe einer einundzwanzigjährigen Studentin, die sich weigerte, spontan einige Zeilen über ihren Alltag zu schreiben und statt dessen ein Gedicht wählte.
Das große «D» zu Beginn der zweiten Zeile ist charakteristisch für einen Wutausbruch.

Die graphologische Analyse einer kopierten Handschriftprobe, eines Diktats oder – wie hier – eines abgeschriebenen Gedichts ist, wie Sie wissen, weitaus schwieriger; das Material ist verfremdet, es hat sich, ob inhaltlich oder formal, bereits vom Schreibenden entfernt. In diesem Fall hat die Schreiberin das Gedicht wahrscheinlich schon häufiger geschrieben, entsprechend schwächer wird der Reflex ihres wahren Charakters. Anderseits ist ihre Weigerung, spontan einige Zeilen zu verfaßen, verständlich, denn sie ist Mythomanin, paranoid und jähzornig.

Merkmale: langsame Schrift, unregelmäßiger Druck, zugespitzter, hinaufgeschleuderter Strich, leicht absinkende Grundlinie (bei Psychotikern häufig). Allein als Zeichen für »Lüge« sind feststellbar:
- Linksläufigkeit
- Einrollungen,
- Deckzug,
- hinaufgeschleuderte Endbuchstaben mit Arkaden,
- zugespitzter Strich,
- Schnörkel,
- unleserliche, vom laufenden Text unterschiedene Unterschrift,
- hängende, unausgeführte Buchstaben,
- Unstimmigkeiten (verworrene und unleserliche Buchstaben.)

Mühelos registrieren Sie neun dieser Merkmale. Und bereits von fünf Zeichen an läßt sich (innerhalb der insgesamt 27) berechtigterweise, wie Sie wissen, auf »Lüge« schließen. Von sechs Zeichen an befindet man sich im Bereich der krankhaften Einbildung, und bei neun Zeichen wie im vorliegenden Fall liegt eindeutig Mythomanie vor. Die langsame Schrift, durchsetzt mit unregelmäßigem Druck, zusammen mit den genannten Zeichen für »Lüge« zeichnen das Bild einer paranoiden Persönlichkeitsstruktur der Schreiberin. Und der zugespitzte und hinaufgeschleuderte Strich in der zweiten Zeile markiert den unverkennbaren Jähzorn der Kranken.

*

2.2 Psychosen

Zu den Psychotikern zählten wir – Sie erinnern sich – all jene, die noch im Berufsleben stehen, noch arbeiten können, obwohl sich ihr soziales und privates Leben höchst problematisch gestaltet.

Als Beispiel einer fortschreitenden Neurose, die sich einem krankhaften, psychotischen Zustand nähert, nachfolgend drei, in Intervallen von sechs Monaten erstellte Schriftproben ein und derselben Person.

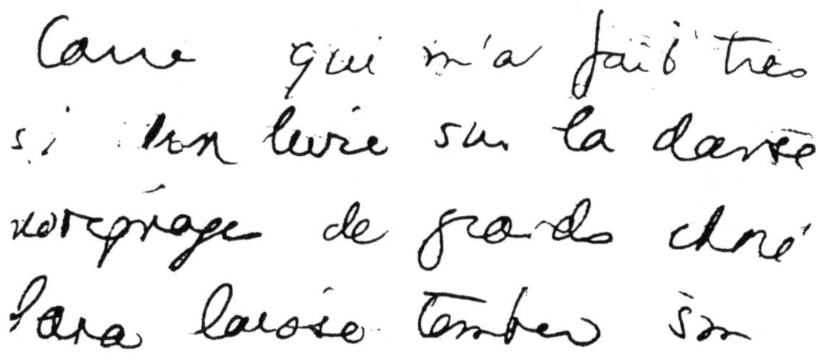

Die erste von drei Schriftproben einer sechsundreißigjährigen Frau mit fortschreitender Neurose.

Merkmale: Wellenlinien, unregelmäßiger Druck, Retuschen, zerhackter Strich, unausgeführte Buchstaben; linksläufige oder langgezogene Endbuchstaben, manchmal abfallend; Einrollungen, Haken, wechselnde Schriftlage, Verdrehungen, zugespitzte Züge; unharmonische Buchstaben, unterschiedlich geschrieben; willkürliche Oberzeichen, schnelle Schrift.

Bei der graphologischen Analyse der Neurose zählt die Anhäufung von Merkmalen der Labilität, der Angst, der krankhaften Einbildung und der Komplexe sowie der Kommunikationsschwierigkeiten. Dies gilt auch dann, wenn die Merkmale wenig ausgeprägt sind.

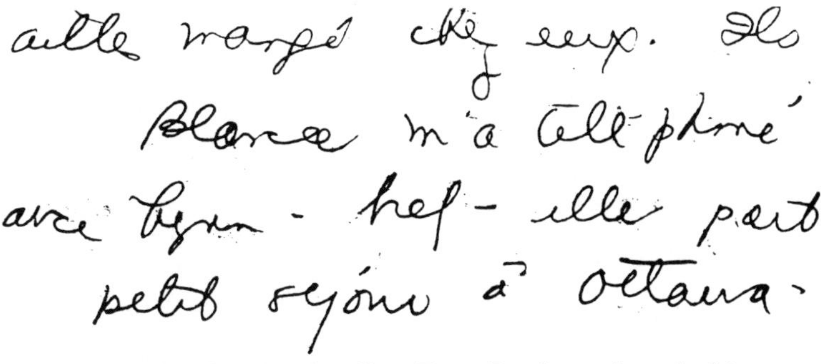

Die zweite Schriftprobe derselben Frau. Bereits nach sechs Monaten werden die Disharmonien in der Schrift sichtbar stärker, die Merkmale sind ausgeprägter, der Druck wird schwächer.

Die Schreiberin leidet deutlich an ihrer Labilität und ihrer Willensschwäche und ihrem Mangel an Energie. Das Nervensystem ist angegriffen und eine gewisse geistige Verwirrung offensichtlich – trotz der Intelligenz und der Lebhaftigkeit der jungen Frau. Ihre Schrift spiegelt die Widersprüche ihrer Psyche: die Wut, den Enthusiasmus, die Ausdauer, die Angst, die Unehrlichkeit, den Egoismus, die Falschheit, die Sinnlichkeit, die Boshaftigkeit, die Freundlichkeit.

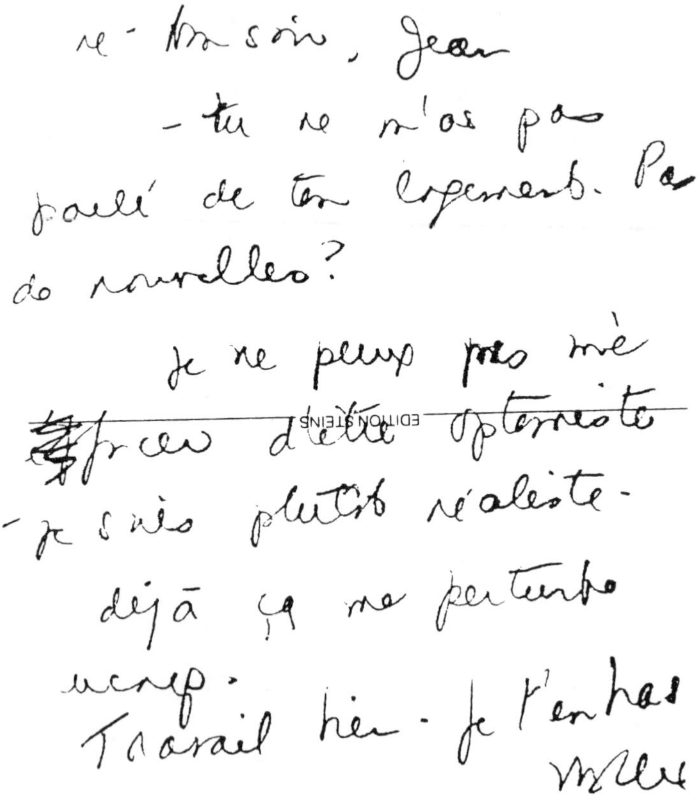

Die dritte von drei Schriftproben einer sechsunddreißigjährigen Frau mit fortschreitender Neurose. Weitere sechs Monate haben die grafischen Merkmale der Schrift unverkennbar verschärft.

Merkmale: Wellenlinien, Retuschen, Ungenauigkeiten, unregelmäßiger Druck, exzessive Einrollungen, hängende Buchstaben, vertauschte Buchstaben, Haken, unten offene Vokale, ein im Uhrzeigersinn geschriebenes »o«, verdickte oder unterschiedlich gezogene »t«-Striche, wechselnde Schriftlage, zugespitzte Züge, schnelle Schrift mit großen Zwischenräumen.

Die Bedeutung der Merkmale und ihre Interaktion im Gesamtschriftbild sind Ihnen nun bekannt. Deshalb geben wir hier nur das zusammengefaßte Resultat der Analyse. Es tauchen insgesamt elf Zeichen für Unwahrheit und Unehrlichkeit auf. Die Schreiberin ist bekannt für ihre Falschheit und ihre Phantastereien, die sich bereits dem Wahn nähern.

Positive Eigenschaften:	Intelligenz, Bildung, wacher Verstand, schnelle Auffassungsgabe, Ausdauer, Freundlichkeit, Geselligkeit, Sinnlichkeit, Einbildungskraft, Kreativität, Materialismus.
Negative Eigenschaften:	Labilität auf allen Gebieten, Ängste, Minderwertigkeitskomplex, exzessive Nervosität, fehlender Mut und Willensschwäche, Gefühlsverwirrung, Kommunikationsschwierigkeiten, Falschheit, Unehrlichkeit, Schläue, Egoismus, Mythomanie, Wahn, Mangel an Offenheit, Besessenheit, sexuelle Triebhaftigkeit, intellektuelle Isolierung, Unbeständigkeit, psychische Unausgeglichenheit, Jähzorn.

Im folgenden finden Sie Schriftbeispiele von Psychotikern, »Fälle» von Sado-Masochismus, Masochismus bei lesbischen Frauen, Manisch-Depressive, Phobie, psychotische Paranoia, Melancholie, suizidäre Tendenzen und Alkoholismus.

*

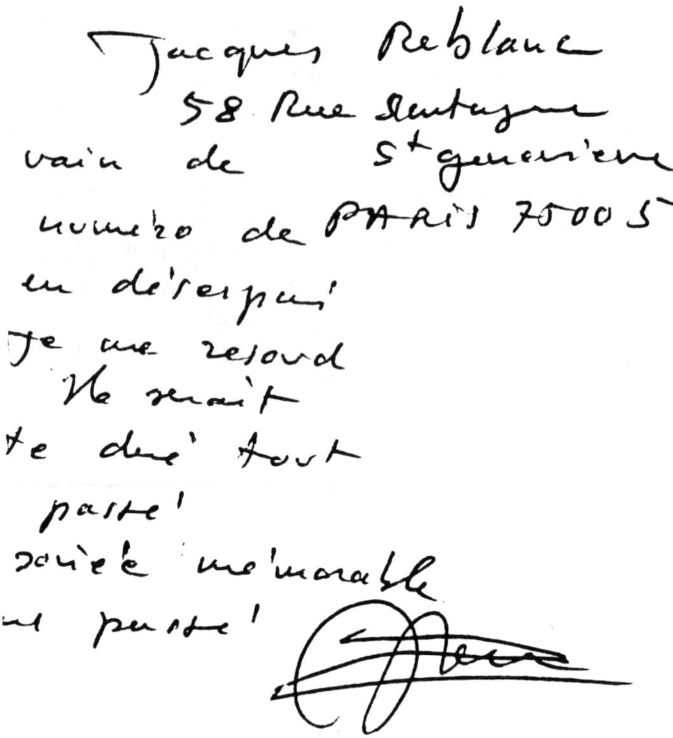

Schriftprobe eines neunundddreißigjährigen »ewigen« Studenten, der sich hochstaplerisch »Schriftsteller« nennt, obwohl er weder geschrieben noch veröffentlicht hat. (Beispiel für Sado-Masochismus)

Merkmale: absinkende Wellenlinien, zugespitzte und abfallende Züge, exzessive Zwischenräume, linksläufige Winkel, Haken, Deckzüge, unregelmäßiger Druck, schwerfällige Oberzeichen, Retuschen, wechselnde Schriftlage; falsche Adresse in treppenförmiger Anordnung, Girlanden, verbundene und unverbundene Schrift, verhältnismäßig klar; schnelle Schrift, unter die Grundlinie fallende Großbuchstaben.

Eigenschaften: *seine chronischen psychischen Ängste und Leiden haben den Mann egoistisch und böse gemacht. Er hat nicht geheiratet und versteht Liebe nur im Sinne ihres sado-masochistischen Ausdrucks. Der Neid auf die menschliche Gesellschaft in ihrer Gesamtheit und der Haß auf sie halten ihn aufrecht und verhindern, daß er der Schizophrenie verfällt.*

Merkmale und entsprechende Eigenschaften im Detail

Depression	*absinkende Linien*
Labilität	*Wellenlinien*
spöttisch, autoritär, despotisch, bösartig, grausam, zynisch;	*zugespitzte, abfallende Züge*
intellektuelle Isolierung, autistische Tendenzen	*exzessive Zwischenräume*
Egoismus, Gewalt, Streitsucht, Verstellungskunst, Schläue, Verdrängung, Hemmungen, Frustrationen;	*linksläufige Winkel*
Habsucht, Wucher;	*Haken*
Verstellung, Unehrlichkeit, Lüge;	*Deckzüge*
Wahnvorstellungen, sexueller Wahn;	*unregelmäßiger Druck*
Materialismus, exzessiver Egoismus, psychische Probleme;	*schwerfällige Oberzeichen*
Mangel an Loyalität, Lüge, Mythomanie.	*Retuschen*
Falschheit	*wechselnde Schriftlage*
Mißtrauen	*treppenförmig angeordnete Adresse*
heuchlerische Freundlichkeit;	*Girlanden*
überragende Intelligenz und Bildung, lebhafter Verstand;	*klarer Gesamteindruck, verbundene und unverbundene Buchstaben in kleiner, schneller Schrift*
Hinterlist (hier).	*Großbuchstaben unter der Grundlinie*

Die Synthese für dieses Charakterbild zu formulieren, sollte jetzt nicht mehr schwerfallen.

*

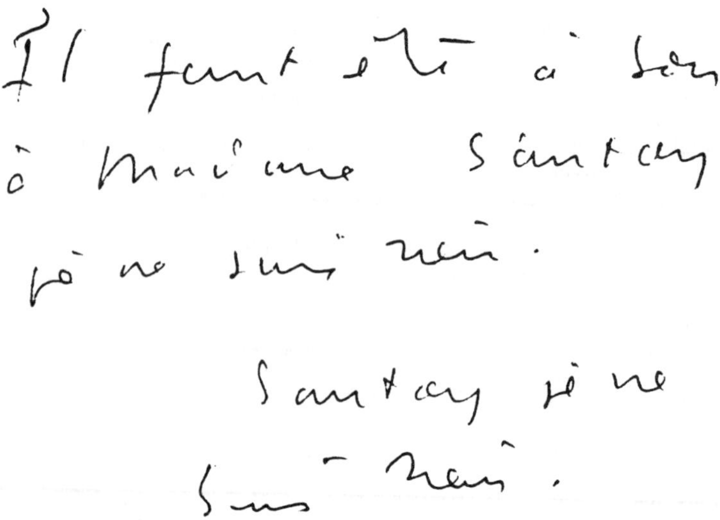

Schriftprobe eines sechsundvierzigjährigen Antiquitätenhändlers mit ausschweifendem Lebenswandel. (Beispiel für Sado-Masochismus)

Merkmale: starke Wellenlinie; zerfahrene, springende Schrift; schwacher, unregelmäßiger Druck, unsicherer, fließender Strich, wechselnde Schriftlage; übertriebene Zwischenräume zwischen Wörtern und Buchstaben; vertauschte Buchstaben; hängende, unausgeführte und bruchstückhafte Buchstaben; schwerfällige Oberzeichen, hoch plaziert und mit Haken versehen; zuweilen rechts unten geöffnete Vokale.
Eigenschaften: *seit der Kindheit gestörtes psychisches Gleichgewicht, nur sporadisch arbeitend, gesellschaftlich und privat auf der ständigen und hemmungslosen Suche nach Abwechslung, Stimulanz und Ausschweifung, die letztlich jedoch unbefriedigend bleiben; der Mann benötigt ständig zwei Frauen um sich... und einen großen Hund. Seine unbestreitbare Intelligenz und seine schöngeistiges Faible nehmen immer mehr ab (die lasche Schrift dokumentiert seine Energielosigkeit), desgleichen seine Libido. Seine gesunde, sportliche Erscheinung hingegen steht in einem völligen Gegensatz zu seiner Schrift.*

An diesem Beispiel sehen wir überdeutlich, wie sehr das Erscheinungsbild eines Menschen über seinen Charakter hinwegtäuschen kann. Das Schriftbild hingegen täuscht uns nicht.

*

Im Unterschied zu einem ebenfalls ausschweifend lebenden, doch sonst völlig normalen Menschen, bei dem sich sexuelle Perversion in einem schweren Strich und verschmierten Vokalen manifestiert, erscheint beim geistig Kranken fast immer eine Wellenlinie mit unregelmäßigem Druck, sofern die sexuellen Probleme überwiegen.

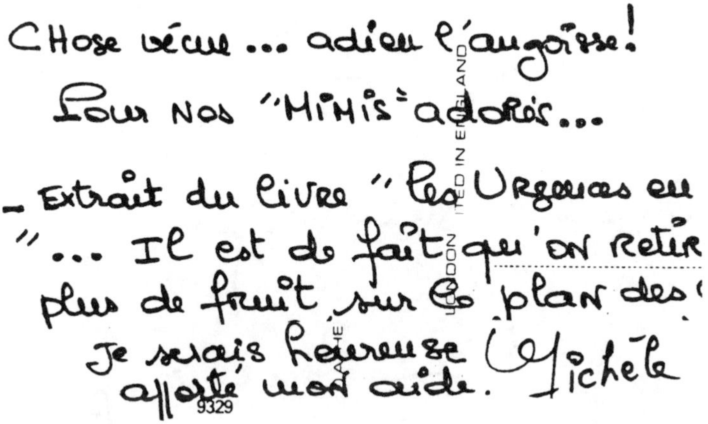

Schriftprobe einer vierunddreißigjährigen Sekretärin mit einem ihrer kaufmännischen Ausbildung entsprechenden mittleren Bildungsniveau.

Merkmale: monotone Schrift mit sehr starren Linien, Dominanz der Mittelzone, zahlreiche Großbuchstaben mitten im Wort, Einrollungen, Haken, Schnörkel (vgl. auch die Oberzeichen), linksläufige Züge, ovalisierte Vokale, fehlende oder zu stark aufgeblähte und oft verdrehte Unterlängen, Girlanden; runde und hängende, unausgeführte Buchstaben; starker, unregelmäßiger Druck; steile bis linksläufige Schrift. (Monotonie und Einrollungen weisen im vorliegenden Fall auf die Psychose hin.)
Eigenschaften: *chronische Depression, Minderwertigkeitskomplex mit oraler Regression; die Frau hat Angst vor Menschen, vor Männern im besonderen, obwohl bei ihr durchaus das Bedürfnis nach Zuneigung und Gefühlsaustausch vorhanden ist. Ihre Libido ist regressiv, und ihre Sexualität beschränkt sich auf einen wenig befriedigenden Autoerotismus. Sie ist sehr schüchtern und abhängig und lebt mit einer sehr virilen Frau zusammen, die die Rolle des Mannes übernimmt und sie terrorisiert. Die Frau befindet sich in psychotherapeutischer Behandlung; gleichwohl besteht wenig Aussicht auf eine Besserung, denn in Wirklichkeit liebt sie das Leiden und bleibt ihren Ängsten und Schuldgefühlen verhaftet.*

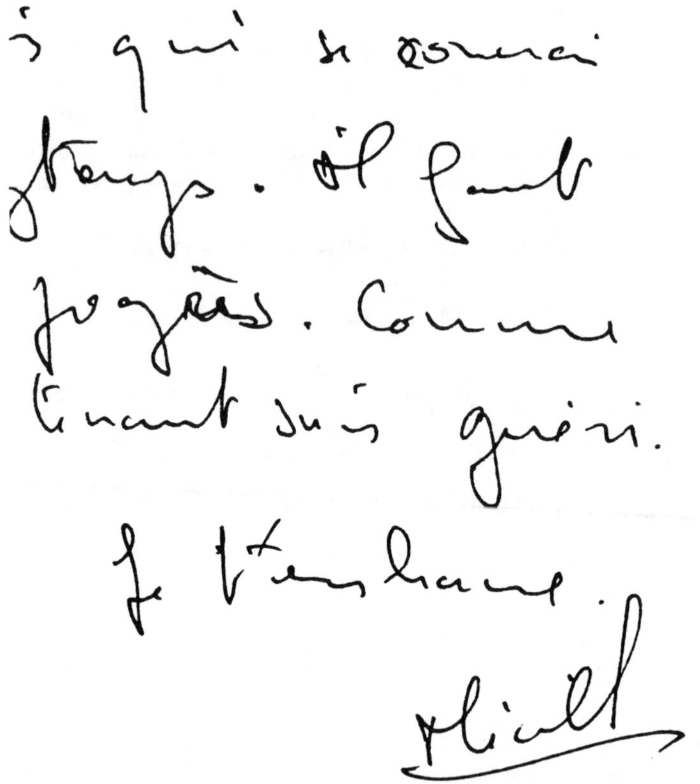

Schriftprobe eines dreiundvierzigjährigen Hochschullehrers und Mitglied eines Forschungsinstituts. (Beispiel für Manische Depression)

Merkmale: Wellenlinie, stark Druck, vertauschte Buchstaben; verschnörkelte, hängende, unausgeführte, verdrehte und unterschiedlich große Buchstaben; Haken, zahlreiche Retuschen, linksläufige Züge, schwerfällige Oberzeichen, übertrieben große Schrift, Brüche im Strich, sehr starker Druck, allgemeine Disharmonie; die Schrift wirkt verwirrt, ist schnell, die Zeilen sinken manchmal ab; geblähte Unterlängen.
Eigenschaften: *sehr intelligent und kultiviert; nur sporadisch arbeitsfähig und dies während der manischen Periode; die Depressionen dauern zuweilen mehrere Monate an, während derer er sich zu Hause einschließt, von Konserven lebt und an den Tod denkt; seine Ängste nehmen mit dem Alter*

zu. Im manischen Zustand verwandelt sich sein Aktionsbedürfnis in eine wahnsinnige Erregung, die zu seinem vorangehenden apathischen Zustand in seltsamen Gegensatz steht. Dann stürzt sich der Mann in seine Arbeit und in sexuelle Exzesse. Da es ihm seine psychische Labilität kaum erlaubt, eine dauerhafte Beziehung zu Frauen zu unterhalten, masturbiert er mehrere Male am Tag bis zur völligen Erschöpfung. Seiner Schrift zufolge kann man ihn zu den perversen Besessenen mit infantiler Regression zählen. Er befindet sich in psychotherapeutischer Behandlung; eine Besserung seines Zustands hat jedoch – wie häufig bei Manisch-Depressiven, ob nun chronisch neurotisch oder psychotisch – wenig Aussichten. Der Schreiber steht gleichsam an der Grenze zwischen einem Psychotiker und einem Schizophrenen. Deshalb ist es auch müßig, auf den Egoismus, die Unaufrichtigkeit und die Bosheit, verbunden mit einer latenten Neigung zur Gewalt (sie spiegeln sich oft in der Schrift geistig Kranker) näher einzugehen.

*

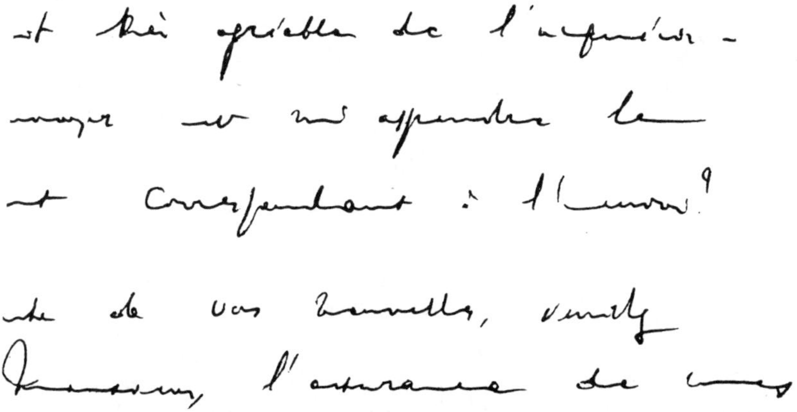

Schriftprobe eines achtunddreißigjährigen Bibliotheksangestellten. (Beispiel für Phobie)

Merkmale: gerade verlaufende Grundlinie, fadenförmige Schrift, unleserlich, vertauschte Buchstaben, unregelmäßiger Druck, zugespitzte und verdrehte Züge, Deckzüge, große Zwischenräume, fehlende »t«-Striche und fehlende Zeichensetzung, Unterlängen in Schlingenform, Rechtsläufigkeit mit zuweilen auf der Zeile liegenden Buchstaben.

Eigenschaften: *sehr intelligent und kultiviert, doch schüchtern; lebt isoliert, ist ängstlich und entzieht sich allgemein der Verantwortung. Wird er Frauen vorgestellt, wagt er nicht einmal, sie anzusehen und ergreift die Flucht. Die mangelnde Libido dieses Mannes und sein fehlender Ehrgeiz nehmen ihm die Lebensfreude. Er bemerkt häufig, er würde sich das Leben nehmen, hätte er nur den Mut dazu. Das einzige Mal eines sexuell intimen Kontaktes mit einem jungen Mädchen löste bei ihm lediglich eine Fluchtbewegung aus (er ging nach Afrika), als er erfuhr, daß sie schwanger von ihm war.*

*

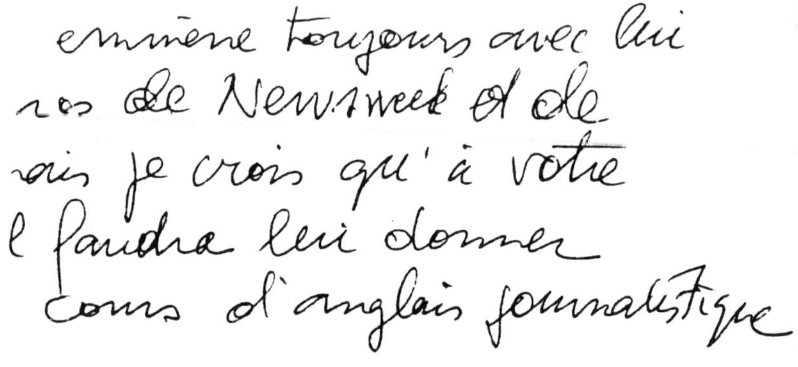

Schriftprobe eines achtundvierzigjährigen Bergwerksingenieurs.

Merkmale: abgehackte, wellenförmige, verdrehte und eingerollte und mit Haken versehene Schrift; schwacher Druck, unlesbare und mit Schleifen versehene Unterschrift.
Eigenschaften: *Narzißmus, Analkomplex, Autoerotismus, ambivalente Sexualität, chronische Depression. Der Mann, der sich seit zehn Jahren ohne Erfolg in psychotherapeutische Behandlung befindet, leidet an seiner Angst vor Frauen. Sein krankhafter Geiz unterbindet jegliches gesellschaftliche Leben, dabei verfügt er über ein gehobenes Einkommen. Entsprechend abwegig seine Behauptung, er würde gern heiraten, hätte er nur die Mittel dazu.*

*

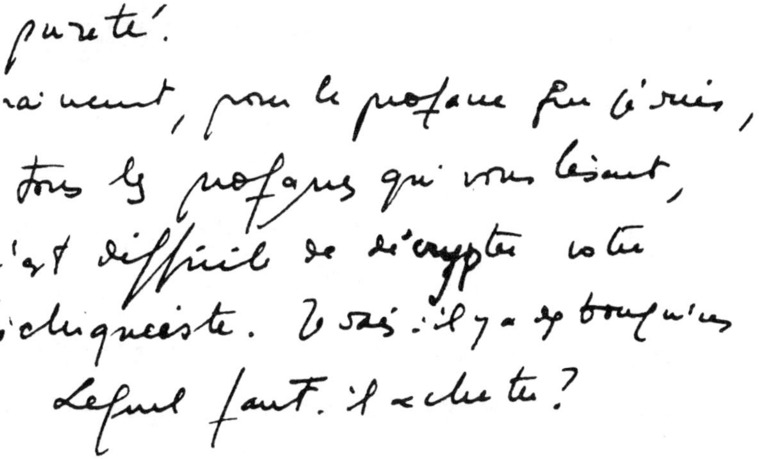

Schriftprobe eines sechsundvierzigjährigen schizoiden Kieferchirurgen, der trotz seines Zustandes noch praktiziert. (Beispiel für Paranoia)

Merkmale: starke Wellenlinien, ansteigend; verbundene, rechtsschräge Schrift; unregelmäßige Zwischenräume, Retuschen, fadenförmige Buchstaben; vertauschte, hängende, unausgeführte, teigige, fallende Buchstaben; Haken, linksläufige Züge, Einrollungen, verdrehte Unterlängen in unterschiedlicher Richtung, schwerfällige Oberzeichen, allgemeine Disharmonien.
Eigenschaften: *besonders die Verdrehungen in den Unterlängen dokumentieren die Angst und die ambivalenten sexuellen Tendenzen, die oft bei Paranoikern auftauchen.*

Statistischen Erhebungen zufolge stellen die freien Berufe, mit Zahnärzten und Psychiatern an der Spitze, den größten Anteil der Geisteskranken.

*

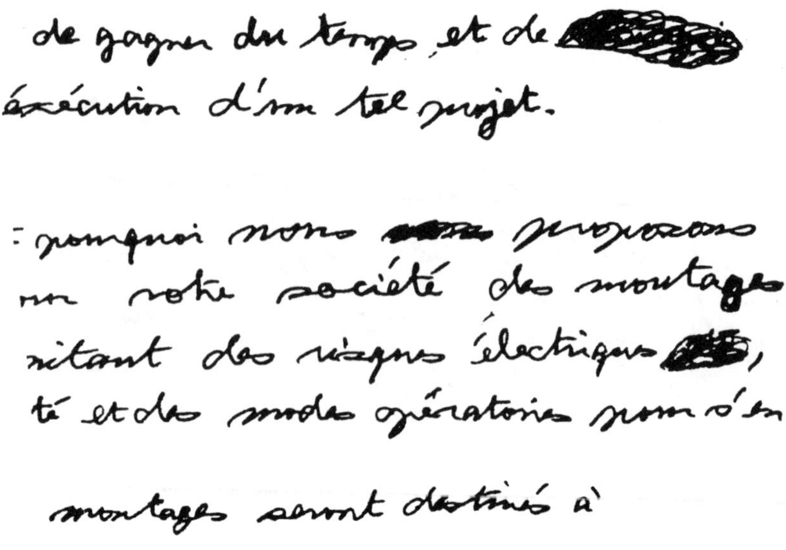

Schriftprobe eines sechsunddreißigjährigen sehr intelligenten und kultivierten, doch schizoiden Ingenieurs mit Anfällen von Wahn und Geistesverwirrung. (Beispiel für Paronoia)

Merkmale: zerhackte Schrift, wellenförmige; steile, links- und rechtsgeneigte Schrift; vertauschte, teigige, hängende, unausgeführte Buchstaben; Verdrehungen, Haken, Deckzüge, Einrollungen, Unterlängen in Stabstrich und manchmal verdreht, Retuschen, unter den Zeilenlauf abgesenkten Buchstaben, unregelmäßige Abstände, mittelstarker oder starker Druck, deutliche Brüche in der mittleren Zone, schnelle Schrift trotz Disharmonien.
Eigenschaften: *noch arbeitsfähig, trotz Dissonanzen mit Mitarbeitern und Untergebenen, denen es schwerfällt, die Stimmungsschwankungen dieses Mannes zu ertragen. Sein Privatleben gestaltet sich höchst problematisch und chaotisch; er klammert sich förmlich an Frauen, da er ständig jemand um sich benötigt. Nach zwei Monaten verlassen ihn diese Frauen dann wieder wegen seelischer Grausamkeit. Seine regressive Libido, eine Folge seiner seelischen Leiden, erlaubt ihm keinen sexuellen Kontakt mehr. Seine Sexualität ist auch ohnehin sehr ambivalent (die Unregelmäßigkeiten und Verdrehungen der Unterlängen deuten darauf hin). Seine Geisteskrankheit hat seine Gefühle verkümmern lassen. Zählen Sie die Merkmale für Unwahrheit in seiner Schrift; es sind extrem viele.*

*

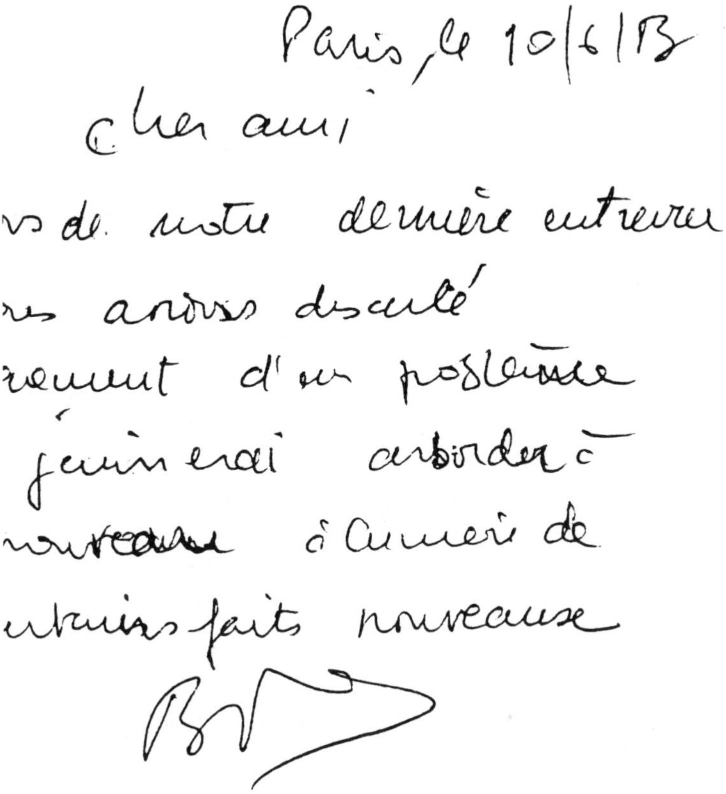

Schriftprobe einer siebenundzwanzigjährigen Frau ohne Beruf. (Beispiel für Melancholie)

Merkmale: Wellenlinien, leichter unregelmäßiger Druck, Girlanden, Brüche, hängende, unausgeführte Buchstaben; Retuschen, übertrieben große Zwischenräume, unleserliche und in der Mitte plazierte Unterschrift, vertauschte Buchstaben, Verdrehungen, schwerfällige Oberzeichen, Haken, unterschiedliche Schriftlage; schnelle Schrift, unsicherer Zug, Disharmonien.
Eigenschaften: *schüchtern, Minderwertigkeitskomplexe, Ängste, nicht vorhandenes Selbstwertsgefühl, mangelnder Ehrgeiz; chronische Melancholie, fehlende Libido.*

*

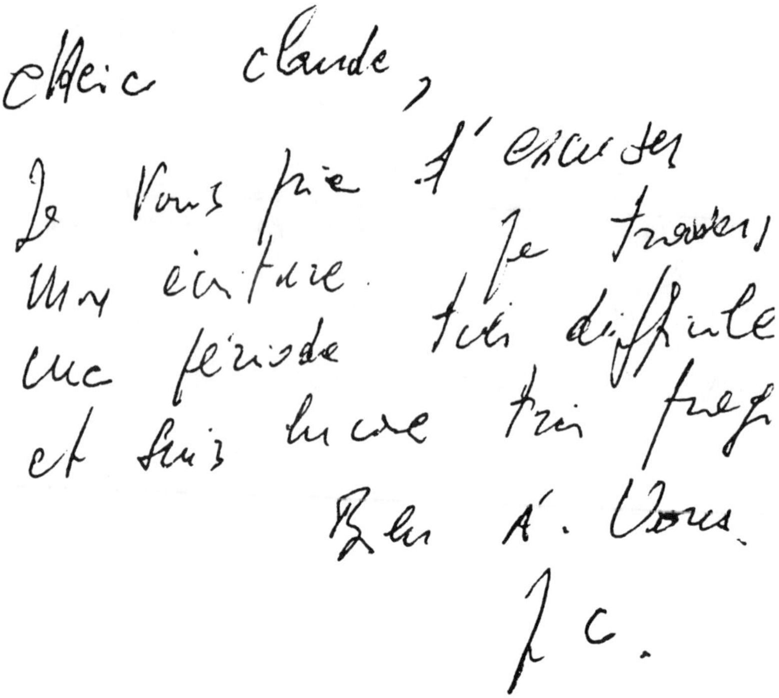

Schriftprobe eines achtundfünfzigjährigen vorübergehend arbeitslosen Mannes aus dem Import-Export-Geschäft mit schweren psychischen Problemen. (Beispiel für Melancholie)

Merkmale: Wellenlinie, Retuschen, Verdrehungen, Brüche, vertauschte und hängende, unausgeführte Buchstaben, übertrieben große Zwischenräume, allgemeine Disharmonien, normal starker Druck.
Eigenschaften: *psychische Probleme in direkter Nähe zur Schizophrenie, immer wieder auftauchende Wahnvorstellungen, mit denen er sich herumschlägt; so erzählt er überall, er sei Filmproduzent. Das gesellschaftliche und private Leben dieses Mannes sind zerstört.*

*

Die vorangegangenen Schriftbeispiele stammten von Geisteskranken. Es folgen, um diesen abschnitt über die Psychosen zu beenden, Beispiele für Grenzfälle zwischen Psychose und Schizophrenie, also Kranken, die stationär behandelt werden, doch in Freiheit leben. Bei all unseren Analysen konzentrieren wir uns auf die Krankheiten, denn wir möchten Sie ja vornehmlich der Graphotherapie und nicht so sehr der Graphologie näherbringen. Deshalb sind die nun folgenden Beispiele auch bewußt in Beschreibung und Kommentar kürzer gehalten, um Ihnen Gelegenheit zu geben, das Gelernte selbst zu einer entsprechenden Synthese zusammenzufaßen.

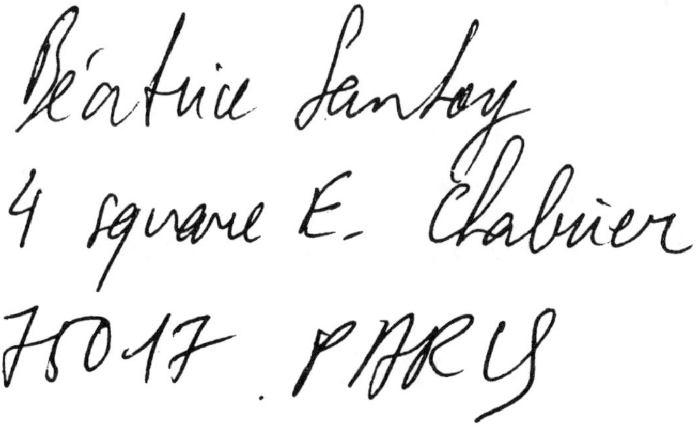

Schriftprobe eines neunundzwanzigjährigen Technikers im Bereich Informatik mit mittlerem Bildungsniveau, der an chronischer Psychose mit Neigung zur Melancholie leidet. (Beispiel für Psychose mit Selbstmordversuch)

Merkmale: winklige Schrift in gerade verlaufender Linie und mit festem Druck, Disharmonien in den Großbuchstaben, fallende oder überhöhte Buchstaben, Haken, Einrollungen, Deckzüge, verstrickte Zeilen, zugespitzte Endbuchstaben, Schleifen und linksläufige Züge, sehr starker Druck, ausladende Schrift, entsprechend überdimensionierte Raumeinteilung.

Eigenschaften: *die kurze Schriftprobe illustriert den schizoiden Zustand des selbstmordgefährdeten Mannes; auch die wenigen Worte enthalten bereits eine ganze Ansammlung negativer Ungenauigkeiten; beachtenswert dabei ist latente Aggressivität; der junge, auf den ersten Blick liebenswürdige Mann hat sich bereits des Diebstahls und der Veruntreuung schuldig gemacht. Sein Zwillingsbruder beging in der Tat Selbstmord, er selbst befindet sich in psychotherapeutischer Behandlung. Sein Leiden scheint angeboren zu sein.*

*

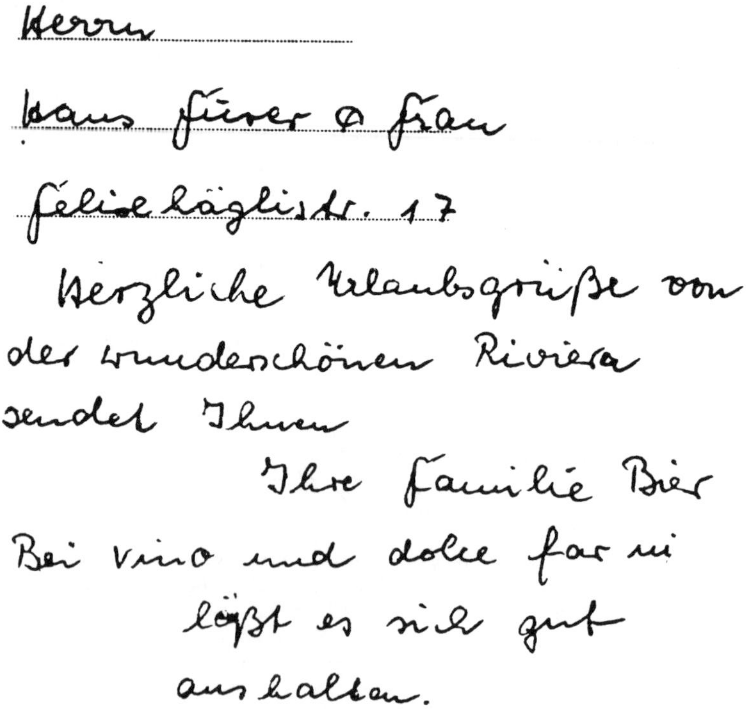
Herrn
Hans Fürer & Frau
Félix Häglistr. 17
Herzliche Urlaubsgrüße von der wunderschönen Riviera sendet Ihnen
Ihre Familie Bier
Bei vino und dolce far ni läßt es sich gut aushalten.

Schriftprobe eines siebenundfünfzigjährigen Direktors einer multinationalen Gesellschaft mit Kommunikationsschwierigkeiten im sozialen und privaten Bereich. (Beispiel für Psychose und Alkoholismus)

Merkmale: abfallende Wellenlinie; linksläufige, infantile, zittrige, retuschierte verdrehte Schrift mit Girlanden; Deckzüge, Großbuchstaben mitten im Wort; starker, regelmäßiger Druck; fehlende Unterschrift.
Eigenschaften: *angesichts einer beruflichen exponierten Funktion und einer entsprechenden höheren kaufmännischen Bildung überrascht die Schrift dieses Mannes, der zwar effektiv noch arbeitet, seine Ängste jedoch im Alkohol zu ertränken versucht. Aus seiner Schrift lassen sich ablesen: Freundlichkeit, Großzügigkeit, Arbeitseifer, Diplomatie, Ausdauer und Hartnäckigkeit, Sinnlichkeit, analytischer Verstand, Organisationstalent, Egoismus (im Widerspruch zu seiner Großzügigkeit), regressive Libido, seelische Leiden, depressiver Zustand, labiles Gefühlsleben, beginnende Geistesverwirrung, Mangel an Ehrgeiz, Schuldgefühle, latente Ängste, Minderwertigkeitskomplexe, unbewußte sexuelle Ambivalenz (weibliche Schrift, verdickter horizontaler Endbuchstabe bei »gut«), Enscheidungsschwierigkeiten im privaten Bereich, Tendenz zum Fabulieren.*

Das Beispiel oben zeigt sehr überzeugend, weshalb es notwendig ist, das Alter, das Geschlecht und den Beruf eines Menschen zu kennen, bevor man mit der Analyse beginnt. – Im vorliegenden Fall versagten psychotherapeutische Maßnahmen und Versuche, den Alkoholismus zu steuern und zu reduzieren; der Mann wird immer abhängiger vom Alkohol, und sein Zustand verschlimmert sich zusehends.

*

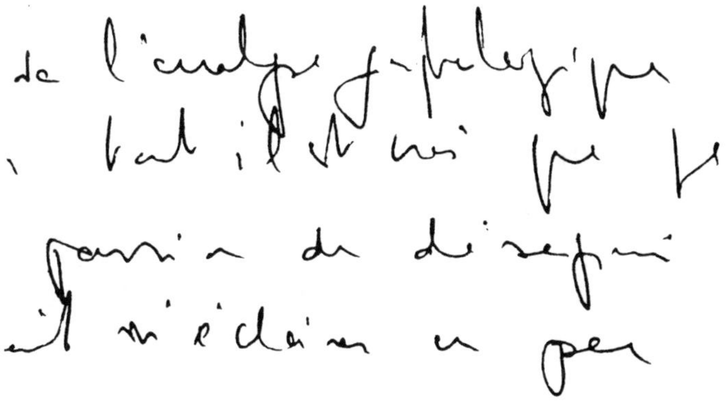

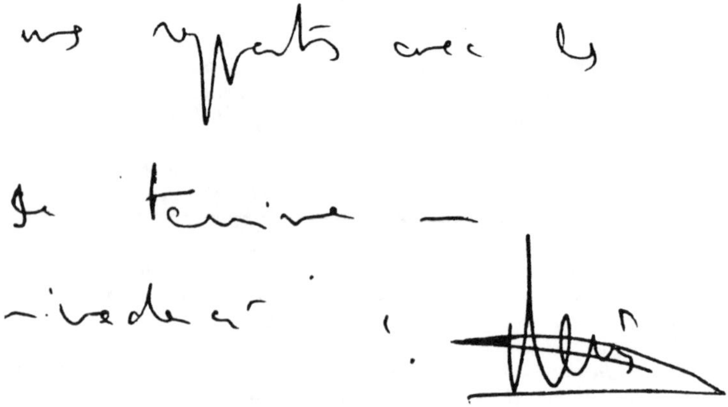

Schriftprobe eines sechsunddreißigjährigen Mannes in führender Funktion im Bereich Informatik, höherem Bildungsniveau und forschungsbegeistert. (Beispiel für Psychose und Alkoholismus)

Merkmale: ineinander verschlungene Wellenlinien, fadenförmiger Strich; retuschierte, hängende, unausgeführte Buchstaben; teigige Vokale, unterschiedlich große Buchstaben, unterschiedliche, oft linksläufige Schriftlage; Schleifen, Haken, Unterlängen ebenfalls in unterschiedlicher Größe; Überhöhungen, Verdrehungen, diskontinuierlicher Strich, unregelmäßiger und übertrieben großer Abstand, zahlreiche Disharmonien.
Eigenschaften: *der Mann ist dreimal geschieden und war lange wegen seiner chronischen, manisch-depressiven Neurose in psychotherapeutischer Behandlung. Gleichwohl ließ sich eine Verschlimmerung seines Zustandes bis hin zur Psychose nicht aufhalten. Zur Zeit trinkt er jeden Abend einen halben Liter Whisky und schläft nicht mehr als zwei Stunden pro Nacht. Er hat auch – wie er selbst zugibt – überall große Kommunikationsschwierigkeiten. Aus seiner Schrift läßt sich folgendes herauslesen: Instabilität, intellektuelle und sexuelle Frustrationen, außergewöhnliche Intelligenz und große Bildung, Regression der Libido, Brutalität, fast völlig fehlende menschliche Gefühlsregungen, Spaltung zwischen Geist und Körper, Störungen des Nervensystems, Egoismus, Grausamkeit, psychische Isolierung, gestörte Urteilsfähigkeit, Leiden, krankhafte Ungeduld, Unentschlossenheit und Laschheit, Geistesverwirrung. Der Schreiber schwankt zwischen Autismus und extremer Schlagfertigkeit. Er unternahm bereits zweimal einen Selbstmordversuch; im Grunde finden sie im Alkoholismus ihre direkte Fortsetzung.*

*

2.3 Schizophrenie

Bei der Schizophrenie, dem Spaltungsirresein, handelt es sich um eine endogene Psychose; der Patient ist nicht mehr in der Lage zu arbeiten und ein sozial oder privat autonomes Leben aufrechtzuerhalten. Im folgenden Beispiele für den stationären Zustand, den akuten Zustand und den kriminellen Schizophrenen.

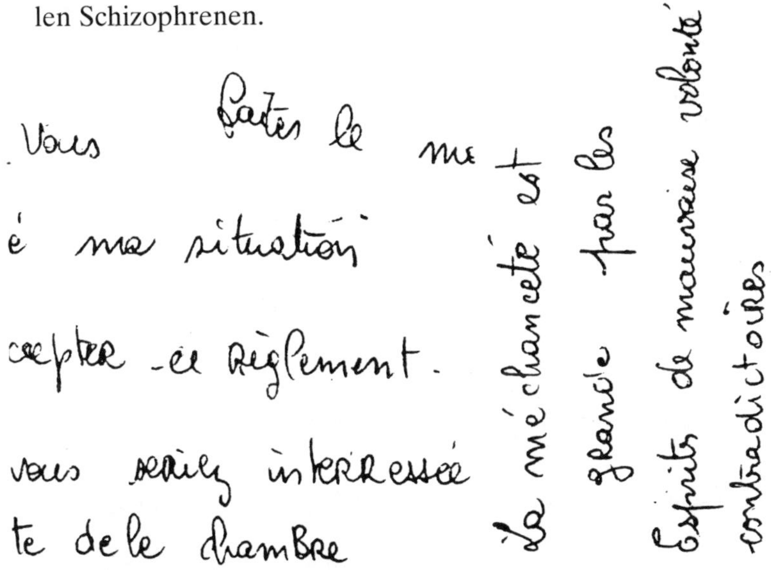

Schriftprobe einer vierunddreißigjährigen Frau ohne Beruf, nur sporadisch als Verkäuferin arbeitend.

Merkmale: starre Grundlinie, monotone Schrift, häufig Großbuchstaben mitten im Wort, Einrollungen, Deckzüge, Retuschen, schnörkelhafte Oberzeichen, Verdrehungen, zu große und unregelmäßige Abstände, Haken, Disharmonien, wechselnder Druck, abfallende Endbuchstaben.

In dieser Schrift basiert die Symptomerkennung hauptsächlich auf der Interaktion der gesamten Merkmale.

Eigenschaften: *Schizophrenie, Phobien und Wahnvorstellungen; mehrere Aufenthalte in einer Nervenheilanstalt; die Frau ist größenwahnsinnig und labil und gehört zur Zeit einer Sekte an.*

Merkmale und entsprechende Eigenschaften im Detail

starre Grundlinie	*Wahn und krankhafter Starrsinn*
monotone Schrift	*fixe Ideen, Phobien, mentale Blockade, chronische Neurose;*
häufige Großbuchstaben	*Geistesverwirrung, gestörte Kreativität; Einrollungen, Deckzüge, Haken Schnörkel, Retuschen, verschiedene*
Unstimmigkeiten, bruchstückhafte Buchstaben	*Mythomanie*
Einrollungen	*Narzißmus, Egoismus*
Haken	*Habsucht*
übertriebene Zeilenabstände	*psychische Isolierung*
Verdrehungen	*moralische Leiden*
wechselnder Druck	*Wahn*
willkürliche Oberzeichen	*Mystizismus.*

*

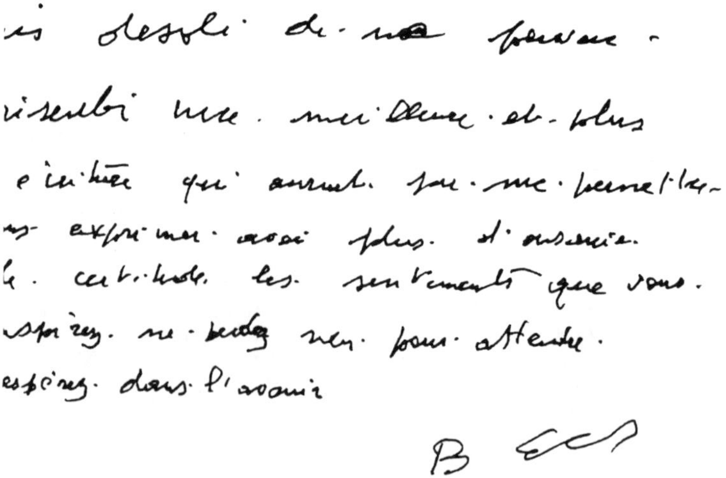

Schriftprobe eines einundfünfzigjährigen ehemaligen Buchhändlers, der trotz Bildung und überdurchschnittlicher Intelligenz in einem schizoiden Zustand dahindämmert. (Beispiel für Schizophrenie)

Merkmale: sinkende Zeilen, Wellenlinien, Disharmonie bis ins Detail, exzessive Zwischenräume.
Eigenschaften: *die unleserliche und konfus wirkende Schrift weist keinerlei positive Merkmale mehr auf; keine Libido, kein Wille, ein stark angegriffenes Nervensystem; Anzeichen für Aggressivität sind nicht vorhanden; der Mann ist irre, doch nicht gefährlich; ein normales Privat- und Arbeitsleben zu führen, ist er nicht mehr in der Lage.*

*

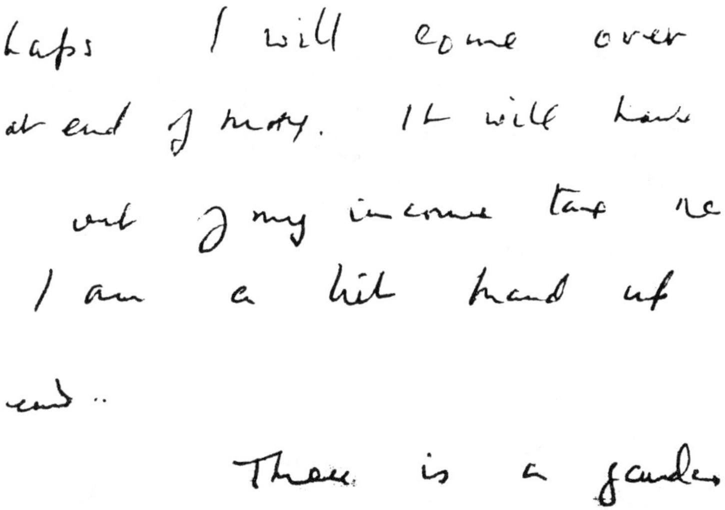

Schriftprobe eines einundsechzigjährigen sehr intelligenten und kultivierten Engländers, der einige Jahre seiner Schizophrenie wegen in einer psychiatrischen Klinik verbrachte.

Merkmale: ziemlich gerade verlaufende Zeilen, exzessive Abstände; bruchstückhafte und vertauschte Buchstaben; hängende und unausgeführte Buchstaben; Retuschen, fadenförmiger, schwacher und unregelmäßiger Strich, Verdrehungen, zittrige Züge, schnelle und kleine Schrift, nicht vorhandene oder schwache »t«-Striche. Diese Negativzeichen sind mit bloßem Auge kaum erkennbar; ihr häufiges Auftreten führt uns jedoch direkt zur Diagnose »Schizophrenie«.
Eigenschaften: *dank einer Behandlung mit Lithium kann sich der Mann zur Zeit frei bewegen; seine Frau beging Selbstmord; ihrer beider Töchter sind völlig normal. Der Mann hat nie arbeiten können.*

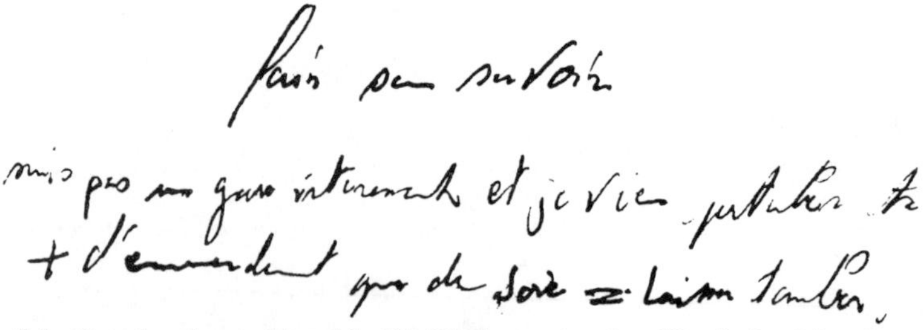

Schriftprobe eines achtunddreißigjährigen seit seiner Kindheit schizophrenen Mannes, der in einem Pflegeheim lebt.

Merkmale: unregelmäßige Wellenlinien, wechselnder Druck, unharmonische Buchstaben, Haken, Einrollungen, brüchiger Fadenstrich, überhöhte und durchbrochene Linienführung, unleserlich und schmutzig wirkendes Gesamtbild; hängende, unausgeführte Buchstaben.
Eigenschaften: *trotz der seit seiner Kindheit bestehenden Schizophrenie gab es eine Periode der Hellsichtigkeit, während der er eine Schule besuchte; in derartigen Phasen oder auch nur Momenten der Hellsichtigkeit zeigt er eine gewisse Intelligenz und einen lebhaften Verstand. Gleichwohl bleibt er den Psychiatern ein Rätsel, und die Prognose über seinen Zustand nimmt sich düster aus.*

*

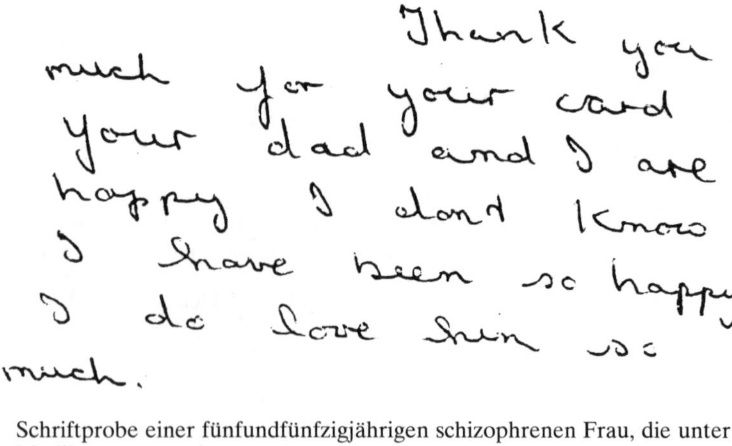
Thank you much for your card your dad and I are happy I dont know I have been so happy I do love him so much.

Schriftprobe einer fünfundfünfzigjährigen schizophrenen Frau, die unter Medikamenten steht.

Merkmale: extrem monotone Schrift, linksschräg, zu große Wortabstände, Arkaden, Haken, unregelmäßige Unterlängen, Schleifen.

Bei einem Erwachsenen beunruhigt eine derartige Monotonie der Schrift, gerade dann, wenn sie nach links geneigt ist. Die Psyche ist gleichsam im infantilen Stadium steckengeblieben.

Eigenschaften: *es liegt ein stationärer Zustand der Schizophrenie vor; die Patientin lebt bei ihrer Mutter, die selbst Psychotherapeutin ist.*

*

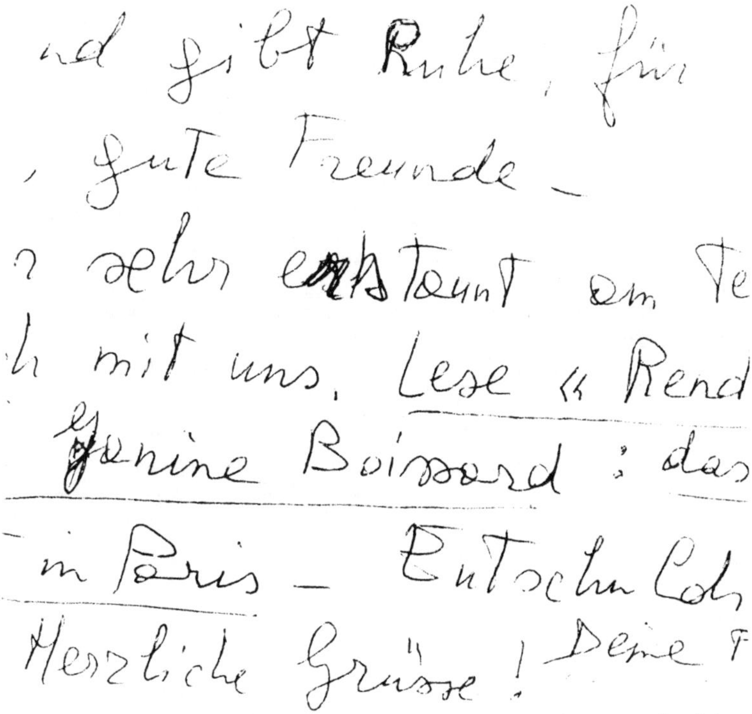
nd gibt Ruhe, für
, gute Freunde –
n sehr erstaunt am Te
h mit uns. Lese « Rend
Janine Boissard: das
in Paris – Entschuldi
Herzliche Grüsse! Deine F

Schriftprobe einer sechsundvierzigjährigen schizophrenen Frau, die sich seit ihrer Jugend in psychotherapeutischer Behandlung befindet.

Merkmale: ausladende Schrift, unharmonisch, Arkadenstrich, zugespitzte Züge, Retuschen mit verdrehten und linksläufigen Zügen, unnötige Unterstreichungen, Einrollungen.
Eigenschaften: *labil, unausgeglichen, aggressiv und gewalttätig; sie die Frau lebt außerhalb der Realität und ist in sich und in jeglicher Beziehung für die Umgebung eine kaum tragbare Belastung; wie die Mehrzahl der Geisteskranken ist sie sehr egoistisch und mythoman; an Qualitäten ist kaum etwas zu verzeichnen.*

Die Kranke ist verheiratet und hat sechs Kinder, die mehr oder weniger alle gestört sind und an unterschiedlichen Störungen leiden – von der Drogensucht bis hin zu manisch-depressiven Zuständen. Die Schreiberin stammt aus wohlhabendem Haus, hat aber ihr ganzes Erbe, das beträchtlich war, verschwendet. Früher lebte sie in einem Schloß und war von Dienern umgeben. Wie viele geistig Kranke wusch sie sich nie. Zur Zeit bewohnt sie ein kleines, baufälliges Häuschen auf dem Lande und weigert sich, in eine Klinik zu gehen. Um ihre Kinder hat sie sich nie gekümmert; sie überließ sie der Obhut der Diener und derjenigen ihres Mannes.

Merkmale und entsprechende Eigenschaften im Detail

ausladende Schrift	*Weiblichkeit, Stolz, Selbstsicherheit, Arroganz (hier)*
Disharmonien	*Mythomanie*
Arkaden	*Arroganz*
zugespitzte Endbuchstaben	*Anfälle von Zerstörungswut, Gewalt;*
Retuschen	*Ängste, innere Unruhe, chronische Psychose, Perfektionsmanie;*
Verdrehungen	*Leiden;*
linksläufige Züge	*unbewältigte Probleme, Lüge, Egoismus;*
unnötige Unterstreichungen	*Zeichen für Schizophrenie*
Einrollungen	*Lüge, Manipulationsversuche, Unaufrichtigkeit;*
eingerollte »s«	*besitzergreifend.*

*

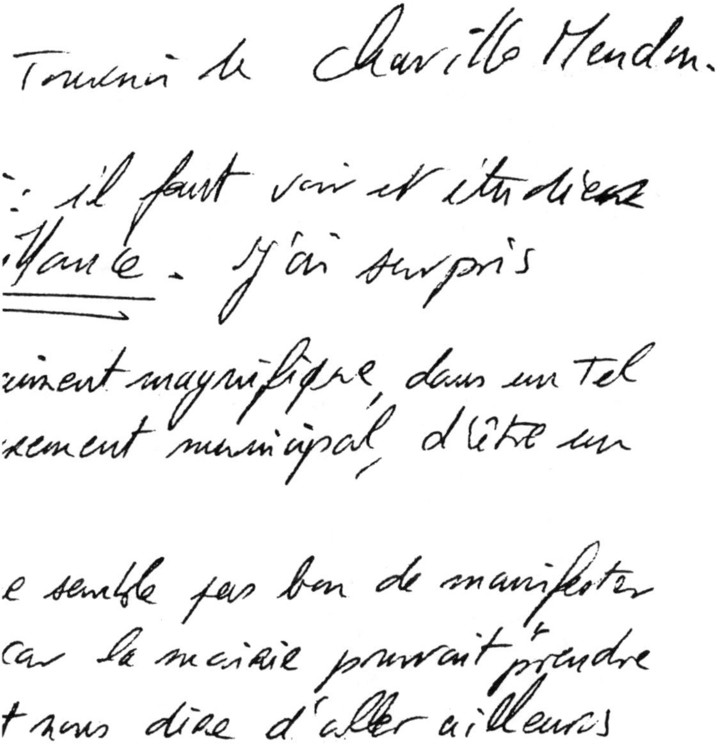

Schriftprobe eines dreiunddreißigjährigen schizophrenen Mannes, der nicht mehr in der Lage ist, regelmäßig zu arbeiten.

Merkmale: ansteigende Wellenlinien, monotones Schriftbild, winklige Formen; Disharmonien (mit der Lupe erkennbar); hängende, unausgeführte und vertauschte Buchstaben; Verdrehungen, Brüche, Haken, Unterlängen in Stabstrich, unregelmäßige und nicht genügend große Zwischenräume, ungleichmäßiger Druck, Auslassung verschiedener Vokale, schwerfällige Oberzeichen, Großbuchstaben mitten im Wort, variierende Größe der Buchstaben.

Das gehäufte Auftreten negativer Merkmale in diesem monotonen, angespannten Schriftbild weist auf den Grenzfall zwischen schwerer Psychose und Schizophrenie hin.

Eigenschaften: *Geistesverwirrung, Mythomanie, Wahnsinn, hysterische Anfälle; Starrsinn, Schläue, Unehrlichkeit, Megalomanie, sexuelle Besessenheit, Aggressivität, Paranoia, psychische Labilität, Brutalität, allgemeine Instabilität. Der Schreiber konnte eine Schule besuchen und besitzt dementsprechend eine gewisse Bildung; er spielt – wenn auch schlecht – Schach. Er lebt bei seiner Familie. Die Psychotherapie erwies sich in seinem Fall als ineffektiv; zudem bringt er nicht den Willen auf, seine Medikamente regelmäßig einzunehmen. (Es finden sich denn auch keine Zeichen für Willensstärke in seiner Schrift; sie verschwinden in der allgemeinen Instabilität, wenn die Disharmonie derart ausgeprägt ist.) Der Kranke ist sehr redselig; er ruft seine Bekannten auch mitten in der Nacht an, um mit ihnen zu sprechen.*

Es bestätigt sich immer wieder, daß der Schizophrene weder kontinuierlich arbeiten noch zu Menschen normale Beziehungen aufrechterhalten kann; private und intime Beziehungen sind ausgeschlossen.

Der Schreiber der Zeilen oben in unserem Schriftbeispiel kann gefährlich werden, denn die Zeichen für Aggressivität und Sadismus sind zahlreich.

*

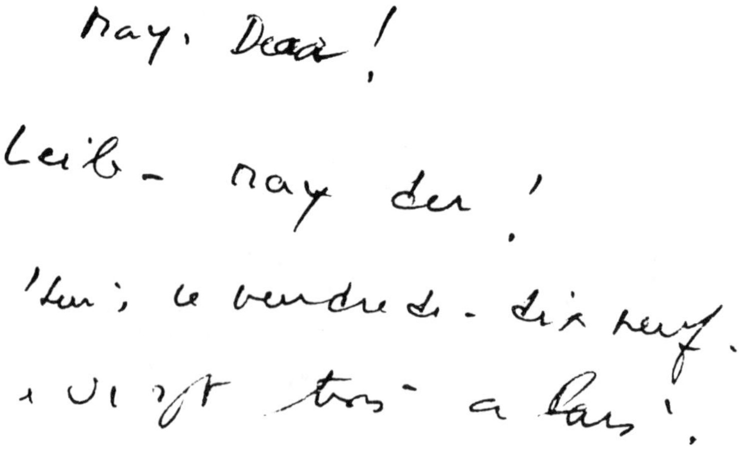

Schriftprobe eines vierundfünfzigjährigen schizophrenen Mannes, der seinem Beruf nicht nachgehen kann und sich überwiegend in Nervenkliniken befindet; die Behandlung mit Lithium erlaubt ihm jeweils nur für kurze Zeit, die Klinik zu verlassen.

Merkmale: zahlreiche Unstimmigkeiten, abfallende Zeilen und unregelmäßige, willkürliche Oberzeichen, zugespitzter Strich, linksläufige Winkel.

Bei der Begutachtung der Schrift Schizophrener sollte man auch den Inhalt des Textes mitberücksichtigen; denn es hat sich herausgestellt, daß Schizophrene manche Worte zu schreiben einfach vergessen. In unserem Beispiel tauchen verschiedene Sprachen auf. Der Druck ist gleichmäßig und stark, was auf eine gute Gesundheit deutet.

Eigenschaften: *manchmal überwältigen den Kranken Anfälle von Aggression (die zugespitzten und linksläufigen Winkel deuten darauf hin). Sein Wahn nimmt mit dem Alter zu und verhindert seine gesellschaftliche Integration und ein privates autonomes Leben.*

*

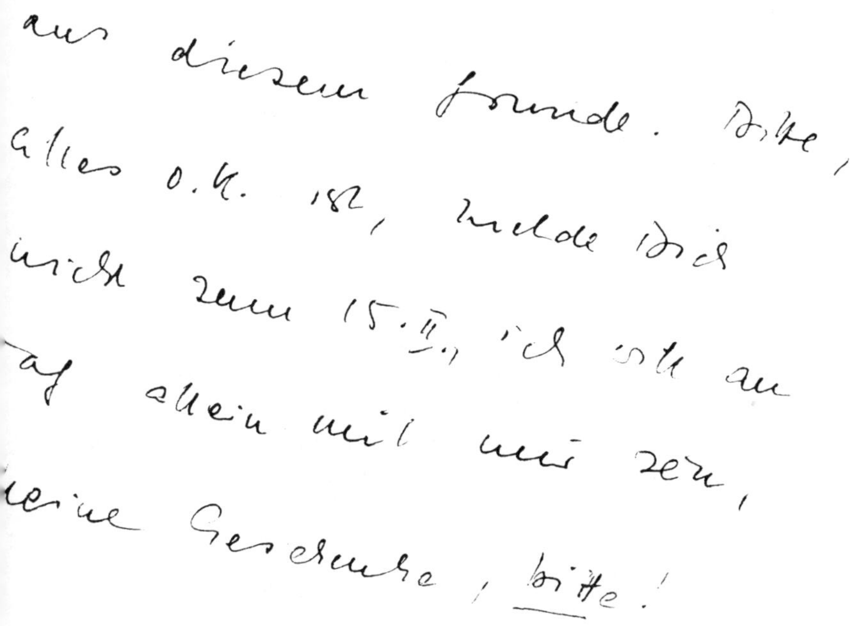

Schriftprobe einer achtundfünfzigjähren schizophrenen Frau.

Merkmale: schnelle, unharmonische Schrift; hängende, unausgeführte Buchstaben; Girlanden, leichter und sehr ungleichmäßiger Druck, extrem absinkende Zeilen; einige im Uhrzeigersinn geschriebene Vokale (Lüge); wenig ausgeprägte Unterlängen; oft mit dem Folgebuchstaben verbundene Oberzeichen, sehr große Zwischenräume, Bindungsarkaden.

Merkmale und entsprechende Eigenschaften im Detail

schnelle Schrift	*lebhafter Verstand, Intelligenz, Aktivität;*
Disharmonien (verworrene Schrift)	*Verstellungskunst, Realitätsflucht, Lüge;*
hängende, unausgeführte Buchstaben	*Diplomatie, Schüchternheit, Küge, Empfindlichkeit;*
Girlanden	*Freundlichkeit, Geselligkeit, unter Umständen leicht beeinflußbar;*
leichter und ungleichmäßiger Druck	*Störungen des Nervensystems, anfällige Gesundheit;*
abfallende Zeilen	*Depression, chronische Geisteskrankheit;*
im Uhrzeigersinn geschriebene Vokale	*Lüge;*
wenig ausgeprägte Unterlängen	*schwache Libido;*
mit dem Folgebuchstaben verbundene Oberzeichen	*analytischer Verstand, Intelligenz;*
sehr große Abstände	*Gefühlsisoliertheit, Unabhängigkeit, Egoismus, ausgeprägte Gleichgültigkeit gegenüber anderen Menschen;*
Bindungsarkaden	*Arroganz, Manipulationsversuche.*

Wenn Sie die Detailanalysen im einzelnen miteinander vergleichen, werden Sie feststellen, daß die Bedeutungsinhalte geringfügig, doch gleichwohl in der Nuancierung bedeutsam, voneinander abweichen. Dies ist zwangsläufig nach genauer Beobachtung und Auswertung ein Differenzierungsergebnis im Hinblick auf das gesamte Schriftbild.

Portrait: *Die Verfasserin der Schriftprobe oben ist intelligent und kultiviert, jedoch zutiefst unglücklich – Ihre psychischen Leiden sind zum Teil angeboren und haben das Nervensystem nachhaltig angegriffen. Sie lebt vollkommen der Gegenwart entrückt. Sie ist mythoman und zeigt sporadische Anfälle von Gewalttätigkeit. Sie versuchte, ihre Kinder aus dem Fenster zu werfen, bevor man sie in eine Klinik einwies. Eine Behandlung mit Lithium wirkte beruhigend und schränkt ihren Aufenthalt in einer Nervenklinik auf* *den Besuch einer Tagesklinik ein; abends und nachts lebt sie bei sich zu Hause. Die allgemeine Prognose hingegen nimmt sich düster aus; die Eltern wie auch der Bruder leiden schwer unter Psychosen und Neurosen.*

*

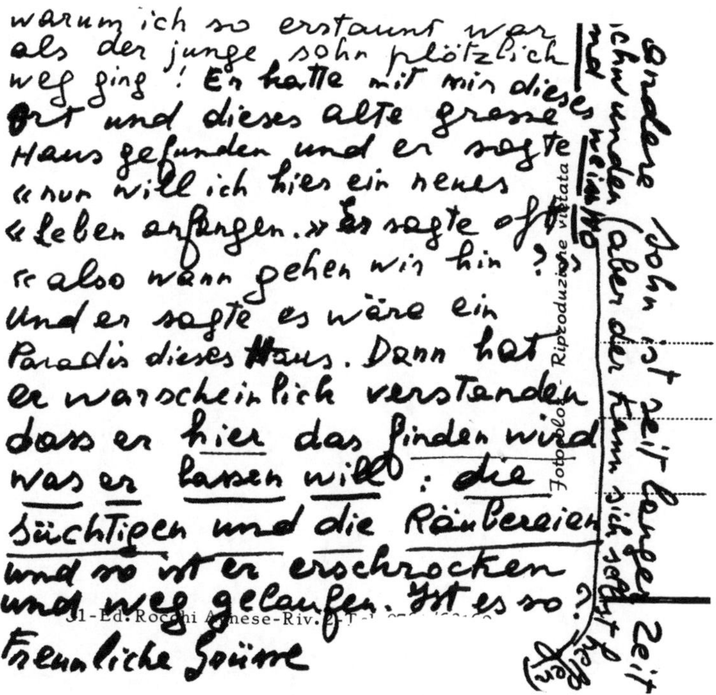
warum ich so erstaunt war
als der junge sohn plötzlich
weg ging! Er hatte mit mir dieses
Ort und dieses alte grosse
Haus gefunden und er sagte
«nur will ich hier ein neues
«leben anfangen.» Er sagte oft
«also wann gehen wir hin?»
Und er sagte es wäre ein
Paradis dieses Haus. Dann hat
er warscheinlich verstanden
dass er hier das finden wird
was er lassen will: die
Süchtigen und die Räubereien
und so ist er erschrocken
und weg gelaufen. Ist es so?
Freundliche Grüsse

Eine weitere Schriftprobe – einige Jahre später – derselben achtundfünfzigjährigen schizophrenen Frau des vorangehenden Beispiels.

Merkmale: Wir finden in der mit Filzstift geschriebenen Schriftprobe die Unterstreichungen, Retuschen und Disharmonien wieder. Der Druck ist jetzt noch ungleichmäßiger und der Gesamteindruck noch diffuser.
Eigenschaften: *Die Paranoia der Patientin hat sich sichtlich verstärkt.*

Nur allzu häufig differiert die Schrift bei Geisteskranken von einem Brief zum anderen oder sogar innerhalb ein und desselben Briefes. Dies ist eines der Indizien für Mythomanie und Labilität. Es handelt sich oft um das Phänomen der sogenannten »vielschichtigen Persönlichkeit«, dem man bei bestimmten Kriminellen, die häufig unzurechnungsfähige Kranke sind, begegnet.

Auch unter diesem Aspekt empfiehlt es sich, den ganzen Inhalt eines Briefes durchzugehen, wenn Sie die Schrift eines Kindes oder eines Kranken analysieren. Dieser Überblick gibt Ihnen einen ersten Eindruck vom psychischen Zustand und der Reife des Schreibers.

*

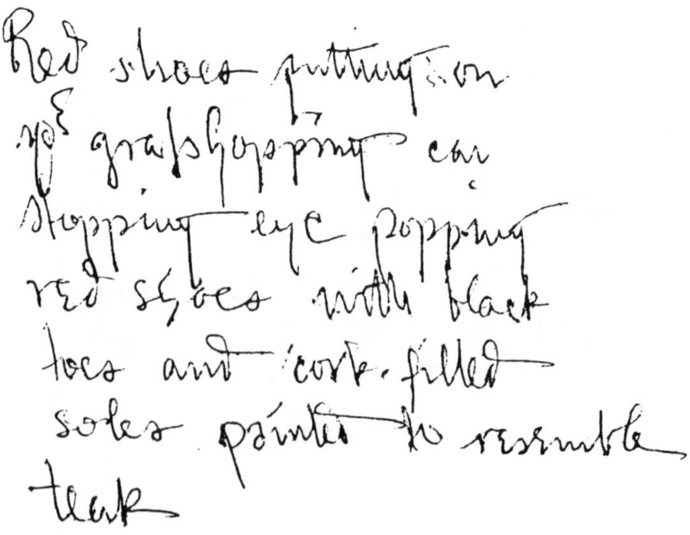

Schriftprobe eines neunundzwanzigjährigen schizophrenen Amerikaners, der seit jeher ohne Arbeit ist.

Merkmale: gerade verlaufende Zeilen, ungleichmäßiger Druck, zahlreiche Unstimmigkeiten, Zeilenverstrickung, retuschierte Buchstaben, vertauschte und verdrehte Buchstaben, Einrollungen, zugespitzter und teigiger Strich, Deckzüge, Stabstrich und Linksläufigkeit.
Eigenschaften: *Der Mann leidet an inneren, unüberwindbaren Spannungen. In der Hoffnung, der Umklammerung seiner Ängste zu entgehen, die offensichtlich auf ein früheres Trauma zurückzuführen sind (linksgeneigte Schrift), stürzt er sich in einen politischen Fanatismus und versenkt sich gleichzeitig in die Poesie. Er hat große Kommunikationsschwierigkeiten, und sein Autismus nimmt zu. Bei ihm handelt es sich um einen Schizophrenen, der gefährlich werden könnte; die Prognose sieht dementsprechend düster aus.*

*

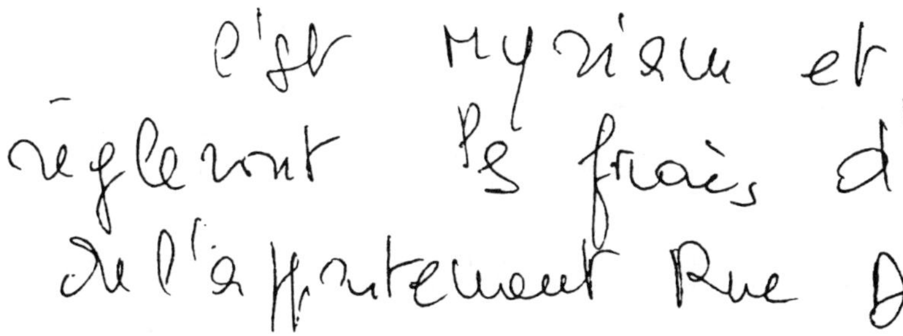

Schriftprobe eines fünfundvierzigjährigen akut schizophrenen früheren Mannequins.

Merkmale: Wellenlinien, Arkaden, Verdrehungen, schwerfällige Oberzeichen, Haken, Unstimmigkeiten, im Uhrzeigersinn geschriebene und unten offene Vokale, Girlanden, übertrieben große Zwischenräume, schwacher Druck; hängende, unausgeführte Buchstaben.
Eigenschaften: *Die sehr schöne Frau ist lesbisch, lebt jedoch mit einem sehr alten und reichen Mann zusammen, den sie nach und nach um sein Geld bringt. Ihre Geldgier ist krankhaft, genauso ihre Hinterlist. Die übergroßen Zwischenräume in ihrer Schrift zeigen ihren schizoiden Zustand.*

*

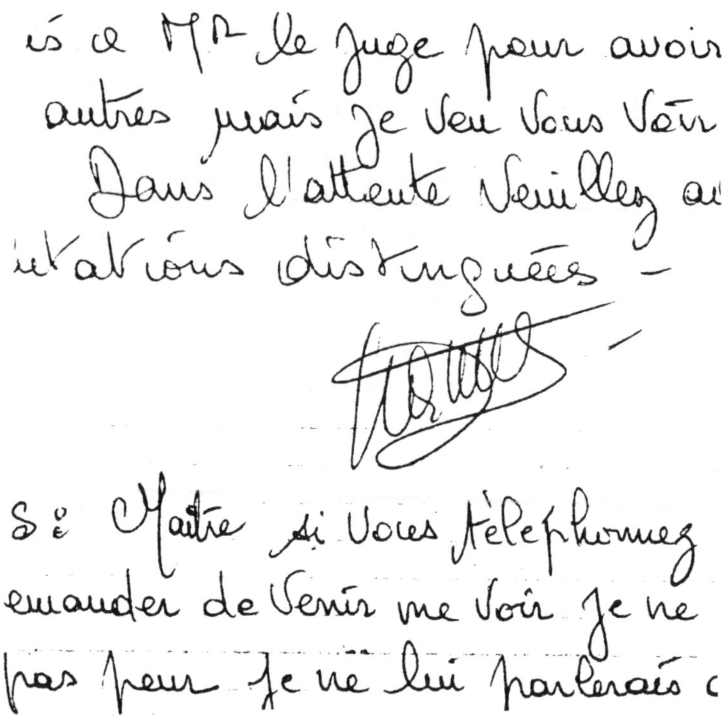
is a Mr le Juge pour avoir
autres mais Je veu vous voir
Dans l'attente veuillez a
ntations distinguées -

Si Maître si vous téléphonez
emander de venir me voir Je ne
pas peur Je ne lui parlerais

Schriftprobe eines zweiunddreißigjährigen einfachen Mannes ohne Ausbildung, vorbestraft und kriminell schizophren.

Merkmale: monotoner linksläufiger Strich; Einrollungen, Haken, zugespitzter Zug, Schnörkel, schwerfällige Oberzeichen; unleserliche, mit rückläufigen Schleifen durchstrichene Unterschrift; unter die Linie fallende Großbuchstaben; Girlanden, Deckzüge.
Eigenschaften: *Egoist und Mythomane; ihm wurden zahlreiche, bewaffnete Überfälle zur Last gelegt. Obwohl der Mann sehr labil ist, wurde ihm richterlicherseits Schuldfähigkeit attestiert – unserer Ansicht nach ungerechtfertigt. Der Versuch, seine Unfähigkeit, seine Gewalttätigkeit, seine Wutanfälle und seine Aggressivität in den Griff zu bekommen, zeigt sich in den zugespitzten und ansteigenden »t«-Strichen und in den Überhöhungen des zweiten Schenkels seines »v«. Der Mann ist geisteskrank.*

*

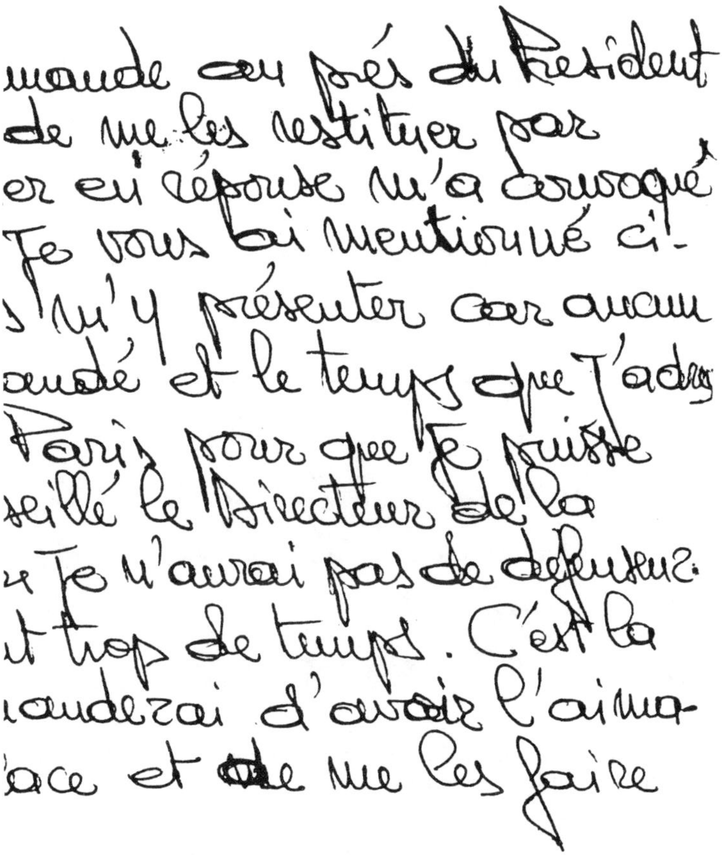
mande au près du Président
de me les restituer par
er en réponse m'a convoqué
Je vous ai mentionné ci-
s m'y présenter car aucun
ondé et le temps que j'adr
Paris pour que je puisse
seillé le Directeur de la
r Je n'aurai pas de défenseur.
t trop de temps. C'est la
manderai d'avoir l'aima-
ace et de me les faire

Schriftprobe eines siebenunddreißigjährigen schizophrenen Mörders (diese Schriftprobe wurde im Gefängnis erstellt).

Merkmale: starre verlaufende Grundlinie, unvollständige Buchstaben, die unter diese Grundlinie fallen; linksläufige Schrift, Einrollungen, zugespitzter Strich, Verdrehungen und Deckzüge, Verstrickungen und Retuschen, Haken, Winkel in den Unterlängen; bestimmte Vokale erscheinen im Schriftbild gekontert; Dominanz der Mittelzone, langsame und unharmonische Schrift. Zu dieser Anhäufung von Negativmerkmalen kommen noch der geringe Wortabstand und die Monotonie hinzu, die für den morbiden psychischen Zustand bezeichnend sind.

Eigenschaften: *Dieser Mann hat in einem Wahnsinnsanfall ein kleines Mädchen zerstückelt. Er wartet auf sein Urteil und erinnert sich an nichts.*

*

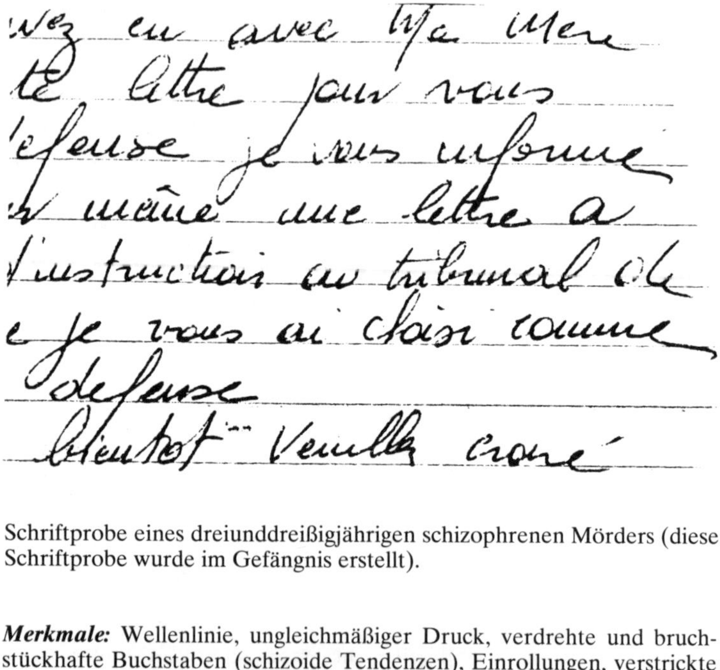

Schriftprobe eines dreiunddreißigjährigen schizophrenen Mörders (diese Schriftprobe wurde im Gefängnis erstellt).

Merkmale: Wellenlinie, ungleichmäßiger Druck, verdrehte und bruchstückhafte Buchstaben (schizoide Tendenzen), Einrollungen, verstrickte Zeilen, unterschiedliche Wortabstände, Großbuchstaben mitten im Wort, Rechtsneigung, zugespitzte und ansteigende Endbuchstaben.
Eigenschaften: *Der Mann hat in einem Wutanfall seinen Schwiegervater umgebracht. Er ist labil, um nicht zu sagen, geistig gestört; depressiv, schwach und lügnerisch. Insofern wäre ihm ebensowenig wie dem Kranken im vorhergehenden Beispiel Schuldfähigkeit zu attestieren.*

*

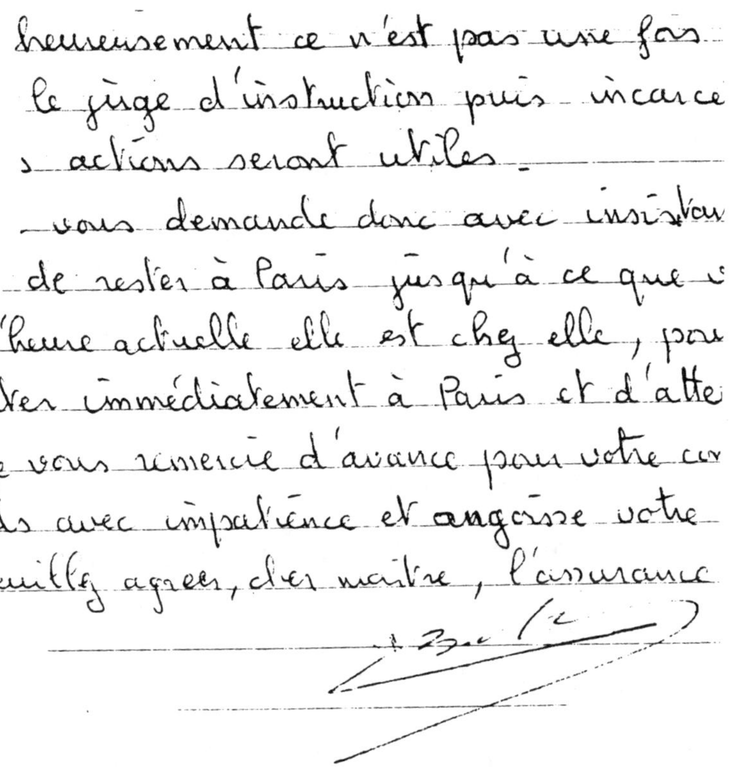
heureusement ce n'est pas une fois
le juge d'instruction puis incarce
s actions seront utiles
vous demande donc avec insistan
de rester à Paris jusqu'à ce que
l'heure actuelle elle est chez elle, pou
order immédiatement à Paris et d'atte
Je vous remercie d'avance pour votre co
nds avec impatience et angoisse votre
Veuillez agréer, cher maître, l'assurance

Schriftprobe eines sechsundzwanzigjährigen schizophrenen Drogenhändlers.

Merkmale: gerade verlaufende Zeilen, Linksneigung; hängende, unausgeführte Buchstaben; gruppierte, retuschierte Schrift mit Arkaden; leichter Druck, kaum sichtbare »t«-Striche; eine vom laufenden Text abweichende, unleserliche Unterschrift; schnelle Schrift, Haken, Unterlängen mit offenen, kaum angedeuteten Schleifen; hoch plazierte Oberzeichen, monotones Gesamtbild (mit der Lupe betrachtet).
Eigenschaften: *Mit Ausnahme der Linksneigung und der Monotonie sind die Merkmale der Gewalt und Unehrlichkeit schwach; der Schreiber lügt aus Schwäche. Hohe Intelligenz und eine gewisse Bildung zeigen sich in dieser Schrift, die jedoch die Schrift eines extrem gefährlichen Kriminellen ist. Dieser Mann besitzt weder Gefühl noch Mitgefühl, und dies rückt ihn in die Nähe des Schizophrenen. Er läßt seine Gegner kaltblütig von seinen Män-*

nern, professionellen Killern umbringen. Er ist einer der Bandenchefs des Milieus und König der Ausbrecher. Seine Schläue und Falschheit resultieren aus seiner Intelligenz.

Seien Sie jetzt nicht enttäuscht, wenn es Ihnen nicht gelang, in dieser letzten, besonders schwierigen Schriftprobe den schizophrenen Mörder zu entdecken. Bei überdurchschnittlich begabten Menschen,, die sich nahe der Grenze zum Wahn befinden, ist die Analyse immer extrem schwierig.

*

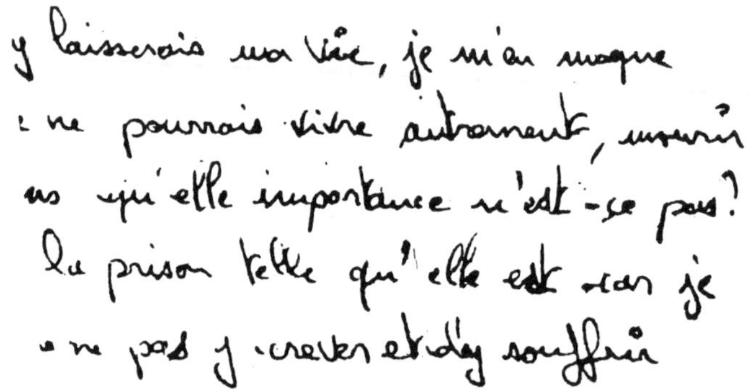

Schriftprobe des berühmten Juwelendiebs und Bankräubers Sulak. Er starb 1986 auf der Flucht aus dem Gefängnis.

Merkmale: gerade verlaufende Grundlinie; runde, linksläufige, winklige und verbundene Schrift; Girlanden, Retuschen, leichte Überhöhung, Deckzüge, Verdrehungen; teigige Vokale, brüchiger Strich und bruchstückhafte Buchstaben; Disharmonien, unregelmäßige Unterlängen, ungleichmäßiger Druck, Schnörkel; insgesamt lesbare, schnelle Schrift, trotz Linksläufigkeit und Haken; Einrollungen.
Eigenschaften: *Hohe Intelligenz, krankhafte Megalomanie; an Zeichen für Arglist, Schläue und Falschheit sowie für Mythomanie kommen mühelos elf Zeichen für Unehrlichkeit zusammen: In der Schrift eines vorbestraften Übeltäters finden sich vielleicht fünf bis sechs davon, insofern darf man also am psychischen Gleichgewicht des Schreibers hier zweifeln.*

Thema und Ziel dieses Buches ist nicht die Darstellung der wissenschaftlichen Grundlagen der Graphologie. Wir möchten Ihnen vielmehr eine praktische Methode zur Anwendung der Graphotherapie an die Hand geben, mit deren Hilfe Sie selbst in der Lage sind, das Schriftbild eines Verfassers mit gesundem Verstand von demjenigen eines kranken Verfassers zu unterscheiden.

Hinsichtlich der Geisteskrankheiten ist es Ihnen nun möglich, einige Parallelen zu ziehen. Eine große Anzahl der gewählten Schriftproben stammte – dies war offensichtlich – von höchst intelligenten, manchmal sogar von außergewöhnlich begabten Menschen. Das heißt natürlich nicht, daß Geisteskranke grundsätzlich mit einer überdurchschnittlichen Intelligenz ausgestattet sein müssen. Gleichwohl gibt es sehr wenige wirklich dumme Schwachsinnige, und sie schreiben dann wenig und in einer derart konfusen Weise, daß die Diagnose unproblematisch ist. In diesem Zusammenhang sollten wir erinner, daß der Graphologe keine Schriften von Personen analysieren kann, die so gut wie nie schreiben und ein eher instinktives denn intellektuell betontes Leben führen. Ein Minimun an Bildung ist hier – ebenso wie bei einer Psychoanalyse oder Psychotherapie, soll sie erfolgreich sein – unerläßlich. Anderseits erzielt die Analyse bei Personen mit überdurchschnittlicher Intelligenz – bei unseren Schriftproben war dies meistens der Fall – eine erstaunlich hohe Genauigkeit, mögen die Untersuchungen selbst in ihrer Differenziertheit auch entsprechend schwierig sein.

Kehren wir zu den Parallelen zurück, die regelmäßig in den drei oben genannten Gruppen – Neurosen, Psychosen, Schizophrenie – auftauchen. Selbstverständlich ist das jeweilige Leiden nicht immer eindeutig identifizierbar; Grenzfälle zwischen zwei Gruppen sind häufig. Bezeichnend jedoch ist immer die unmerkliche Entfernung des Kranken von der Realität. Mit Vorbehalten ließe sich insofern sagen, der gefährliche Schizophrene leidet weniger als der Neurotiker, der sich über seine Depressionen und seine Mängel durchaus im klaren ist. Dieses Phänomen wird in allen unseren Schriftproben deutlich. Aus diesem Grund haben wir zusätzlich die Schriftproben rückfällig gewordener Straftäter aufgenommen. Diese Menschen leiden nicht an Gewissensbissen und bedauern höchstens die verpaßten Gelegenheiten. Eysenck hat dies bereits in seinem Buch Crime and Personality erwähnt. Anderseits sind die Emotionen dieser Kriminellen lebhafter, oder aber sie fehlen ganz oder sind deplaziert – je nach Fall. Natürlich gibt es gleichzeitig alljene Kriminelle ohne jegliche Form von Schizophrenie, wie auch alle jene Geisteskranken ohne kriminelle Tendenzen.

Zur Übersicht seien noch einmal alle grafischen Merkmale zusammengefaßt, die auf eine Geisteskrankheit schließen lassen können, sofern sie gehäuft auftreten:

- abfallende Grundlinie oder abfallende Endbuchstaben,
- Wellenlinien,
- starke regelmäßige Grundlinie bei monotoner Schrift,
- Häufung negativer Zeichen, besonders denen der Lüge,
- schwacher und ungleichmäßiger Druck oder allzu starker Druck,
- unterschiedliche Schriftlage (in einer oder in mehreren Proben),
- allgemeine Disharmonie (ständiger Wechsel von Form und Größe),
- extrem große Zwischenräume oder auch nicht vorhandene Zwischenräume,
- Übertreibungen jeder Art, z.B. Überhöhungen;
- Auslassung von Buchstaben oder Wörtern (auch mangelhafte Orthographie bei einem gebildeten Menschen);
- vertauschte und ineinander verwobene Buchstaben.

Je nach Schwere des Krankheitsfalles steigen die Anzahl der Merkmale und ihre Ausprägung. Auch insofern ist die Breitenstreuung Ihrer Untersuchungen, Vergleiche und Analysen überaus wichtig; ohne sie ist eine schnelle und genaue Synthese nicht zu entwickeln.

Die wichtigsten Symptome oder Faktoren, die sich regelmäßig bei Geisteskranken zeigen, sind zusammengefaßt folgende:
- Labilität bis hin zur geistigen Verwirrung;
- Kommunikationsprobleme;
- seelische Isolierung, seelische Leiden;
- Mythomanie, gesteigert bis zum Delirium;
- extreme Empfindlichkeit;
- Angst und Flucht vor Verantwortung;
- Schuldgefühle;
- Spaltung zwischen Geist und Körper, Wirklichkeit und Unbewußtem;
- regressive Libido (das heißt Lebensfreude, Energie und Sexualität);
- Egoismus, Boshaftigkeit;
- Zyklothomie und manisch-depressive Tendenzen;
- Latente Aggressivität und suizidäre Tendenzen.

IV
TESTS ZUR ÜBERPRÜFUNG IHRER ERWORBENEN KENNTNISSE

Erster Test

Im folgenden finden Sie links untereinander fünfundzwanzig kurze Schriftproben mit dem jeweils vermerkten charakteristischen grafischen Merkmal. Die Möglichkeiten seiner Bedeutung stehen rechts; kreuzen Sie dort die Ihrer Meinung nach zutreffende an.

1 eingerollter oder mit Haken versehener Anfangsbuchstabe

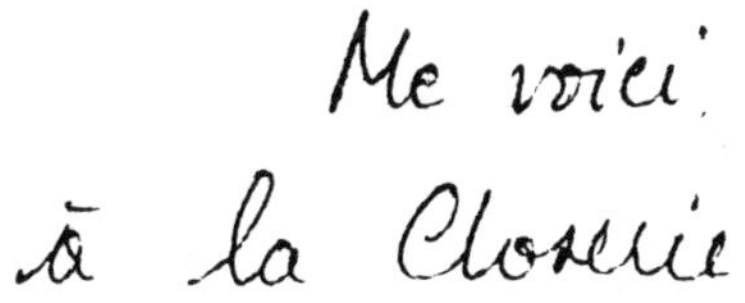

- Energie 1 ☐
- Egoismus 2 ☐
- Stolz 3 ☐

2 Wellenlinie

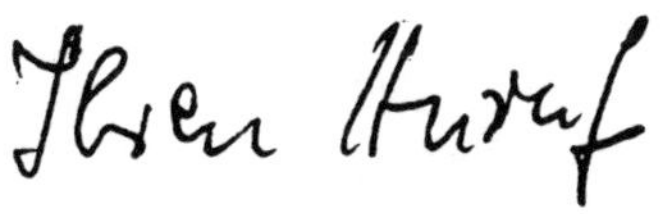

- Labilität 1 ☐
- Bosheit 2 ☐
- Dummheit 3 ☐

3 Zuspitzung (Wort oder Strich)

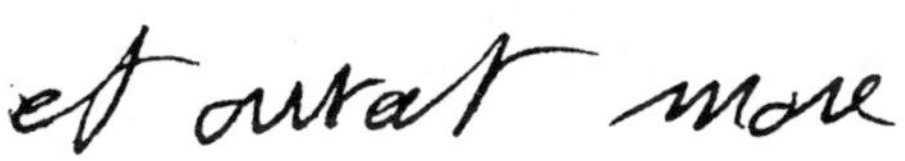

- Trägheit 1 ☐
- Freundlichkeit 2 ☐
- Spottsucht 3 ☐

4 dominante Mittelzone und runde Buchstaben

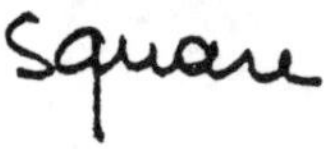

- Sinnlichkeit 1 ☐
- Wille 2 ☐
- Leiden 3 ☐

5 verdrehte Unterlängen

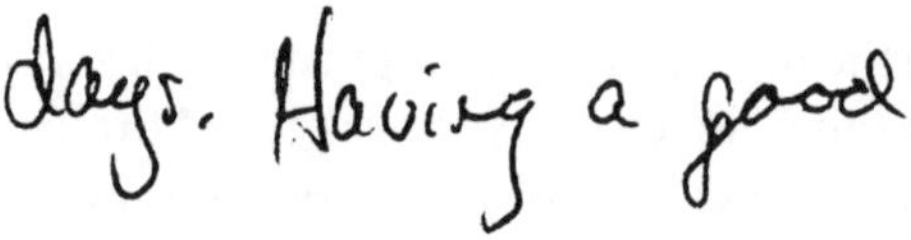

- Angst 1 ☐
- Geiz 2 ☐
- homosexuelle Tendenzen 3 ☐

6 Verdrehungen der Buchstaben

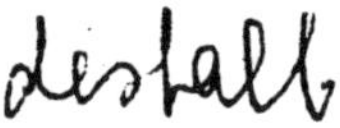

- Leiden 1 ☐
- Freude 2 ☐
- Intelligenz 3 ☐

7 schnelle und kleine Schrift

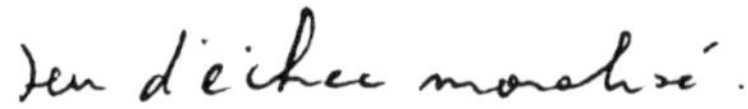

- Hedonismus 1 ☐
- Ehrgeiz 2 ☐
- Kultur 3 ☐

8 winkliger und ansteigender Buchstabe

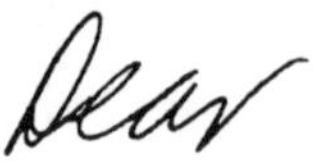

- Trägheit 1 ☐
- Wille 2 ☐
- Wut 3 ☐

9 Haken

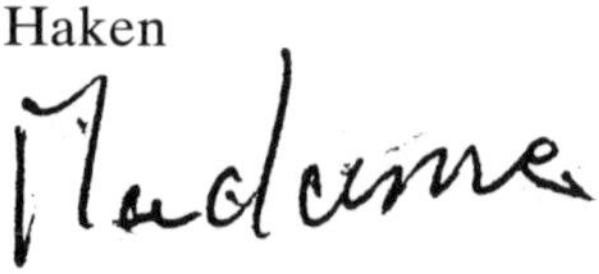

- Großzügigkeit 1 ☐
- Habsucht 2 ☐
- Mut 3 ☐

10 abfallende Zeile oder abfallender Endbuchstabe

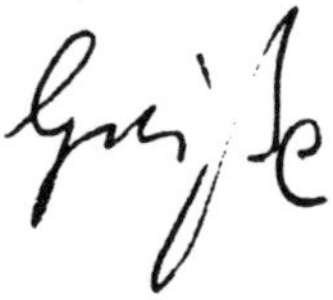

- Depression 1 ☐
- Hysterie 2 ☐
- Gleichgültigkeit 3 ☐

11 Ungleichmäßiger Druck

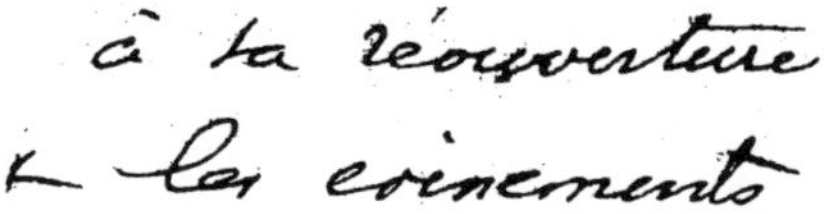

- Freundlichkeit 1 ☐
- Begeisterungsfähigkeit 2 ☐
- sexuelle Besessenheit 3 ☐

12 sehr kleine und enge Schrift

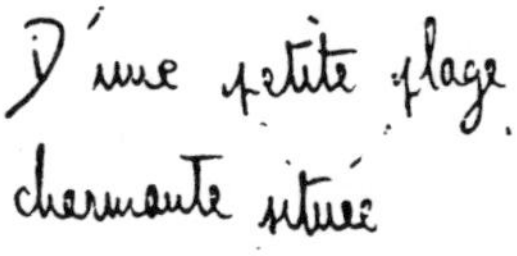

- Stolz 1 ☐
- Narzismus 2 ☐
- krankhafter Ehrgeiz 3 ☐

13 starke Einrollungen bei Vokalen

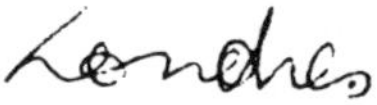

- Großzügigkeit 1 ☐
- Ehrgeiz 2 ☐
- Autoerotismus 3 ☐

14 Überhöhung

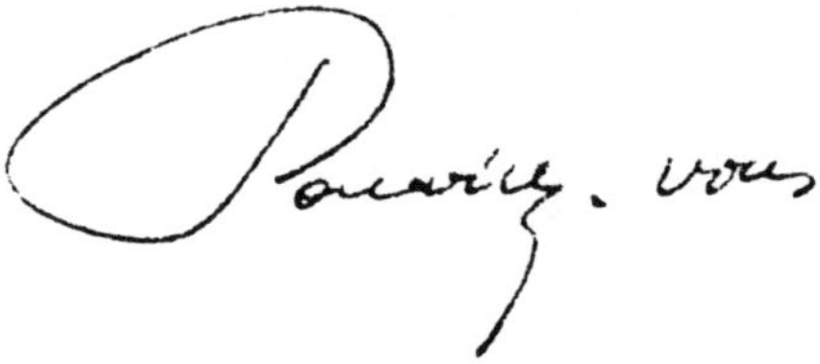

- Stolz 1 ☐
- Bescheidenheit 2 ☐
- Männlichkeit 3 ☐

15 exzessiv große und runde Schrift

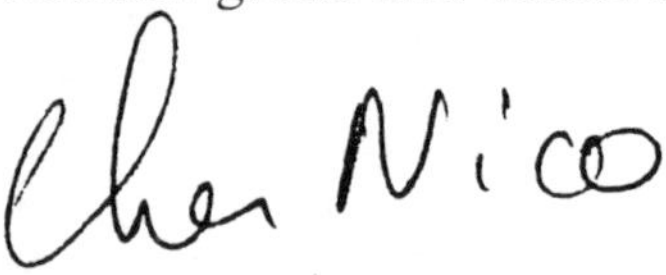

- Intelligenz 1
- Humor 2
- Weiblichkeit 3

16 verdickte, lange Endbuchstaben

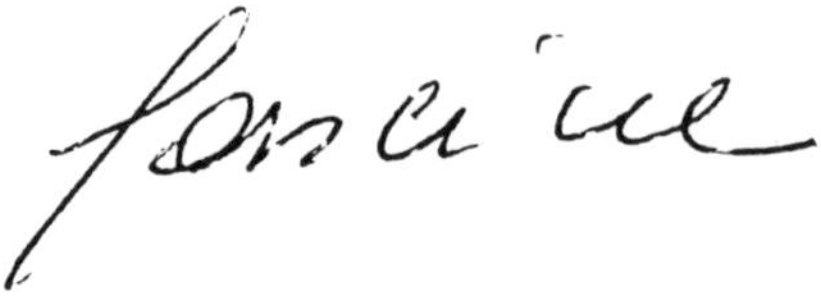

- Materialismus 1
- Einbildungskraft 2
- bisexuelle Tendenzen 3

17 sehr schwacher Druck mit Brüchen

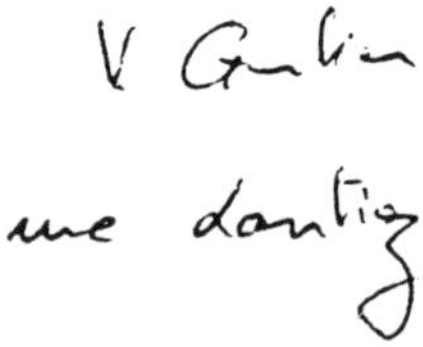

- schwache Gesundheit 1
- Kreativität 2
- Organisationssinn 3

18 schwacher Druck in einer harmonischen Schrift

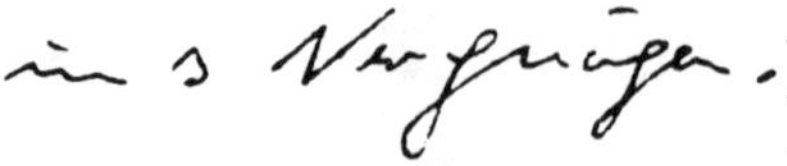

- Bosheit 1
- Falschheit 2
- Sensibilität 3

19 in der Mitte durchstrichene Unterschrift

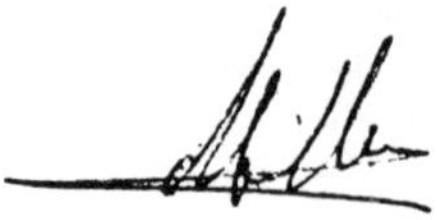

- Spontanität 1
- Mut 2
- suizide Tendenzen 3

20 hoch plazierte Punkte

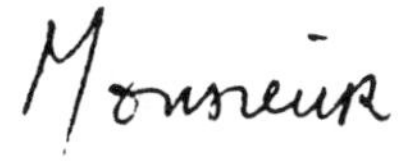

- Pragmatismus 1 ☐
- Isolierung 2 ☐
- Einbildungskraft 3 ☐

21 linksläufige Schrift

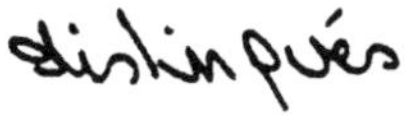

- Vitalität 1 ☐
- Falschheit 2 ☐
- psychische Krankheit 3 ☐

22 unproportional große Zwischenräume

- Hemmungslosigkeit 1 ☐
- Kommunikationsprobleme 2 ☐
- Gleichgültigkeit 3 ☐

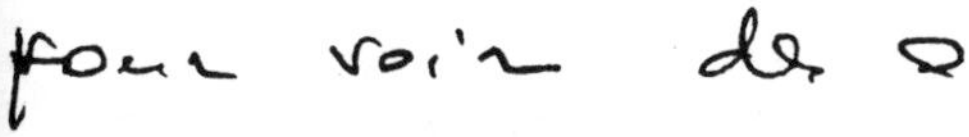

23 vom laufenden Text differierende Unterschrift

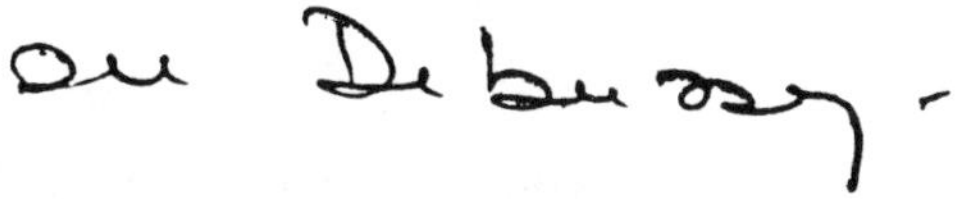

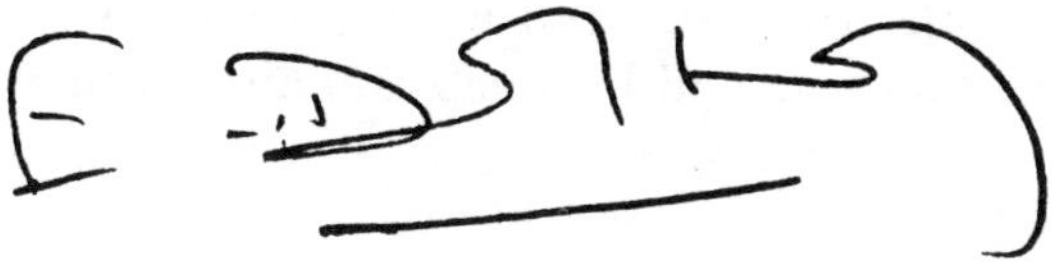

- Ehrlichkeit 1 ☐
- Kreativität 2 ☐
- Falschheit 3 ☐

24 Schnörkel

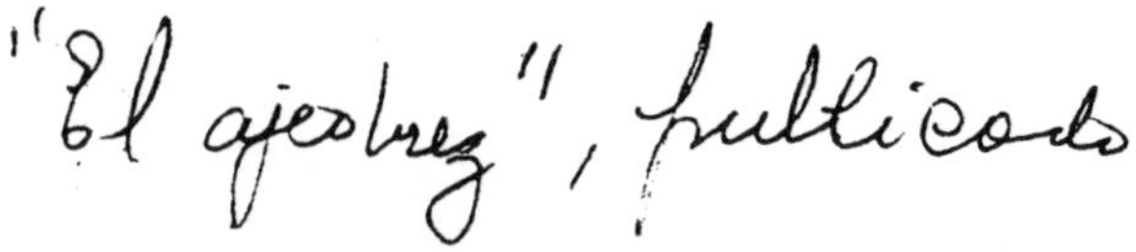

- Intelligenz 1 ☐
- künstlerischer Sinn 2 ☐
- Mangel an Kultur 3 ☐

25 fadenförmige Schrift mit ausgewogenem Druck

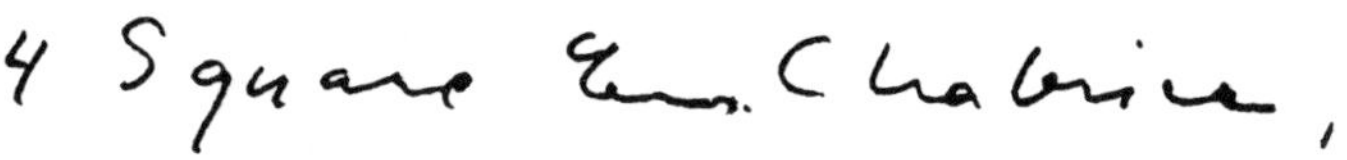

- Indiskretion 1 ☐
- Angst 2 ☐
- Aktivität 3 ☐

Diese fünfundzwanzig Schriftproben enthalten natürlich neben dem vermerkten charakteristischen Merkmal noch weitere Merkmale. Entsprechend wichtig sind die in der folgenden Testkontrolle und Lösung erkennbaren Interaktionen.

Schriftprobe	Lösung – ☐ 1 / 2 /3
Nr. 1	2
Nr. 2	1
Nr. 3	3
Nr. 4	1
Nr. 5	3
Nr. 6	1
Nr. 7	3
Nr. 8	3
Nr. 9	2
Nr. 10	1
Nr. 11	3
Nr. 12	3
Nr. 13	3
Nr. 14	1
Nr. 15	3
Nr. 16	3
Nr. 17	1
Nr. 18	3
Nr. 19	3
Nr. 20	3
Nr. 21	2
Nr. 22	2
Nr. 23	3
Nr. 24	3
Nr. 25	3

Jede richtige Lösung erhält vier Punkte.

88 bis 100 Punkte: sehr begabt,
60 bis 88 Punkte: zufriedenstellend
32 bis 60 Punkte: im Urteil noch etwas unsicher.

Lassen sich weniger als 32 Punkte aufaddieren, sollten Sie die Richtlinien und ihre praktische Auswertung in diesem Handbuch noch einmal repetieren.

Zweiter Test

1 schnelle, klare und vereinfachte Schrift

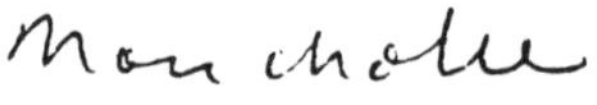

- moralisch verantwortungsbewußt 1 ☐
- Intelligenz 2 ☐
- Treue 3 ☐

2 leichte Wellenlinie

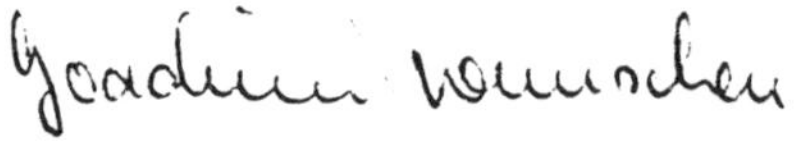

- Diplomatie 1 ☐
- Labilität 2 ☐
- Schwäche 3 ☐

3 große Schrift; hängende, unausgeführte Buchstaben; Verstrickungen, Arkaden und Haken, zugespitzte Endbuchstaben, Retusche

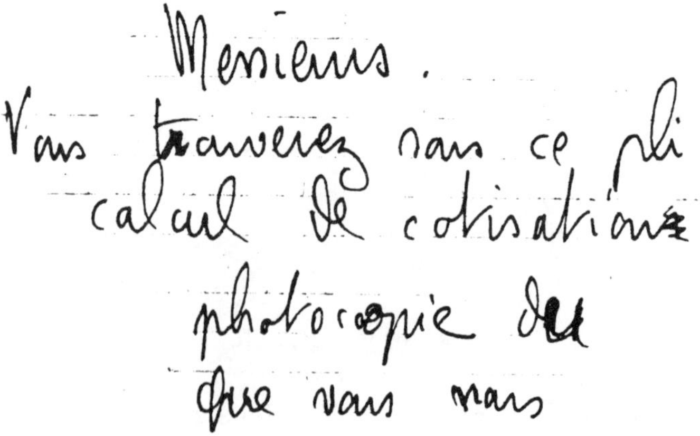

- Stolz 1 ☐
- Mythomanie 2 ☐
- Schüchternheit 3 ☐

4 kleine, schnelle Schrift, hängende Buchstaben, zu große Zwischenräume, Zuspitzungen.

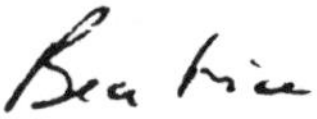

- Nervosität 1 ☐
- Unehrlichkeit 2 ☐
- Empfindlichkeit 3 ☐

5 übertrieben große Zwischenräume an falscher Stelle

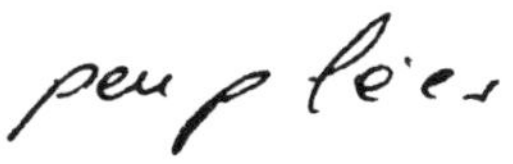

- Unabhängigkeit 1 ☐
- neurotische Isolierung 2 ☐
- Originalität 3 ☐

6 extrem kleine, abfallende Schrift; Retusche und Verwechslungen

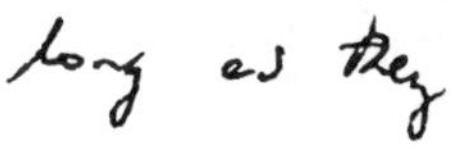

- Depression 1 ☐
- Labilität 2 ☐
- Frustrationen 3 ☐

7 Wellenlinien, unterschiedliche Neigung, vertauschte und hängende Buchstaben, auffällige Disharmonie, ungleichmäßiger Druck;

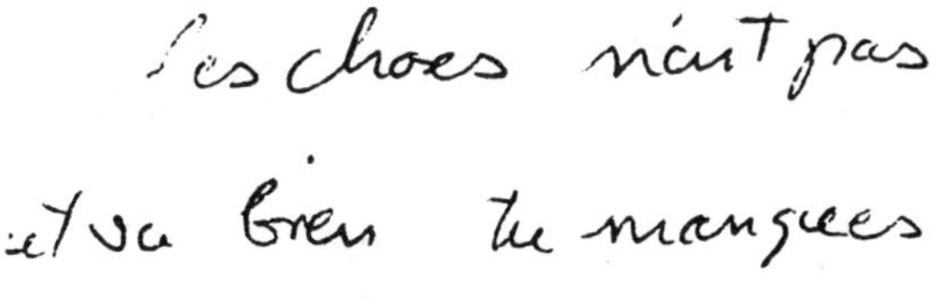

- sexuelle Ambivalenz 1 ☐
- Trägheit 2 ☐
- psychische Labilität 3 ☐

8 linksläufige, kindliche und monotone Schrift;

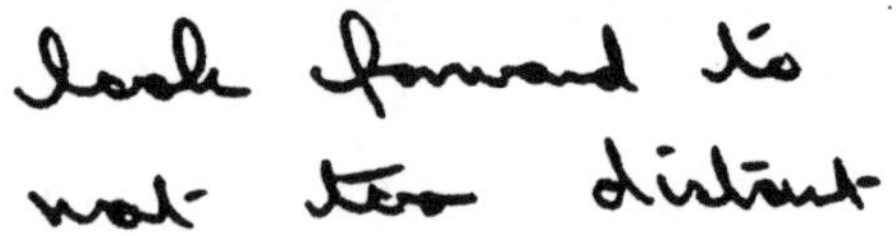

- Gefühlshemmungen 1 ☐
- Unehrlichkeit 2 ☐
- Lüge 3 ☐

9 Verdrehungen im Schriftzug

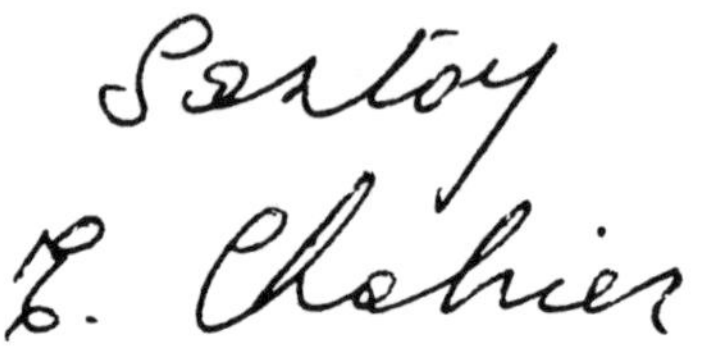

- Egoismus 1 ☐
- Leiden 2 ☐
- Mangel an Kultur 3 ☐

10 wellenförmige, unterbrochene, kindliche Schrift mit hängenden, unausgeführten Buchstaben bei älteren, kultivierten Menschen;

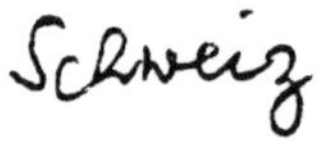

- Alkoholismus 1 ☐
- anfällige Gesundheit 2 ☐
- Starrköpfigkeit 3 ☐

11 ungleichmäßiger, schwacher Druck; runde Schrift, leicht linksläufig; hängende, unausgeführte Buchstaben;

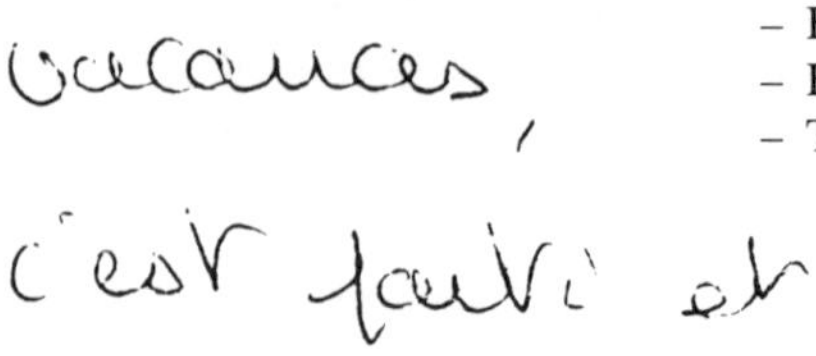

- Ehrgeiz 1 ☐
- Egozentrik 2 ☐
- Trägheit 3 ☐

12 abgehackter, unharmonischer Schriftzug; Deckzüge; Linksläufigkeit und hängende, unausgeführte Buchstaben; Haken, fadenförmige Schreibweise, Wellenlinien.

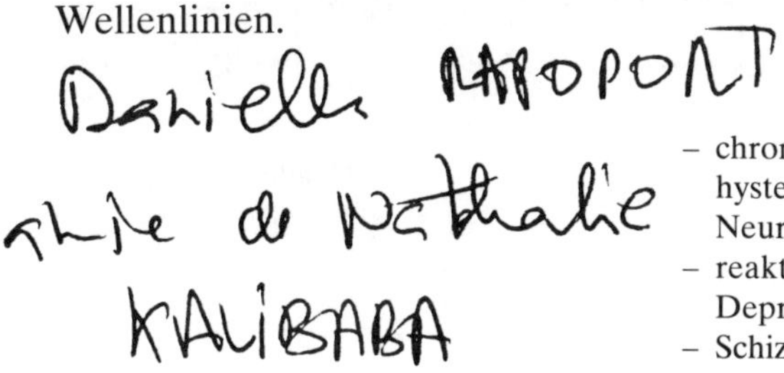

- chronische, hysterische Neurose 1 ☐
- reaktive Depression 2 ☐
- Schizophrenie 3 ☐

13 unbeholfener Schriftzug, kindlich, kraftlos hängende und mit Deckzügen versehene Unterlängen;

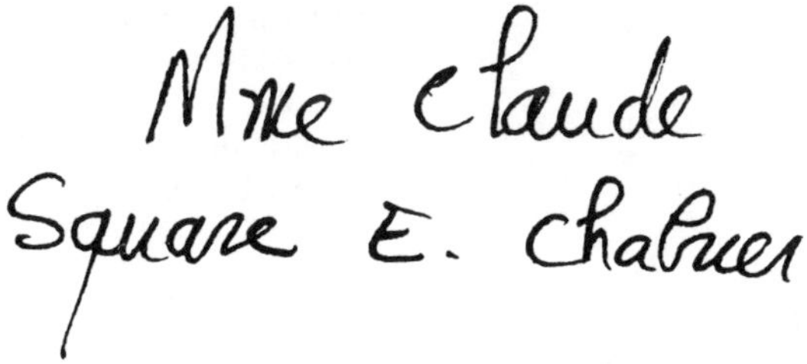

- körperliche Krankheit 1 ☐
- regressive Sexualität 2 ☐
- Eigensinn 3 ☐

14 fadenförmige Girlanden mit schwachem Druck und Wellenlinien;

- Heuchelei 1 ☐
- Ehrgeiz 2 ☐
- Empfindlichkeit 3 ☐

15 große Schrift mit linksläufigen Winkeln;

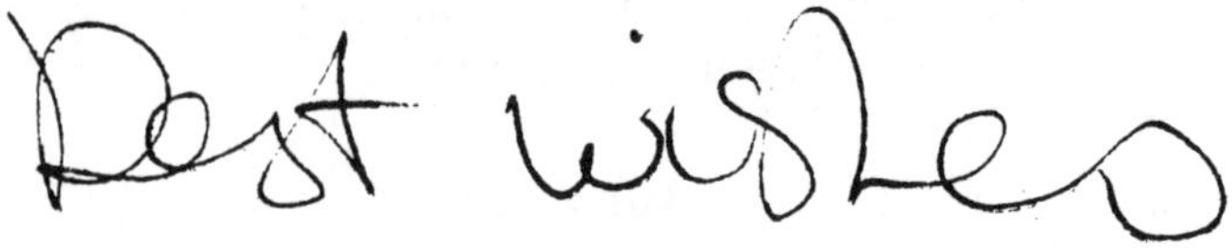

- Intelligenz 1 ☐
- Großzügigkeit 2 ☐
- Egoismus 3 ☐

16 aufgeblähte, in die folgende Zeile hineinreichende Unterlänge;

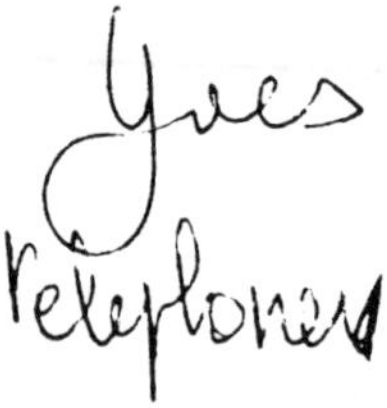

- erotische Sehnsüchte und Bedürfnis nach körperlicher Aktivität 1 ☐
- sexuelle Frustrationen 2 ☐
- Materialismus 3 ☐

17 zittrige, unharmonische Schrift, Verdrehungen und zugespitzte Endbuchstaben;

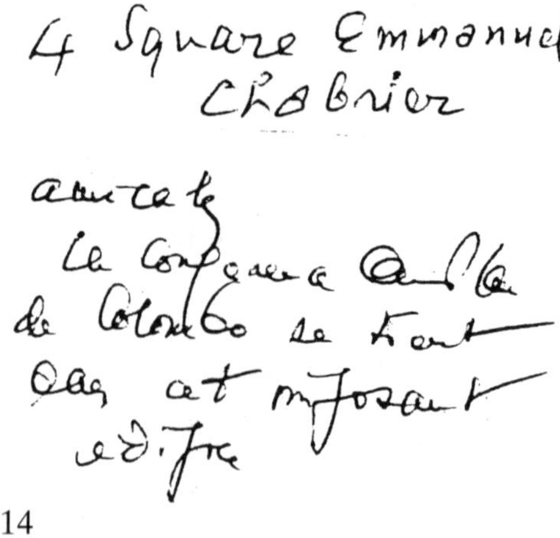

- Heuchelei 1 ☐
- Toxikomanie 2 ☐
- Psychose 3 ☐

18 kleine, schnelle Schrift mit abgehackten Zügen, verdreht und fadenförmig, zögernde Schreibweise und vertauschte Buchstaben; hängende, unausgeführte Buchstaben;

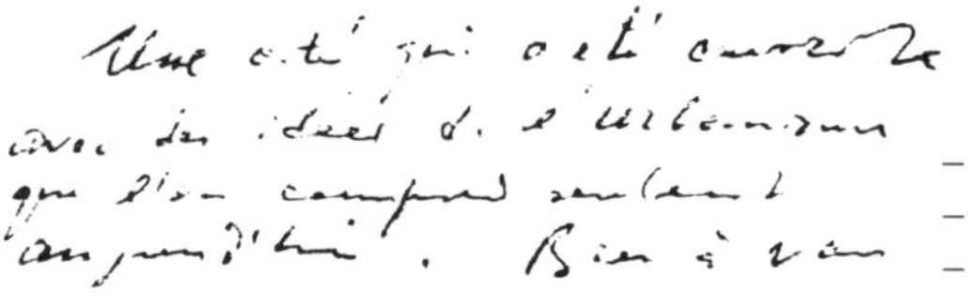

- Senilität 1 ☐
- Dummheit 2 ☐
- Ungeduld 3 ☐

19 winkelige, verkrampfte und überhöhte Schrift mit starkem Druck; Einrollungen, Schlingen, Haken und Retuschen;

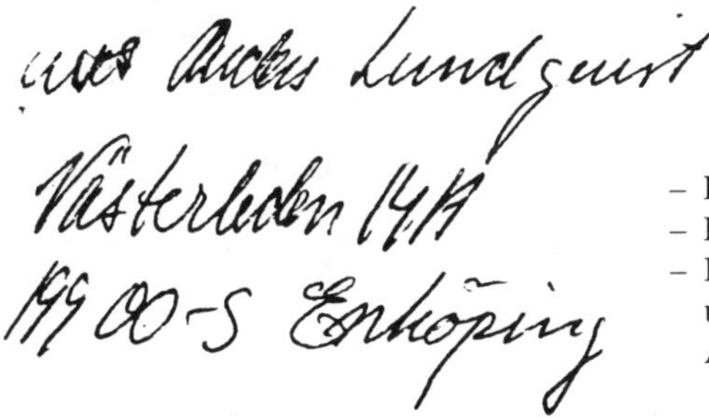

- Ehrgeiz 1 ☐
- Habsucht 2 ☐
- Kriminalität und aktiver Anarchismus 3 ☐

20 verdrehte und aufgeblähte Unterlänge

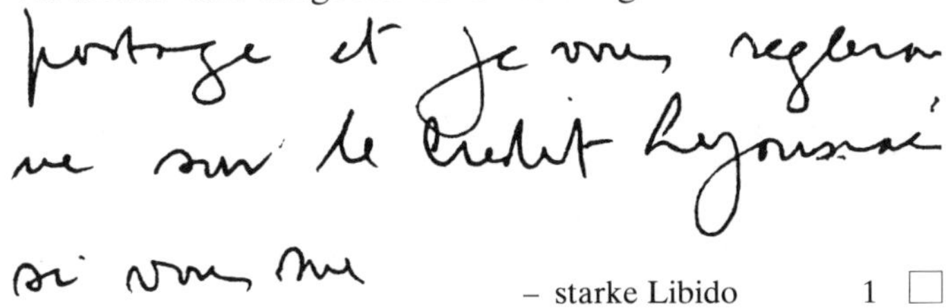

- starke Libido 1 ☐
- sexuelle Besessenheit 2 ☐
- schwach ausgeprägte Sexualität 3 ☐

Auch diesen zwanzig Schriftproben wurden nur jeweils die typischen Merkmale entnommen.

Schriftprobe	Lösung – □ 1 / 2 /3
Nr. 1	2
Nr. 2	1
Nr. 3	2
Nr. 4	3
Nr. 5	2
Nr. 6	1
Nr. 7	3
Nr. 8	1
Nr. 9	2
Nr. 10	1
Nr. 11	3
Nr. 12	1
Nr. 13	2
Nr. 14	1
Nr. 15	3
Nr. 16	1
Nr. 17	2
Nr. 18	1
Nr. 19	3
Nr. 20	2

Jede richtige Lösung erhält vier Punkte.
64 bis 80 Punkte: sehr begabt;
40 bis 64 Punkte: ausreichend begabt, zufriedenstellend;
28 bis 40 Punkte: im Urteil noch unsicher.

Lassen sich weniger als 28 Punkte aufaddieren, lesen Sie bitte die Detailbeschreibungen zu den grafischen Merkmalen und ihrer Bedeutung noch einmal genau durch.

Dieser zweite Test war schwieriger als der erste; er berücksichtigte bereits mehr an Differenzierung. Um so wichtiger auch hier die Vorsicht im Umgang mit nur weniger handgeschriebenen Worten; Schriftproben in dieser Kürze können durchaus noch weitere und nicht spezifisch vermerkte Charakteristika enthalten.

Dritter Test

Dieser Test basiert auf der Deutung mehrzeiliger Schriftproben, über deren Kompliziertheit man sich nicht täuschen lassen sollte.
Doch vielleicht liegt gerade darin auch der Reiz der Deutung, ganz abgesehen von dem, das Sie aus einer komplexhaften Symptomatik lernen können.

1 kleine runde, verbundene Schrift mit Winkeln und Verdrehungen; leichterer Druck in der zweiten Probe, die am selben Tag erstellt wurde; zugespitzte Züge, verhältnismäßig gerade verlaufende Grundlinie.

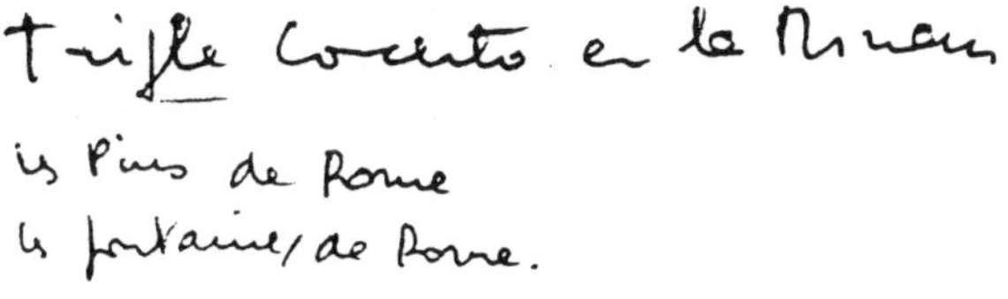

- intelligent und höchst kultiviert, anfällige Gesundheit 1 ☐
- paranoide Psychose bei einem »Durchschnittsmenschen« 2 ☐
- überwiegend künstlerische Gaben 3 ☐

2 große Schrift mit starkem Druck und unterschiedlicher Neigung; abfallende Linien und ansteigende Unterschrift; überhöht, Schnörkel, Verdrehungen und Schlingen; Wellenlinien.

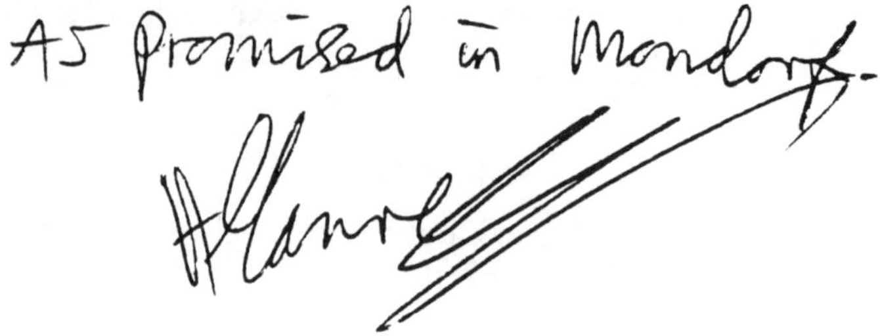

- Wut, Unbeherrschtheit 1 ☐
- Geisteskrankheiten, Leiden 2 ☐
- Mangel an Bildung und übertriebener Stolz 3 ☐

3 rechtsgeneigte Schrift, ziemlich gerade verlaufende Grundlinie; gleichmäßiger, ausgewogener Druck; schnelle und verbundene Schrift, eingerollte Vokale, Haken, dominante untere Zone, klarer Gesamteindruck, zugespitzte Endbuchstaben.

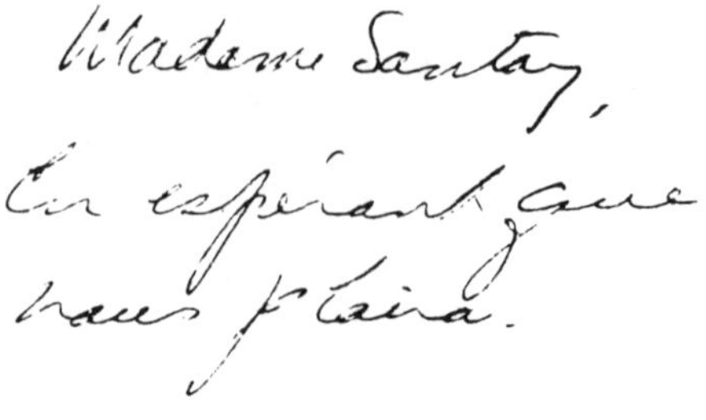

- oberflächliche, dem Müßiggang ergebene Frau 1 ☐
- kluge Geschäftsfrau 2 ☐
- Modezeichnerin 3 ☐

4 starke Wellenlinie, verdrehte Unterlängen, Hinaufsetzungen, Brüche, vertauschte und fadenförmige Wörter, Disharmonien, Haken; kleine und schnelle Schrift, Retuschen.

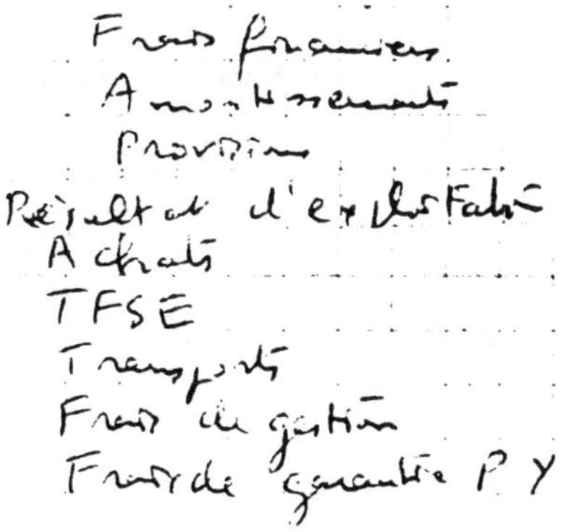

- paranoide und ambivalente Tendenzen 1 ☐
- Schizophrenie 2 ☐
- physische Krankheit 3 ☐

5 verschiedene Schriftproben derselben Person, nur zu unterschiedlicher Zeit (mit einigen Tagen Abstand) verfaßt; Disharmonien aller Art.

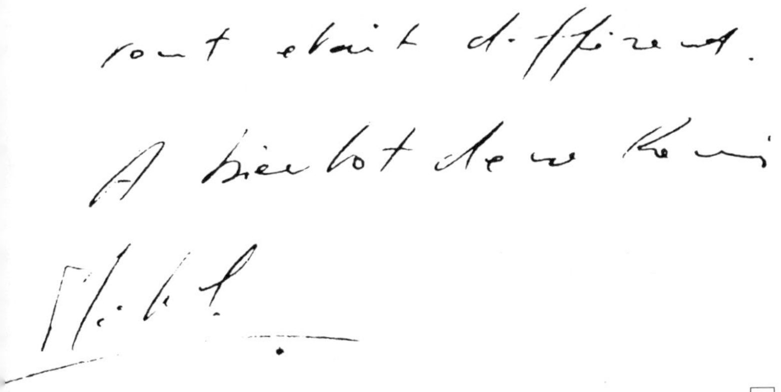

- Neurose 1 ☐
- manisch-depressive Psychose 2 ☐
- Schizophrenie 3 ☐

6 Schriftprobe einer einundzwanzigjährigen Frau; verdrehte Schrift, zittrig, unharmonisch. (Mit der Lupe betrachten!)

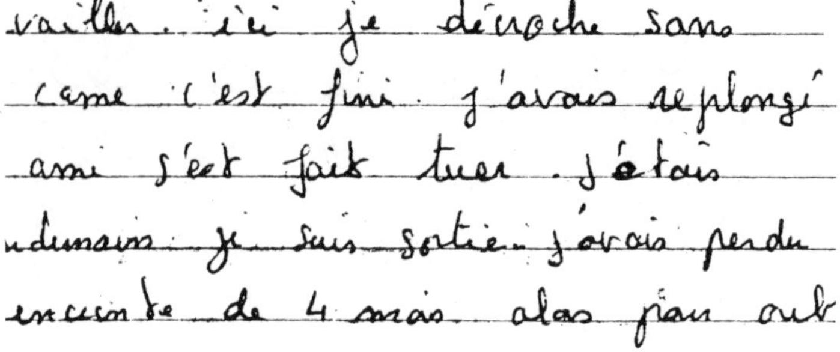

– Toxikomanie 1 ☐
– Kleptomanie 2 ☐
– Mythomanie 3 ☐

7 Schriftprobe eines fünfunddreißigjährigen Mannes; leichte Schrift; hängende, unausgeführte Buchstaben; unterschiedliche Neigung, verdrehte Unterlängen, schwacher, gleichmäßiger Druck, Disharmonien.

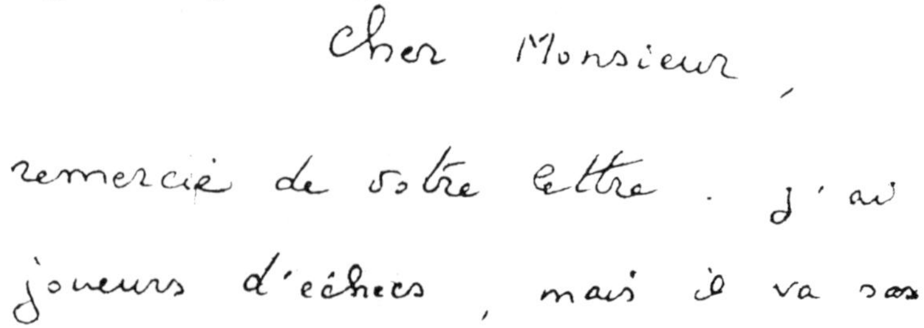

– anfällige Gesundheit 1 ☐
– Melancholie 2 ☐
– sehr ausgeprägte homosexuelle Tendenzen 3 ☐

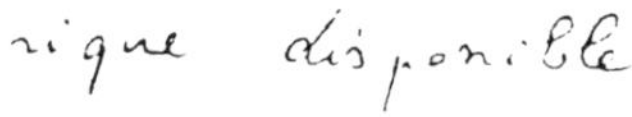

Im folgenden bleiben die Merkmale und Charakteristika der Schrift unerwähnt; finden Sie selbst heraus, welche der Deutungsmöglichkeiten zu jeweiligen Schriftprobe gehört.

8

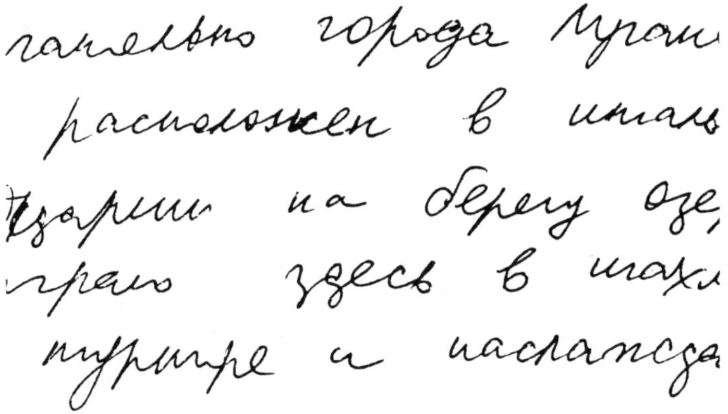

- reaktive Depression 1 ☐
- chronische Neurose 2 ☐
- Psychose 3 ☐

9

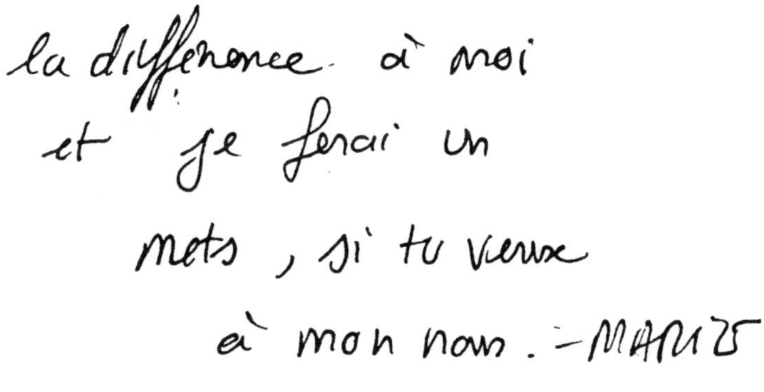

- Schrift eines Jugendlichen 1 ☐
- Schrift eines Kindes 1 ☐
- Schrift eines Debilen 1 ☐

10 – we could have sailed up to Cherbourg and returned 9th on the "afternoon" sailing

- Hartnäckigkeit 1 ☐
- Ausdauer 2 ☐
- Intelligenz 3 ☐

11 connaissant votre intérêt le personnage j'aim

- Humor 1 ☐
- Brutalität 2 ☐
- Wut 3 ☐

12 Je dois être bref ce a faire (tour le Jove à bientôt

- Empfindlichkeit 1 ☐
- Aktivität 2 ☐
- Nervosität 3 ☐

13 Sie suchen nach der Möglichkeit einer Praxisgemeinschaft und einem Arzt, der mit Ihnen zusammenarbeitet. Welche der folgenden drei Schriften wählen Sie?

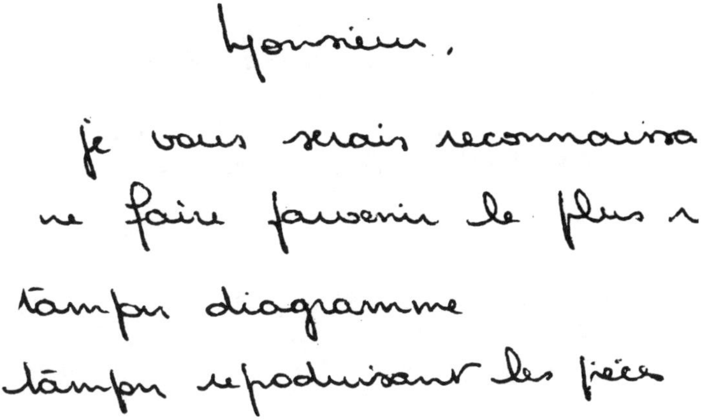

*

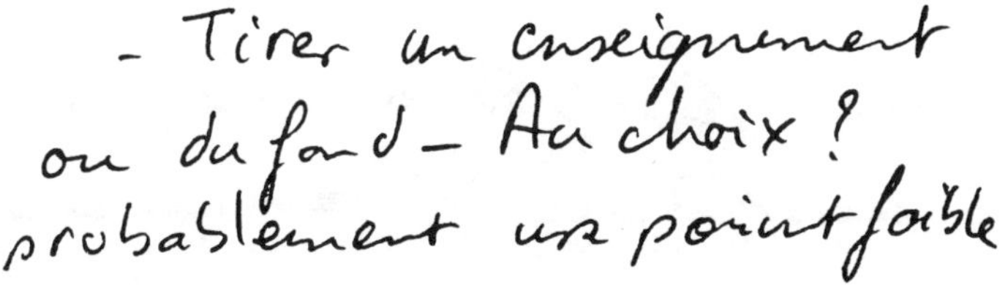

*

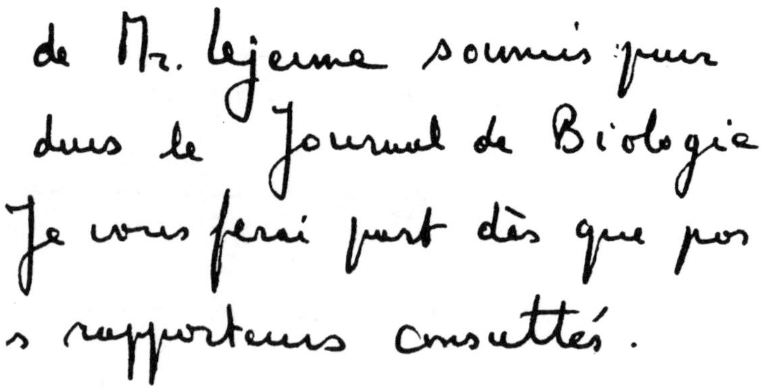

1 ☐
2 ☐
3 ☐

14 Sie suchen eine Krankenschwester für Ihr Nervensanatorium. Welche der drei folgenden Schriftproben würden sie wählen?

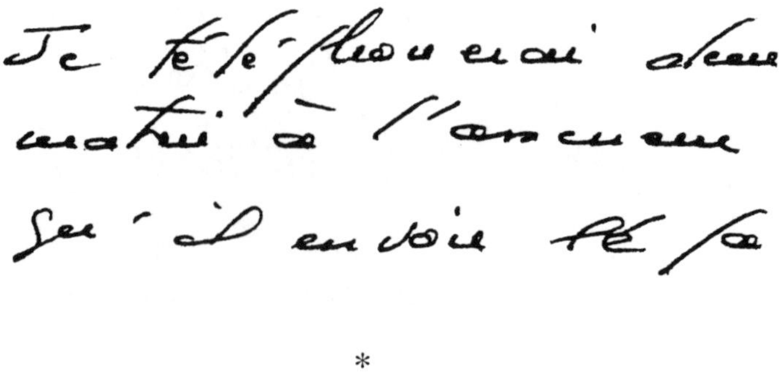

*